护理技术

操作并发症及处理（第二版）

主　编　吴惠平　罗伟香

中国医药科技出版社

内容提要

护理技术操作是临床护理工作的重要组成部分，在临床实践中，我们发现，进行任何一项操作，由于病人自身、操作材料和操作者技术水平等原因，均有可能出现各种操作并发症。全书分上下两篇，上篇为常用基础护理技术操作并发症及处理，共十四章；下篇为专科护理技术操作并发症及处理，共七章。针对每个并发症的发生，按发生原因、临床表现、预防及处理三个部分书写，框架统一，层次清晰。

本书重点突出、内容精练、方便记忆、实用性强，能有效指导临床护理人员正确、科学地解决临床护理技术操作常见并发症的预防与处理，从而保障患者的安全。

图书在版编目（CIP）数据

护理技术操作并发症及处理/吴惠平，罗伟香主编．—2版．—北京：中国医药科技出版社，2015.10

ISBN 978-7-5067-7784-1

Ⅰ．①护…　Ⅱ．①吴…　②罗…　Ⅲ．①护理—操作—并发症—处理　Ⅳ．①R472

中国版本图书馆CIP数据核字（2015）第208182号

美术编辑　陈君杞
版式设计　郭小平

出版　中国医药科技出版社
地址　北京市海淀区文慧园北路甲22号
邮编　100082
电话　发行：010-62227427　邮购：010-62236938
网址　www. cmstp. com
规格　787×1092mm $^{1}/_{16}$
印张　19
字数　381千字
初版　2004年9月第1版
版次　2015年10月第2版
印次　2018年4月第2次印刷
印刷　三河市双峰印刷装订有限公司
经销　全国各地新华书店
书号　ISBN 978-7-5067-7784-1
定价　45.00元

编　委　会

序

护理学是一门既有人文、社会、自然科学的知识为基础，又要与护理技术操作和爱心相结合的应用学科。护理技术操作是护士在临床护理实践中必须熟练掌握与运用的项目，过去许多护理教材与参考书中虽有护理技术操作的专著或篇章，但由于篇幅所限，很少深入探讨到并发症的发生和如何处置。

深圳市人民医院编著的《护理技术操作并发症及处理》即填补了这一空白，它根据广大护士在实施护理技术操作中常出现的并发症逐一分析，使读者从另一角度上认识正规护理技术操作规程的重要，并在每项操作中提出如何科学地细致地预防并发症。

全书共分上下两篇，共计二十一章。上篇以常用基础护理技术操作并发症及处理为主，下篇则着重介绍专科及疑难复杂的护理技术操作易出现的并发症及处理方法。在各章中均先阐述本操作涉及器官或系统的解剖生理，使读者对此操作有充分的理论知识，然后分述本章中各项护理技术操作容易出现的并发症、发生的原因、临床表现、预防及处理；每章后均附有相关护理技术操作规范。这样的顺序排列使读者对各项护理技术先有清楚的知识，再了解容易发生哪些并发症，为什么会发生，在临床操作后应当密切观察病人有哪些症状与体征，操作前后应注意哪些要领以早期预防，如不慎发生并发症对应如何正确冷静地处理。这些反复说明与交代正是为了护士在日常工作中能够准确无误地遵照护理技术操作规程，防止各项隐患发生。

本书的主编是深圳市人民医院护理部吴惠平、罗伟香副主任护师，她们在多年护理工作中不仅有较高的护理管理水平，而且积累了丰富的护理技术操作经验，她们组织该院内外科护士长共同编写此书。本书立题新颖，内容层次分明，理论结合实践，文字通顺，可读性强。它可以帮助广大护士在从事临床护理时参考，也可以为各级护理教学人员在讲授护理技术操作时参阅引用。我相信此书不仅唤起广大护士及管理者对护理技术操作规范化的重视，防止在护理操作中可能出现的缺陷及并发症，提高对病人的医疗护理效果，而且可丰富护理技术操作的内涵，促进护理学深入发展。

林菊英

2003.11.24

二版前言

随着医药卫生体制改革的深入，医院管理工作面临新的挑战，护理工作也不断走向标准化、规范化、程序化。为了满足广大临床护理人员在实践中能有一本科学、规范、实用的操作手册，我们组织临床一线的护理专家及资深护理人员，参考了大量文献并结合实践经验，编写了《护理技术操作并发症及处理》一书。

本书第一版自2004年9月出版以来，由于其内容精炼、方便记忆而受到广大读者的欢迎，已多次重印，但全国各地索购此书的电话仍有增无减；同时也有热心读者来函、来电，对本书的修订再版提出了一些很好的建议。为了与时俱进，满足读者需求，我们决定对本书进行修订再版。此次再版，在保持原版风格和特色的基础上，在内容方面主要作了以下调整：首先，对第一版中存在的纰漏和差错进行订正。通过修订，力求做到概念准确、表述正确、数字精确。其次，删除“操作涉及器官或系统的解剖生理部分”，突出实践，强调实用，强化实操。第三，重新整理全书插图，使图书内容更加完善。

经过修订，新版内容囊括了护理技术操作中可能发生的并发症，重点关注发生原因、临床表现，以及预防和处理。全书内容实用、表述简明，能有效指导临床护理人员正确、科学地预防和处理护理操作中常见的并发症，从而保障广大患者的安全。

最后，诚望广大护理界同仁不吝赐教，惠予指正，以便再版时充实提高。

编　者

2015年8月

一版前言

护理技术操作是临床护理工作的重要组成部分，也是护理专业服务的关键环节。随着医学科学技术的发展，新技术、新方法大量应用于临床，护理技术操作中侵入性操作也越来越多。在临床实践中，我们发现，进行任何一项操作，由于病人自身、操作材料和操作者技术水平等原因，均有可能产生各种操作并发症。而目前临床上缺少此类书籍，为此，特编写此书。

全书两篇共二十一章。上篇为常用基础护理技术操作并发症及处理，共十四章；下篇为专科护理技术操作并发症及处理，共七章。每章分本操作涉及的器官或系统的解剖生理、易出现的并发症及有关护理操作技术规程三部分，其中并发症发生的原因、临床表现、预防及处理以详细论述，使护理人员清楚地知道在进行护理技术操作规程中易发生哪些并发症、应如何防止并发症的发生、发生操作并发症时该如何正确处理。编写以文字为主，插图为辅，并将相关解剖与生理及操作规程一一介绍，使读者易于理解，并加深记忆。

本书以新的理论知识、规范的技术操作规程及实践经验为基础，参阅近年来国内外有关文献，在反映先进性、科学性和实用性方面做了努力，希望能唤起护理人员对护理技术操作规范化的重视，防止在护理操作中可能出现的并发症，提高医疗护理效果，减少护理技术操作带来的医疗纠纷。

由于护理专业发展迅速，编者学识局限，加之时间仓促，因此本书遗漏与错误在所难免，敬请读者不吝批评指正，以便再版时修订。

编　者

2003 年 11 月

目录

上篇 基础护理技术操作并发症及处理

下 篇 ▸ 专科护理技术操作并发症及处理

PART 1

上 篇

基础护理技术操作并发症及处理

第一章　注射法操作并发症

注射法为肠胃道外给药，指经注射器将一定量的无菌药液注入人体腔血管或组织中。注射法具有预防、治疗、协助诊断等作用，其突出的优点是药物吸收快，血药浓度迅速升高，吸收的量也较准确。适用于需要迅速发挥作用或因各种原因不能经口服用药的病人。此外，某些药物容易受消化液影响而失效，或不能经胃肠道黏膜吸收，也适宜选择注射的方式给药。常用的注射法有：皮内注射法、皮下注射法、肌内注射法、静脉注射法等。而在进行这些操作过程中，可能会因操作技术或使用药物不当或病人自身病情的原因，常出现注射部位疼痛、出血、神经性损伤、过敏性休克等并发症，本章将分别详细叙述。

第一节　皮内注射法操作并发症

皮内注射法（intradermic injection）是将小量药液注入表皮与真皮之间的方法。注射量小，不得超过1滴量，约相当于0.1ml。主要用于药物过敏试验、疼痛治疗、预防注射及局部麻醉的先驱步骤。注射部位：①药物过敏试验：取毛发、色素较少，且皮肤较薄的部位，通常取前臂中段内侧，此处易于注射和辨认。②配合镇痛治疗：在相关的穴位上进行。③预防接种：常选用三角肌下缘等部位注射，如卡介苗、百日咳疫苗等。④局部麻醉的先驱步骤：在相应部位的皮肤上进行。由于皮内注射为侵入性操作，可引起疼痛、局部组织反应、注射失败、过敏性休克等一系列并发症。

一、疼痛

（一）发生原因

1. 注射前病人精神高度紧张、恐惧。

2. 传统进针法，进针与皮纹垂直，皮内张力高，阻力大，推注药物时使皮纹发生机械断裂而产生撕裂样疼痛。

3. 配制的药物浓度过高，药物推注速度过快或推药速度不均匀，使皮肤游离神经末梢（感受器）受到药物刺激，引起局部定位特征的痛觉。

4. 注射针头过粗、欠锐利或有倒钩，或操作者操作手法欠熟练。

5. 注射时消毒剂随针头进入皮内，消毒剂刺激引起疼痛。

（二）临床表现

注射部位疼痛感尖锐，推注药物时加重。有时伴全身疼痛反应，如肌肉收缩、呼吸加快、出汗、血压下降，严重者出现晕针、虚脱。疼痛程度在完成注射后逐渐减轻。

（三）预防及处理

1. 注重心理护理，向病人说明注射的目的，取得病人配合。

2. 原则上选用无菌生理盐水作为溶媒对药物进行溶解。准确配制药液，避免药液浓度过高对机体的刺激。

3. 改进皮内注射方法：① 在皮内注射部位的上方，嘱病人用一手环形握住另一前臂，离针刺的上方约2cm处用拇指加力按压（儿童病人让其家属按上述方法配合），同时按皮内注射法持针刺入皮内，待药液注入，直至局部直径约0.5cm的皮丘形成，拔出针头后，方将按压之手松开，能有效减轻皮内注射疼痛的发生。② 采用横刺进针法（其注射方向与前臂垂直）亦能减轻疼痛。

4. 可选用神经末梢分布较少的部位进行注射。如选取前臂掌侧中段做皮试，不仅疼痛轻微，更具有敏感性。

5. 熟练掌握注射技术，准确注入药量（通常是0.1ml）。

6. 选用口径较小、锋利无倒钩的针头进行注射。

7. 注射在皮肤消毒剂干燥后进行。

8. 疼痛剧烈者，予以止痛剂对症处理；发生晕针或虚脱者，按晕针或虚脱处理。

二、局部组织反应

（一）发生原因

1. 药物本身对机体的刺激，导致局部组织发生的炎症反应（如疫苗注射）。

2. 药液浓度过高、推注药量过多。

3. 违反无菌操作原则，使用已污染的注射器、针头。

4. 皮内注射后，病人搔抓或揉按局部皮丘。

5. 机体对药物敏感性高，局部发生变态反应。

（二）临床表现

注射部位红肿、疼痛、瘙痒、水疱、溃烂、破损及色素沉着。

（三）预防及处理

1. 避免使用对组织刺激性较强的药物。

2. 正确配制药液，推注药液剂量准确，避免因剂量过大而增加局部组织反应。

3. 严格执行无菌操作。

4. 让病人了解皮内注射的目的，不可随意搔抓或揉按局部皮丘，如有异常不适可随时告知医护人员。

5. 详细询问药物过敏史，避免使用可引发机体过敏反应的药物。

6. 对已发生局部组织反应者，进行对症处理，预防感染。出现局部皮肤瘙痒者，告诫病人勿抓、挠，用5%碘酊外涂；局部皮肤有水疱者，先用5%碘酊消毒，再用无菌注射器将水疱内液体抽出；注射部位出现溃烂、破损，则进行外科换药处理。

三、注射失败

（一）发生原因

1. 患者躁动、不合作，多见于婴幼儿、精神异常及无法正常沟通的病人。

2. 注射部位无法充分暴露，如穿衣过多、衣服袖口过窄等。

3. 操作欠熟练：如进针角度过深或过浅，导致针头注射部位不在表皮、真皮之间或针头斜面未完全进入皮内；针头与注射器乳头连接欠紧密导致推药时药液外漏；进针用力过猛，针头贯穿皮肤。

4. 注射药物剂量欠准确，如药液推注量过多或不足。

（二）临床表现

无皮丘或皮丘过大、过小，药液外漏，针口有出血现象。或皮肤上有两个针口。

（三）预防及处理

1. 认真做好解释工作，尽量取得病人配合。

2. 对不合作者，肢体要充分约束和固定。

3. 充分暴露注射部位：穿衣过多或袖口狭窄者，可在注射前协助病人将选择注射的一侧上肢衣袖脱出；婴幼儿可选用前额皮肤上进行皮内注射。

4. 提高注射操作技能。掌握注射的角度与力度。

5. 对无皮丘或皮丘过小等注射失败者，可重新选择部位进行注射。

四、虚脱

（一）发生原因

1. 主要有心理、生理、药物、物理等因素引起。心理方面病人多数无注射史，对肌肉注射存在着害怕心理，精神高度紧张，注射时肌肉强烈收缩，不能放松，使注射时的疼痛加剧。此外，病人对护士的不了解和不信任，导致心情更加紧张。生理方面，由于病人身体虚弱，对于各种外来刺激敏感性增强，当注射刺激性较强的药物时可出现头晕、眼花、恶心、出冷汗、摔倒等虚脱现象。

2. 护理人员操作粗暴、注射速度过快、注射部位选择不当，如注射在硬结上、疤痕处等，引起患者剧烈疼痛而发生虚脱。

（二）临床表现

头晕、面色苍白、心悸、出汗、乏力、眼花、耳鸣、心率加快、脉搏细弱、血压下降，严重者意识丧失。多见于体质衰弱、饥饿和情绪高度紧张的病人。

（三）预防及处理

1. 注射前应向患者做好解释工作，并且态度热情，有耐心，使患者消除紧张心理，从而配合治疗；询问病人饮食情况，避免在饥饿状态下进行治疗。

2. 选择合适的注射部位，避免在硬结疤痕等部位注射，并且根据注射药物的浓度、剂量，选择合适的注射器，做到二快一慢。

3. 对以往有晕针史及体质衰弱、饥饿、情绪紧张的病人，注射时宜采用卧位。

4. 注射过程中随时观察病人情况。如有不适，及时停止注射，立即做出正确判断，区别是药物过敏还是虚脱。如病人发生虚脱现象，护理人员首先要镇静，给病人及家属以安全感；将病人取平卧位，保暖，针刺人中、合谷等穴位，病人清醒后给予口服糖水等，数分钟后即可恢复正常。少数病人通过给氧或呼吸新鲜空气，必要时静推5%葡萄糖等措施，症状可逐渐缓解。

五、过敏性休克

（一）发生原因

1. 操作者在注射前未询问病人的药物过敏史。

2. 病人对注射的药物发生速发型过敏反应。

（二）临床表现

由于喉头水肿、支气管痉挛、肺水肿而引起胸闷、气促、哮喘与呼吸困难；因周围血管扩张而导致有效循环血量不足，表现为面色苍白、出冷汗、口唇发绀、脉搏细弱、血压下降；因脑组织缺氧，可表现为意识丧失、抽搐、二便失禁等；其他过敏反应表现有荨麻疹、恶心、呕吐、腹痛及腹泻等。

（三）预防及处理

1. 皮内注射前必须仔细询问病人有无药物过敏史，尤其是青霉素、链霉素等易引起过敏的药物，如有过敏史者则停止该项试验。有其他药物过敏史或变态反应疾病史者应慎用。

2. 皮试观察期间，嘱病人不可随意离开。注意观察病人有无异常不适反应，正确判断皮试结果，阴性者可使用该药，若为阳性结果则不可使用（破伤风抗毒素除外，可采用脱敏注射）。

3. 注射盘内备有0.1%盐酸肾上腺素、尼可刹米、洛贝林注射液等急救药品，另备氧气、吸痰机等。

4. 一旦发生过敏性休克，立即组织抢救：① 立即停药，使病人平卧。② 立即皮下注射0.1%肾上腺素1ml，小儿剂量酌减。症状如不缓解，可每隔半小时皮下或静脉注射肾上腺素0.5ml，直至脱离危险期。③ 给予氧气吸入，改善缺氧症状。呼吸受抑制时，立即进行口对口人工呼吸，并肌内注射尼可刹米、洛贝林等呼吸兴奋剂。有条件者可插入气管导管，借助人工呼吸机辅助或控制呼吸。喉头水肿引起窒息时，应尽快施行气管切开。④ 根据医嘱静脉注射地塞米松5～10mg或琥珀酸钠氢化可的松200～400mg加入5%～10%葡萄糖溶液500ml内静脉滴注；应用抗组织胺类药物，如肌内注射盐酸异丙嗪25～50mg或苯海拉明40mg。⑤ 静脉滴注10%葡萄糖溶液或平衡溶液扩充血容量。如血压仍不回升，可按医嘱加入多巴胺或去甲肾上腺素静脉滴注。如为链霉素引起的过敏性休克，可同时应用钙剂，以10%葡萄糖酸钙或稀释一倍的5%氯化钙溶液静脉推注，使链霉素与钙离子结合，从而减轻或消除链霉素的毒性症状。⑥ 若心跳骤停，则立即进行复苏抢救。如施行体外心脏按压，气管内插管人工呼吸等。⑦ 密切观察病情，记录病人呼吸、脉搏、血压、神志和尿量等变化；不断评价治疗与护理的效果，为进一步处置提供依据。

六、疾病传播

（一）发生原因

1. 操作过程中未严格执行无菌技术操作原则，如未执行一人一针一管；抽吸药液过程中被污染；皮肤消毒不严格等。

2. 使用疫苗，尤其是活疫苗，未严格执行有关操作规程，用剩的活疫苗未及时灭活，用过的注射器、针头未焚烧，污染环境，造成人群中疾病传播。

（二）临床表现

传播不同的疾病出现相应的症状。如细菌污染反应，病人出现畏寒、发热等症状；如乙型肝炎，病人出现厌油、上腹饱胀不适、精神不振、乏力等症状。

（三）预防及处理

1. 严格执行一人一针一管，不可共用注射器、注射液和针头。操作过程中，严格遵循无菌技术操作原则及消毒隔离要求。

2. 使用活疫苗时，防止污染环境。用过的注射器、针头及用剩的疫苗要及时焚烧。

3. 操作者为一个病人完成注射后，需作手消毒后方可为下一个病人进行注射治疗。

4. 对已出现疾病传播者，报告医生，对症治疗。如有感染者，及时抽血化验检查并及时隔离治疗。

附一　皮内注射法操作规程

1. 用物

注射盘内盛：1ml 注射器、4.5 或 OT 针头、医嘱用药液、无菌治疗巾、70% 乙醇、消毒棉签、砂轮、开瓶盖器、弯盘。

2. 步骤

（1）洗手、戴口罩，备好药液。

（2）携用物到病人处，核对，按需要询问药物过敏史，向病人解释操作目的及方法，取得合作。

（3）选择注射部位，以 70% 乙醇消毒皮肤，再次核对，并排除注射器内空气。

（4）左手绷紧前臂内侧皮肤，右手以平执式持注射器，针头斜面向上与皮肤成 5～10°角刺入（见图 1－1）。

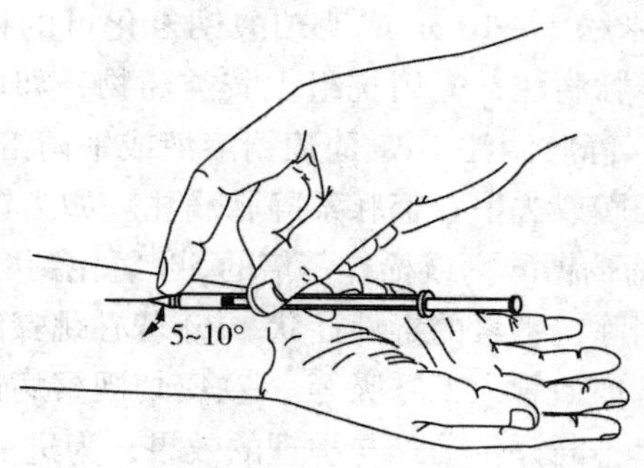

图 1－1　针头斜面与皮肤呈 5～10°角刺入

（5）待针头斜面完全进入皮内后，即放平注射器，左手拇指固定针栓，右手推注入药液 0.1ml，使局部形成一皮丘，随即拔出针头（见图 1－2）。

（6）再次核对；皮试 15～20min 观察结果。

（7）清理用物，整理床单位，协助病人取舒适体位。

（8）观察病人反应并记录结果。

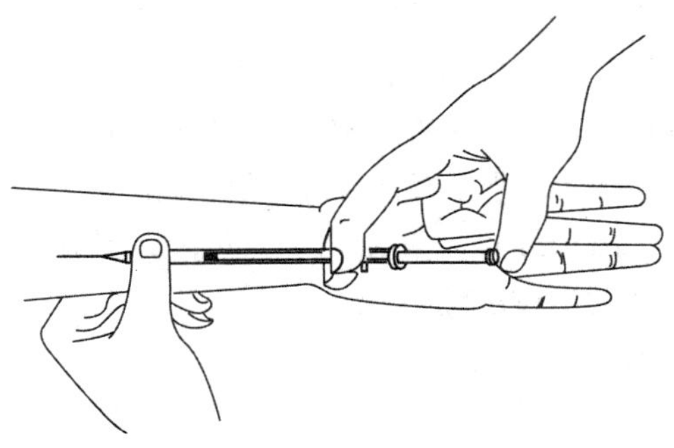

图 1－2　注入药液

3. 注意事项

（1）严格执行查对制度和无菌操作规程，忌用碘类消毒剂，以免影响对局部反应的观察。

（2）准确掌握进针角度及注入的药量。进针角度过大，会进入皮下；药量不准确，影响疗效或结果。

（3）告诫病人不可用手按揉局部，以防影响结果的观察，且暂勿离开观察室，如有不适立即告知。

附二　青霉素过敏试验法操作规程

1. 用物

（1）注射盘内盛：1ml 注射器、2～5ml 注射器、4.5～5 号针头、6 号针头、青霉素 80 万 U/瓶、0.9% 生理盐水、无菌治疗巾、70% 乙醇、消毒棉签、砂轮、开瓶盖器、弯盘。

（2）抢救药物与用品：0.1% 盐酸肾上腺素；急救小车（备有主要的抢救药物与物品）、氧气，吸痰机等。

2. 步骤

（1）洗手、戴口罩，配制皮内试验药液：皮内试验药液以每 1ml 含青霉素 200～500U 的生理盐水溶液为标准，注入剂量为 20～50U（0.1ml）。具体配制方法如下：① 于含有 80 万 U 青霉素的密封瓶内注入生理盐水 4ml，稀释后每 1ml 含青霉素 20 万 U。② 用 1ml 注射器吸取上液 0.1ml，加生理盐水至 1ml，则 1ml 内含青霉素 2 万 U。③ 弃去 0.9ml，余 0.1ml，加生理盐水至 1ml，则 1ml 内含青霉素 2000U。④ 再弃去 0.9ml，余 0.1ml（或弃去 0.75ml，余 0.25ml）加生理盐水至 1ml，则 1ml 内含青霉素 200U（或 500U），即配成皮试溶液。

（2）携用物到病人处，核对，按需要询问药物过敏史，向病人解释操作目的及方法，取得合作。

（3）选择注射部位，以 70% 乙醇消毒皮肤，再次核对，并排除注射器内空气。

（4）左手绷紧前臂内侧皮肤，右手以平执式持注射器，针头斜面向上与皮肤成 5～10°角刺入。

（5）待针头斜面完全进入皮内后，即放平注射器，左手拇指固定针栓，右手推入上述皮试溶液 0.1ml（含青霉素 20 或 50U），使局部形成一皮丘，随即拔出针头。

（6）再次核对；20min 后观察判断皮试结果。皮试结果判断标准：

阴性：皮丘无改变，周围不红肿，无红晕、无自觉症状。

阳性：皮丘隆起增大，出现红晕，直径大于 1cm，周围有伪足伴局部痒感；严重时可有头晕、心慌、恶心，甚至发生过敏性休克。

（7）清理用物，整理床单位，协助病人取舒适体位。

（8）观察病人反应并记录结果。皮试结果阳性者不可使用青霉素，并要在病历、医嘱单、床头卡和注射簿上加以注明，以及将结果告知病人及其家属。如对皮试结果有怀疑，应在对侧前臂皮内注射生理盐水 0.1ml，以作对照，确认青霉素皮试结果为阴性方可用药。

3. 注意事项

（1）为避免药物效价下降和降解产物增多引起过敏反应，青霉素粉剂应临用前稀释，稀释后尽快使用。

（2）病人不宜空腹时进行皮试，个别人于空腹时注射用药，会发生眩晕、恶心等反应，易与低血糖反应相混淆。

（3）让病人了解注射目的，懂得皮试观察期间不可随意离开；不可搔抓或揉按皮试局部；如有异常不适要随时告知医护人员。

（黄　虹　游励红）

第二节　皮下注射法操作并发症

皮下注射法（hypodermic injection）是将少量药液注入皮下组织的方法。常用于不宜经口服给药，或要求较口服给药产生作用迅速而又较肌内或静脉注射吸收为慢的情况。如胰岛素口服在胃肠道内易被消化酶破坏，失去作用，而皮下注射迅速被吸收；局部麻醉用药或术前供药；预防接种。皮下注射可发生疼痛、出血、局部组织反应、硬结形成、低血糖反应、虚脱等并发症，由于疼痛、局部组织反应、虚脱其发生原因、临床表现及预防处理与皮内注射基本相同，此处不予重复叙述。本节详细叙述皮下注射发生的其他并发症。

一、出血

（一）发生原因

1. 注射时针头刺破血管。

2. 病人本身有凝血机制障碍，拔针后局部按压时间过短，按压部位欠准确。

（二）临床表现

拔针后少量血液自针口流出。对于迟发性出血者可形成皮下血肿，注射部位肿胀、疼痛，局部皮肤瘀血。

（三）预防及处理

1. 正确选择注射部位，避免刺伤血管。

2. 注射完毕后，重视做好局部按压工作。按压部位要准确、时间要充分，尤其对凝血机制障碍者，适当延长按压时间。

3. 如针头刺破血管，立即拔针，按压注射部位。更换注射部位重新注射。

4. 拔针后针口少量出血者，予以重新按压注射部位。形成皮下血肿者，可根据血肿的大小采取相应的处理措施。皮下小血肿早期采用冷敷促进血液凝固，48 小时后应用热敷促进瘀血的吸收和消散。皮下较大血肿早期可采取消毒后无菌注射器穿刺抽出血液，再加压包扎；血液凝固后，可行手术切开取出血凝块。

二、硬结形成

（一）发生原因

1. 同一部位反复长期注射，注射药量过多，药物浓度过高，注射部位过浅。密集的针眼和药物对局部组织产生物理、化学刺激，局部血循环不良导致药物吸收速度慢，药物不能充分吸收，在皮下组织停留时间延长，蓄积而形成硬结。

2. 不正确抽吸药液可吸入玻璃屑、橡皮粒等微粒，在进行注射时，微粒随药液进入组织中无法吸收，作为异物刺激机体防御系统，引起巨噬细胞增殖，结果导致硬结形成。

3. 注射部位感染后纤维组织增生形成硬结。

（二）临床表现

局部肿胀、瘙痒，可扪及硬结。严重者可导致皮下纤维组织变性、增生形成肿块或出现脂肪萎缩、甚至坏死。

（三）预防及处理

1. 熟练掌握注射深度，注射时，针头斜面向上与皮肤呈 30 ~40°角快速刺入皮下，深度为针柄的 1/2 ~2/3。

2. 操作前，选用锐利针头，选择注射点要尽量分散，轮流使用，避免在同一处多次反复注射，避免在瘢痕、炎症、皮肤破损处部位注射。

3. 注射药量不宜过多，少于 2ml 为宜。推药时，速度要缓慢，用力要均匀，以减少对局部的刺激。

4. 注射后及时给予局部热敷或按摩，以促进局部血液循环，加速药物吸收，防止硬结形成（但胰岛素注射后勿热敷、按摩，以免加速药物吸收，胰岛素药效提早产生）。

5. 护理人员应严格执行无菌技术操作，防止微粒污染。先用砂轮割锯，再用酒精消毒后掰开安瓿，禁用长镊敲打安瓿。鉴于玻璃粒、棉花纤维主要在安瓿颈口和瓶口沉积，注意抽吸药液时不宜将针头直接插瓶底吸药，禁用注射器针头直接在颈口处吸药。为避免化学药物微粒出现，注射一种药物用一副注射器。

6. 做好皮肤消毒，防止注射部位感染。如皮肤较脏者，先用清水清洗干净，再消毒。若皮脂污垢堆积，可先用 70% 乙醇擦净后再消毒。

7. 已形成硬结者，可选用以下方法外敷：① 用伤湿止痛膏外贴硬结处（孕妇忌用）。② 用 50% 硫酸镁湿热敷。③ 将云南白药用食醋调成糊状涂于局部。④ 取新鲜马铃薯切片浸入 654 -2 注射液后外敷硬结处。

三、低血糖反应

（一）发生原因

皮下注射所致低血糖反应多发生在胰岛素注射期间。皮下注射胰岛素剂量过大，注射部位过深，在运动状态下注射，注射后局部热敷、按摩引起温度改变，导致血流加快而胰岛素的吸收加快。

（二）临床表现

突然出现饥饿感、头晕、心悸、出冷汗、软弱无力、心率加快，重者虚脱、昏迷、甚至死亡。

（三）预防及处理

1. 严格遵守给药剂量、时间、方法，严格执行技术操作规程，经常更换注射部位。对使用胰岛素的病人多次反复进行有关糖尿病知识、胰岛素注射有关知识的宣教，直到病人掌握为止。

2. 准确抽吸药液剂量。

3. 根据病人的营养状况，把握进针深度，避免误入肌肉组织。如对体质消瘦、皮下脂肪少的病人，应捏起注射部位皮肤并减少进针角度注射。

4. 避免注入皮下小静脉血管中。推药前要回抽，无回血方可注射。

5. 注射后勿剧烈运动、按摩、热敷、日光浴、洗热水澡等。

6. 注射后胰岛素后，密切病人情况。如发生低血糖症状，立即监测血糖，同时口服糖水、馒头等易吸收的碳水化合物。严重者可静脉推注50%葡萄糖40～60ml。

四、针头弯曲或针体折断

（一）发生原因

1. 针头质量差，如针头过细、过软；针头钝，欠锐利；针头有钩；针头弯曲等。或针头消毒后重复使用。

2. 进针部位有硬结或瘢痕。

3. 操作人员注射时用力不当。

（二）临床表现

病人感觉注射部位疼痛。若针体折断，则折断的针体停留在注射部位上，病人情绪惊慌、恐惧。

（三）预防及处理

1. 选择粗细适合、质量过关的针头。针头不宜反复消毒，重复使用。

2. 选择合适的注射部位，不可在局部皮肤有硬结或瘢痕处进针。

3. 协助病人取舒适体位，操作人员注意进针手法、力度及方向。

4. 注射时勿将针柄全部插入皮肤内，以防发生断针时增加处理难度。

5. 若出现针头弯曲，要寻找引起针头弯曲的原因，采取相应的措施，更换针头后重新注射。

6. 一旦发生针体断裂，医护人员要保持镇静，立即用一手捏紧局部肌肉，嘱病人放松，保持原体位，勿移动肢体或做肌肉收缩动作（避免残留的针体随肌肉收缩而游动），迅速用止血钳将折断的针体拔出。若针体已完全没入体内，需在 X 线定位后通过手术将残留针体取出。

附　皮下注射法操作规程

1. 用物

注射盘内盛：2ml 注射器、5.5 或 6 号针头、医嘱用药液、无菌治疗巾、70% 乙醇、5% 碘酊、消毒棉签、砂轮、开瓶盖器、弯盘。

2. 步骤

（1）洗手、戴口罩，备好药液。

（2）将用物备齐携至病人处，核对，并解释操作目的及方法。

（3）选择注射部位，用 2% 碘酊和 70% 乙醇进行皮肤消毒，待干。

（4）再次核对，排气。

（5）一手绷紧皮肤，另一手持注射器，示指固定针栓，针头斜面向上与皮肤呈 30 ~ 40°角快速刺入皮下（图 1 – 3），过瘦者可捏起注射部位，深度为针柄的 1/2 ~ 2/3；以左手示指、拇指抽动活塞柄，抽吸无回血方可推注药液。

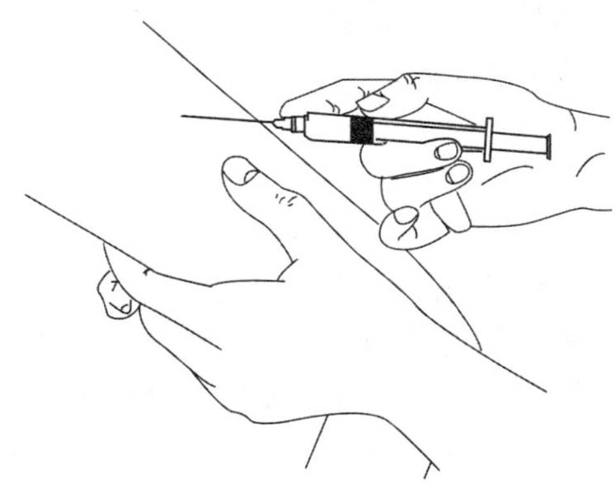

图 1 – 3　与皮肤呈 30 ~ 40°角刺入

（6）注射完毕快速拔针，用消毒干棉签轻按针刺处片刻。

（7）再次核对后清理用物，协助病人取舒适体位，整理病床单位。

3. 注意事项

（1）针头刺入角度不宜超过 45°角，以免刺入肌层。

（2）注射时应避开瘢痕、压痛、结节等部位，以免药物吸收不良。

（3）需长期反复皮下注射者，要有计划地经常更换部位，轮流注射。

（4）凡对组织刺激性强的药物，不可用作皮下注射。

（5）进针不宜过深，以免刺入肌层；对甚为消瘦者，可捏起皮肤并减少进针角度刺入。

（黄　虹　游励红）

第三节 肌内注射法操作并发症

肌内注射法（intramuscular injection）是将少量药液注入肌肉组织内的方法。主要用于由于药物或病情因素不宜口服给药；要求药物在短时间内发生疗效而又不适于或不必要采用静脉注射；药物刺激性较强或药量较大，不适于皮下注射者。肌内注射亦可引起一些并发症，如疼痛、神经性损伤、局部或全身感染、疾病传播、硬结形成、针头堵塞及过敏性休克等，由于疾病传播、硬结形成、虚脱、过敏性休克、针头弯曲或针头折断等并发症其发生原因、临床表现及预防处理与皮内注射、皮下注射基本相同，此处不予重复叙述。本节详细叙述肌内注射发生的其他并发症。

一、疼痛

（一）发生原因

肌内注射引起疼痛有多方面原因，如针刺入皮肤的疼痛，推药时药物刺激皮肤的疼痛。一次性肌内注射药物过多、药物刺激性过大、速度过快。注射部位不当，进针过深或过浅等都可引起疼痛。

（二）临床表现

注射局部疼痛、酸胀、肢体无力、麻木。可引起下肢及坐骨神经疼痛，严重者可引起足下垂或跛行，甚至可出现下肢瘫痪。

（三）预防与处理

1. 正确选择注射部位。

2. 掌握无痛注射技术。本组结果表明穴位按压肌内注射法，可减轻疼痛，按压的穴位为关元俞、太冲等穴位。进行肌内注射前，先用拇指按压注射点10s，尔后常规皮肤消毒，肌内注射。国外有资料指出注射时如按常规操作，注射器内存在少量的空气可减少疼痛。用持针的手掌尺侧缘快速叩击注射区的皮肤（一般为注射区的右侧或下侧）后进针，在一定程度上可减轻疼痛。

3. 配制药液浓度不宜过大，每次推注的药量不宜过快过多。股四头肌及上臂三角肌施行注射时，若药量超过2ml时，须分次注射。经过临床试验，用生理盐水注射液稀释药物后肌内注射，比用注射用水稀释药物后肌内注射，能减轻病人的疼痛。

4. 轮换注射部位。

二、神经性损伤

（一）发生原因

主要是药物直接刺激和局部高浓度药物毒性引起神经粘连和变性坏死。

（二）临床表现

注射当时即出现神经支配区麻木、放射痛、肢体无力和活动范围减少。约一周后疼痛减轻。但留有固定麻木区伴肢体功能部分或完全丧失，发生于下肢者行走无力，易跌跤。局部红肿、疼痛，肘关节活动受限，手部有运动和感觉障碍。受累神经及神经损伤程度：根据受累神经支配区运动、感觉障碍程度，分为完全损伤、重度损伤、中度损伤和轻度损伤。分度标准如下：

完全损伤：神经功能完全丧失；

重度损伤：部分肌力、感觉降至1级；

中度损伤：神经支配区部分肌力和感觉降至2级；

轻度损伤：神经支配区部分肌力和感觉降为3级。

（三）预防及处理

1. 周围神经药物注射伤是一种医源性损伤，是完全可以预防的，应在慎重选择药物、正确掌握注射技术等方面严格把关。

2. 注射药物应尽量选用刺激性小、等渗、pH接近中性的药物，不能毫无科学根据地选用刺激性很强的药物作肌内注射。

3. 注射时应全神贯注，注意注射处的解剖关系，准确选择臀部、上臂的肌内注射位置，避开神经及血管。为儿童注射时，除要求进针点准确外，还应注意进针的深度和方向。

4. 在注射药物过程中若发现神经支配区麻木或放散痛，应考虑注入神经内的可能性，须立即改变进针方向或停止注射。

5. 对中度以下不完全神经损伤要用非手术治疗法，行理疗、热敷，促进炎症消退和药物吸收，同时使用神经营养药物治疗，将有助于神经功能的恢复。对中度以上完全性神经损伤，则尽早手术探查，做神经松解术。

三、局部或全身感染

（一）发生原因

注射部位消毒不严格，注射用具、药物被污染等，可导致注射部位或全身发生感染。

（二）临床表现

在注射后数小时局部出现红、肿、热和疼痛。局部压痛明显。若感染扩散，可导致全身菌血症、脓毒败血症，病人出现高热、畏寒、谵妄等。

（三）预防及处理

与皮下注射法相同。出现全身感染者，根据血培养及药物敏感试验选用抗生素。

四、针口渗液

（一）发生原因

反复在同一部位注射药液，每次注射药量过多，局部血液循环差，组织对药液吸收缓慢。

（二）临床表现

推注药液阻力较大，注射时有少量液体自针眼流出，拔针后液体流出更明显。

（三）预防及处理

1. 选择合适注射部位。选择神经少、肌肉较丰富之处。

2. 掌握注射剂量。每次注射量以2～3ml为限，不宜超过5ml。

3. 每次轮换部位。避免同一部位反复注射。

4. 注射后及时热敷、按摩，加速局部血液循环，促进药液吸收。

5. 在注射刺激性药物时，采用Z字形途径注射法预防药物渗漏至皮下组织或表皮，以减轻疼痛及组织受损。具体步骤如下：①左手将注射部位皮肤拉向一侧。②右手持空针，呈90°插入，并固定。③小心地以左手的拇指和食指固定注射器基部（但不可松开对组织的牵引），再以右手反抽注射器活塞，确定无回血后，缓慢将药液注入，并等10s，让药物注入肌肉，其间仍保持皮肤呈拉紧状态。④拔出针头并松开左手对组织的牵引。不要按摩注射部位，因按摩易使组织受损，告诉病人暂时不要运动或穿紧身衣服。

五、针头堵塞

（一）发生原因

一次性注射器的针尖锐利、斜面大，抽吸瓶装药品时，极易被橡皮塞堵塞，瓶塞颗粒可随着加入的药物进入液体造成微粒污染或栓塞。针头过细、药液黏稠、粉剂未充分溶解或药液为悬浊液，如长效青霉素等，均可造成针头堵塞。

（二）临床表现

推药阻力大，无法将注射器内的药液推入体内。

（三）预防及处理

1. 根据药液的性质选用粗细适合的针头。

2. 充分将药液摇混合，检查针头通畅后方可进针。

3. 注射时保持一定的速度，避免停顿导致药液沉积在针头内。

4. 如发现推药阻力大，或无法将药液继续注入体内，应拔针，更换针头另选部位进行注射。

5. 使用一次性注射器加药时，可改变进针角度，即由传统的90°改为45°，因为改变进针角度，避开斜面，减少针头斜面与瓶塞的接触面积，减轻阻力。

附　肌内注射法操作规程

1. 用物

注射盘内盛：2ml或5ml注射器、5. 5或6号针头、医嘱用药液、无菌治疗巾、70%乙醇、5%碘酊、消毒棉签、砂轮、开瓶盖器、弯盘。如注射用药为油剂或混悬液，需备较粗（7号）针头。

2. 步骤

（1）洗手、戴口罩，备好药液。

（2）将用物备齐携至病人处，核对，并解释操作目的及方法，以取得合作。

（3）协助病人取合适的体位，暴露注射部位。

（4）用2%碘酊和70%乙醇消毒皮肤，待干。

（5）再次核对，排气。

（6）以一手拇指和示指绷紧局部皮肤，另一手持注射器，如握笔姿势，以中指或无名指固定针栓，用手臂带动腕部力量，将针头与注射部位呈90°，迅速刺入肌肉内，深度约为针柄的2/3（约2. 5～3cm），消瘦者及儿童酌减（图1－4）。

（7）固定针头，另一手抽动活塞，无回血后以均匀的速度慢慢推注药液。

（8）注药毕，用无菌干棉签轻按于进针处快速拔针，并继续按压片刻。

（9）再次核对后协助病人穿好衣裤，取舒适体位；整理病床单位和清理物品。

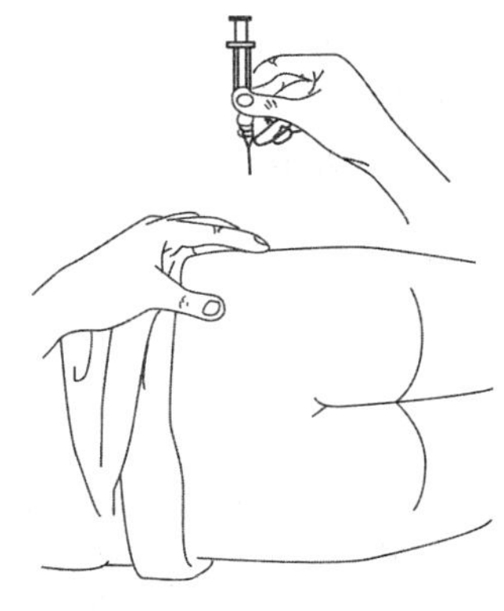

图 1－4　肌内注射法

3. 注意事项

（1）要选择合适的臀部注射部位，应避开瘢痕、硬结或压痛处。偏内侧易伤神经、血管；偏外侧易刺到髂骨或形成断针。

（2）注射针头刺入后若有血液回流，应立即将针头拔出，重新更换部位。

（3）遇两种以上药液同时注射时，应注意配伍禁忌。注射青霉素药液时，应现用现配，以减少过敏反应。稠厚油类药物，须加温融化后再抽药。

（4）切勿把针柄全部刺入，以防针柄从根部连接处脱落；若发生针柄脱落，应保持局部与肢体不动，迅速用止血钳夹住断端并取出，若全部埋入肌肉内，即请外科医师行手术取出。

（5）需长期肌内注射的病人，注射部位应交替更换，以避免或减少硬结的发生。推药时，速度要缓慢，用力要均匀，以减少局部刺激。

（6）两岁以下婴幼儿不宜选用臀大肌注射，因有损伤坐骨神经的危险，幼儿在未能独自走路前，其臀部肌肉发育不好，应选用臀中肌、臀小肌处注射。

（7）护理人员应该熟练掌握肌内注射操作技术，增强无菌消毒观念，防止肌注时微粒污染。

4. 常用肌内注射的定位方法

（1）臀大肌注射定位法

臀大肌起自髂后上棘与尾骨尖之间，肌纤维平行向外下方至股骨上部。注射时应避免损伤坐骨神经。坐骨神经起自骶丛神经，自梨状肌下孔出骨盆至臀部，被盖在臀大肌的深处，约在坐骨结节与大转子之间中点处下降至股部。注射时应注意坐骨神经体表投影：自大转子尖至坐骨结节中点向下至□窝。定位方法有两种：① 十字法：从臀裂顶点向左或右作一水平线，然后从髂嵴最高点作一垂直平分线，将一侧臀部划分为 4 个象限，其外上象限为注射部位，注意避开内角（从髂后上棘至大转子连线）（图 1－5）。② 联线法：取髂前上棘和尾骨联线的外上三分之一处为注射部位（图 1－6）。

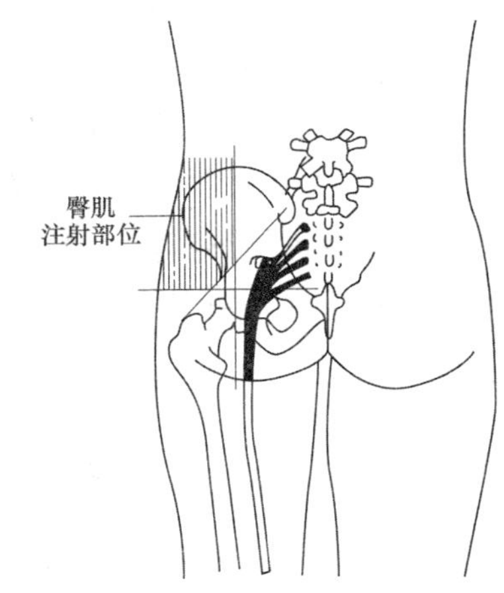

图 1－5　十字法

（2）臀中肌、臀小肌注射定位法

该处血管、神经分布较少，且脂肪组织较薄，目前使用日趋广泛，定位方法有两种：① 以示指尖和中指尖分别置于髂前上棘和髂嵴下缘处，这样髂嵴、示指、中指便构成一个三角形区域，此区域即为注射部位（图1－7）。② 髂前上棘外侧三横指处（以病人自己的手指宽度为标准）。为使臀部肌肉松弛，可取以下各种体位。①侧卧位：上腿伸直，下腿稍弯曲。②俯卧位：足尖相对，足跟分开。③坐位：坐位椅要稍高，便于操作。

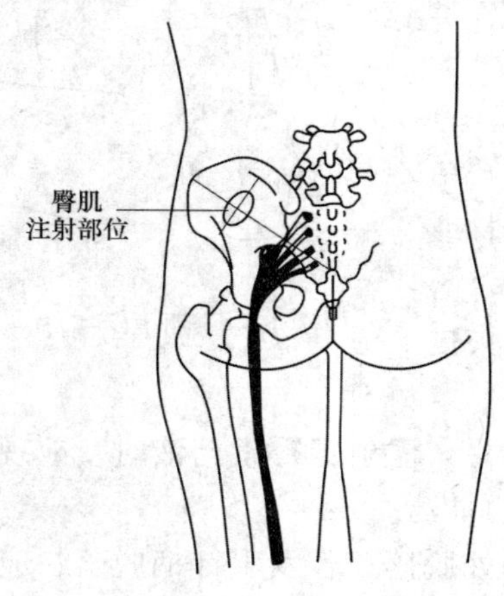

图1－6 连线法

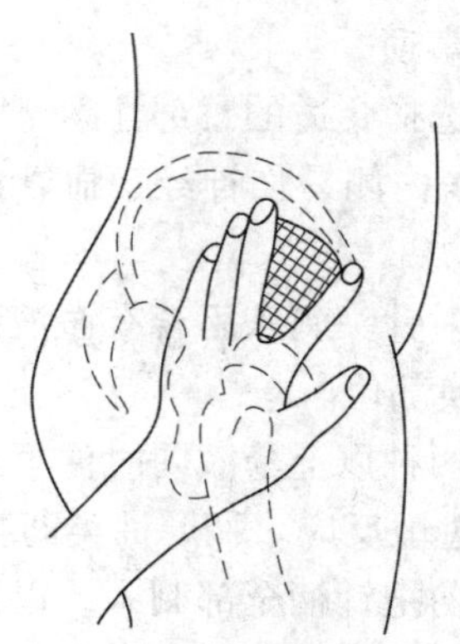

图1－7 臀中肌、臀小肌肌内注射定位法

（3）股外侧肌注射定位

为大腿中段外侧，位于膝上10cm，髋关节下10cm处，约7.5cm宽。此区大血管、神经干很少通过，范围较广，可供反复多次注射。

（4）上臂三角肌注射定位

取上臂外侧，自肩峰下2～3横指处（图1－8），此处肌肉较臀部肌肉薄，只能作小剂量注射。三角肌九区划分：把三角肌的长度和宽度中线都均分为三等分，使三角肌成为九个区，分别为三角肌上、中、下1/3部的前、中、后区。① 三角肌的上1/3部的前、中、后区为三角肌肌内注射的绝对安全区。② 三角肌的中1/3部的前、中、后区为相对安全区。③ 三角肌的中、下1/3部的后区深面，因有桡神经通过，为三角肌注射的危险区。④ 三角肌的下1/3部的前、中区因肌肉太薄不能作肌内注射。

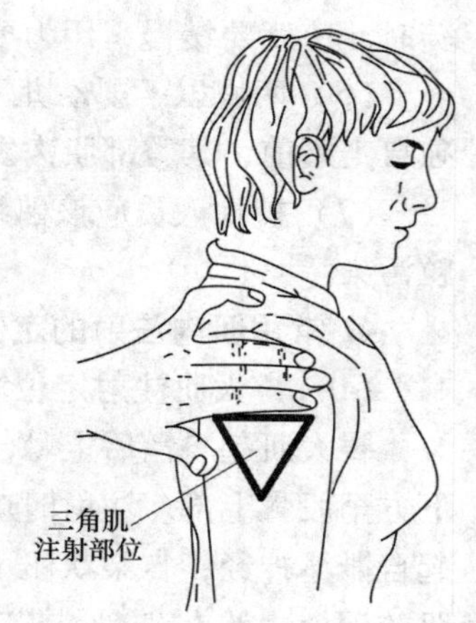

图1－8 三角肌注射部位

（黄 虹 游励红）

第四节 静脉注射法操作并发症

用无菌注射器将一定量的无菌药液注入静脉的方法，称静脉注射法。因药物可直接进入血液而到达全身，所以是作用最快的给药方法。其目的为：药物不宜口服、皮下或肌内注射，需迅速发生药效时；药物因浓度高、刺激性大、量多而不宜采取其他注射方法；作诊断、试验检查时，由静脉注入药物，如为肝、肾、胆囊等X线摄片；输液和输血；用于静脉营养治疗。较常出现的并发症有：药液外渗性损伤、血肿、静脉炎等。

一、药液外渗性损伤

（一）发生原因

引起静脉输液渗漏的原因主要有：

药物因素：主要与药物酸碱度、渗透压、药物浓度、药物本身的毒性作用及Ⅰ型变态反应有关。最新动物实验病理检查显示静脉推注20%甘露醇4～8次后，血管壁增厚，内皮细胞破坏，血管内瘀血，周围组织炎症及水肿等，而生理盐水组却无此改变。

物理因素：包括环境温度，溶液中不溶性微粒的危害，液体输液量、温度、速度、时间、压力与静脉管径及舒缩状态是否相符，针头对血管的刺激，旧法拔针对血管壁的损害。

血管因素：主要指输液局部血管的舒缩状态、营养状态。如休克时组织有效循环灌注不足，血管通透性增加，而滴入多巴胺后，静脉壁的营养血管发生痉挛，静脉壁可因缺血缺氧而通透性进一步增加致药液渗漏。

感染因素和静脉炎：微生物侵袭引起的静脉炎以及物理、化学因素引起的静脉炎都可使血管通透性增高。最近有报道认为静点药物的化学刺激仅仅是静脉炎的诱因，而主要原因与神经传导因素有关，其机理尚有待探讨。

由于穿刺不当，致穿破血管，而使药液漏出血管外；病人躁动，针头固定不牢，致药液外渗；在实际工作中，有时针头穿刺很成功，但由于病人长时间休克，组织缺血缺氧致毛细血管通透性增高，特别是在肢端末梢循环不良部位如手背、足背、内踝处药液外渗。血管弹性差、穿刺不顺利、血管过小，或在注射过程中，药物推注过快。

（二）临床表现

主要表现为注射部位出现局部肿胀疼痛，皮肤温度低。

根据外渗药物的性质不同出现不同的症状，临床常用的有血管收缩药，如去甲肾上腺素、多巴胺等。此类药物外渗引起毛细血管平滑肌收缩，致药液不能向近心端流入，而逆流至毛细血管，从而引起毛细血管床强烈收缩，局部表现肿胀、苍白、缺血缺氧。

高渗药液外渗，如20%甘露醇、50%葡萄糖高渗溶液进入皮下间隙后，使细胞膜内外渗透压失去平衡，细胞外渗透压高将细胞内水分吸出，使细胞严重脱水而死亡。

抗肿瘤药物外渗，局部疼痛、肿胀，如氨甲蝶呤可使细胞中毒而死亡，致组织坏死。

阳离子溶液外渗：如氯化钙、葡萄糖酸钙，外渗后对局部有强烈的刺激性，产生剧痛。

（三）预防及处理

1. 在光线充足的环境下，认真选择有弹性的血管进行穿刺。
2. 选择合适的头皮针，针头无倒钩。
3. 在针头穿入血管后继续往前推进0.5cm，确保针头在血管内。妥善固定针头。避免在关节活动处进针。
4. 注射时加强观察，加强巡视，尽早发现以采取措施，及时处理，杜绝外渗性损伤，特别是坏死性损伤的发生。
5. 推注药液不宜过快。一旦发现推药阻力增加，应检查穿刺局部有无肿胀，如发生药液外渗，应中止注射。拔针后局部按压。另选血管穿刺。

6. 根据渗出药液的性质，分别进行处理：① 化疗药或对局部有刺激的药物，宜进行局部封闭治疗，加强热敷、理疗，防止皮下组织坏死及静脉炎发生。② 血管收缩药外渗，可采用肾上腺素能拮抗剂酚妥拉明 5～10mg 溶于 20ml 生理盐水中作局部浸润，以扩张血管；更换输液部位，同时给 3% 醋酸铅局部温热敷。因醋酸铅系金属性收敛药，低浓度时能使上皮细胞吸收水分，皮下组织致密，毛细血管和小血管的通透性减弱，从而减少渗出；并改善局部血液循环，减轻局部缺氧，增加组织营养，而促进其恢复。③ 高渗药液外渗，应立即停止在该部位输液，并用 0.25% 普鲁卡因 5～20ml 溶解透明质酸酶 50～250U，注射于渗液局部周围，因透明质酸酶有促进药物扩散、稀释和吸收作用。药物外渗超过 24h 多不能恢复，局部皮肤由苍白转为暗红，对已产生的局部缺血，不能使用热敷，因局部热敷温度增高，代谢加速，耗氧增加，加速坏死。④ 抗肿瘤药物外渗者，应尽早抬高患肢，局部冰敷，使血管收缩并减少药物吸收。阳离子溶液外渗可用 0.25% 普鲁卡因 5～10ml 作局部浸润注射，可减少药物刺激，减轻疼痛。同时用 3% 醋酸铅和 50% 硫酸镁交替局部温热敷。

7. 如上述处理无效，组织已发生坏死，则应将坏死组织广泛切除，以免增加感染机会。

二、静脉穿刺失败

（一）发生原因

静脉穿刺操作技术不熟练：主要表现为一些初到临床工作的护理人员，业务技术素质不高，对静脉穿刺的技术操作方法、要领掌握不熟练，缺乏临床实践经验，而致穿刺失败。

进针角度不当：进针角度的大小与进针穿刺深度要适宜。一般情况下，进针角度应为 15～20°，如果穿刺深，角度就大；反之，穿刺浅，角度则小、但角度过大或过小都易将血管壁穿破。

针头刺入的深度不合适：斜面一半在血管内，一半在血管外，回血断断续续，注药时溢出至皮下，皮肤隆起，病人局部疼痛；针头刺入较深，斜面一半穿破对侧血管壁，见有回血，但推药不畅，部分药液溢出至深层组织；针头刺入过深，穿透对侧血管壁，药物注入深部组织，有痛感，没有回血，如只推注少量药液，局部不一定隆起。

进针时用力速度不当：在穿刺的整个过程中，用力速度大小不同，各个组织的进针力量和进针速度掌握得不当，直接影响穿刺的成败。

固定不当，针头向两侧摆动。

静脉条件差，因静脉硬化，失去弹性，进针后无回血，落空感不明显，误认为失败，试图退出再进针，而局部已青紫；脆性静脉注射时选择不直不显的血管盲目穿刺或针头过大，加之血管壁脆性增加以致血管破裂，造成失败。特别在注射一些刺激性大、遗漏出血管外引起组织缺血坏死，诸如高渗葡萄糖、钙剂、肿瘤化疗药物等。塌陷静脉患者病情危重、血管弹性差，给穿刺者造成一定的难度，加上操作者心情紧张，成功心切，以致失败；腔小静脉引起失败的原因多因针头与血管腔直径不符，见回血后，未等血管充分扩张就急于继续进针或偏出血管方向进针而穿破血管；水肿患者的静脉，由于患者皮下水肿，组织积液，遮盖了血管，导致静脉穿刺的失败。

行小儿头皮静脉穿刺时，因患儿不合作致针头脱出而失败。

操作者对深静脉的解剖位置不熟悉，来回穿刺引起血管破裂而失败。有时误穿入动脉造成失败；有的患者血压偏低，即使穿刺针进入血管，因回血较慢也可被误认为没有穿入静脉；也有的患者血液呈高凝状态，如一次不成功，反复穿刺针头易于被凝血堵塞，以后就是刺入血管也不会有血液流出。

使用的止血带是否完好：在选择止血带时要认真检查，对反复使用的止血带的弹性、粗细、长短是否适当，如止血带弹性过低、过细，造成回血不畅；止血带过粗，易压迫止血带下端血管，使管腔变小，针尖达不到血管腔内，易损伤血管壁，导致穿刺失败。

天气寒冷或发热寒战期的患者，四肢冰冷，末梢血管收缩致血管“难找”，有些即使看上去较粗的血管，由于末梢循环不良，针头进入血管后回血很慢或无回血，操作者误认为未进入血管继续进针，使针头穿透血管壁而致穿刺失败。多见于春末秋初，室内无暖气时。再者拔针后护理不当，针眼局部按压方法欠正确或力度不当，造成皮下出血、瘀血致皮肤青紫，增加再次穿刺的难度。

（二）临床表现

针头未穿入静脉，无回血，推注药物有阻力，或针头斜面一半在血管内，一半在管腔外，药液溢出至皮下。局部疼痛及肿胀。

（三）预防及处理

1. 护士要有健康、稳定的情绪。熟悉静脉的解剖位置，提高穿刺技术。

2. 选择易暴露、较直、弹性好、清晰的浅表静脉。

3. 适用型号合适、无钩、无弯曲的锐利针头。

4. 避免盲目进针。进针前用止血带在注射部位上方绷扎。使血管充盈后再采用直刺法，减少血管滑动，提高穿刺成功率。

5. 轮换穿刺静脉，有计划保护血管，延长血管使用寿命。

6. 出现血管破损后，立即拔针，局部按压止血。24h 后给予热敷，加速瘀血吸收。

7. 静脉条件差的病人要对症处理：静脉硬化、失去弹性型静脉穿刺时应压迫静脉上下端，固定后于静脉上方成30°斜角直接进针，回抽见回血后，轻轻松开止血带，不能用力过猛，以免弹力过大针头脱出造成失败。血管脆性大的病人，可选择直而显、最好是无肌肉附着的血管，必要时选择斜面小的针头进行注射。护理人员对塌陷的血管，应保持镇定，扎止血带后在该血管处拍击数次，或予以热敷使之充盈，采用挑起进针法，针进入皮肤后沿血管由浅入深进行穿刺。给水肿患者行静脉穿刺时，应先行按摩推压局部，使组织内的渗液暂时消退，待静脉显示清楚后再行穿刺。行小儿头皮静脉穿刺时选择较小的针头，采取二次进针法，见回血后不松止血带，推药少许，使静脉充盈，再稍进0.5cm 后松止血带，要固定得当，并努力使患儿合作，必要时可由两位护士互助完成。

8. 深静脉穿刺方法：肥胖患者应用手摸清血管方向或按解剖方位，沿血管方向穿刺；水肿患者注射前以拇指顺血管方向压迫局部组织，使血管暴露，即按常规穿刺，一般都能成功。对血液呈高凝状态或血液黏稠的患者可以连接有肝素盐水的注射器，试穿刺时注射器应保持负压，一旦刺入血管即可有回血，因针头内充满肝素，不易凝血。

9. 对四肢末梢循环不良造成的静脉穿刺困难，可通过局部热敷、饮热饮料等保暖措施促进血管扩张。在操作时小心进针，如感觉针头进入血管不见回血时，可折压头皮针近端的输液管，可很快有回血，以防进针过度刺穿血管壁。

三、血肿

（一）发生原因

部分患者（如老年、肥胖、烧伤、水肿、消瘦、血管硬化、末梢循环不良患者）血管弹性差，肌肉组织松弛，血管不易固定。进针后无落空感，有时针头已进入血管而不见回血，误认为穿刺失败，待针头退出血管时局部已青紫。凝血功能差或者不及时按压即可引起血肿。

固定不当、针头移位、患者心情过于紧张不合作，特别是儿童好动或者贴胶布、松压脉带时不注意、固定不好，致使针头脱出血管外而不及时拔针按压。

老年、消瘦患者皮下组织疏松，针头滑出血管后仍可滴入而造成假象。

静脉腔小、针头过大与血管腔直径不符，进针后速度过快，一见回血未等血管充盈就急于继续向前推进或偏离血管方向过深、过浅而穿破血管。

对于长期输液患者，没有注意保护好血管，经常在同一血管、同一部位进针。有的护士临床实践少，血管解剖位置不熟悉，操作不当误伤动脉。

拔针后按压部位不当或者压力、按压时间不够。

凝血机制不良的患者。

（二）临床表现

血管破损，出现皮下肿胀、疼痛。2～3 天后皮肤变青紫。1～2 周后血肿开始吸收。

（三）预防及处理

1. 适用型号合适、无钩、无弯曲的锐利针头。
2. 提高穿刺技术，避免盲目进针。
3. 进行操作时动作要轻、稳。
4. 要重视拔针后对血管的按压。拔针后用消毒纱布覆盖穿刺口，用拇指按压，因按压面积大，不会因部位不对或移位引起血肿。一般按压时间为 3～5min，对新生儿、血液病、有出血倾向者按压时间延长，以不出现青紫为宜。
5. 早期予以冷敷，以减少出血。24h 后局部给予 50% 硫酸镁湿热敷，每日 2 次，每次 30min，以加速血肿的吸收。
6. 若血肿过大难以吸收，可常规消毒后，用注射器抽吸不凝血液或切开取血块。

四、静脉炎

（一）发生原因

长期注入浓度较高、刺激性较强的药物；在操作过程中无菌操作不严格而引起局部静脉感染。

（二）临床表现

沿静脉走向出现条索状红线，局部组织发红、肿胀、灼热、疼痛，全身有畏寒、发热。

（三）预防及治疗

以避免感染、减少对血管壁的刺激为原则，严格执行无菌技术操作，对血管有刺激性的药物，应充分稀释后应用，并防止药液溢出血管外；同时，要有计划地更换注射部位，保护静脉，延长其使用时间。一旦发生静脉炎，应立即停止在此处静脉注射、输液，将患肢抬高、制动；局部用50%硫酸镁湿热敷，每日2次，每次30min；或用超短波理疗，每日一次，每次15～20min；中药如意金黄散局部外敷，可清热、除湿、疏通气血、止痛、消肿，使用后病人感到清凉、舒适的作用。如合并全身感染症状，按医嘱给予抗生素治疗。

五、过敏反应

（一）发生原因

患者有过敏史而操作者在注射前未询问病人的药物过敏史；注射的药物对病人发生速发型过敏反应。

（二）临床表现

面色苍白，胸闷，心慌，血压下降、脉搏微弱，口唇发绀，意识丧失，大、小便失禁。严重者心跳骤停。

（三）预防及处理

1. 注射前询问病人的药物过敏史。应向患者及家属详细讲解此次用药的目的、药物作用、可能发生的不良反应，嘱咐患者及时把不适感受说出来，但要讲究方式，以免造成其心理紧张而出现假想不适。对本药有不良反应、过敏体质者、首次使用本药者，都要备好急救药物（0.1%去甲肾上腺素注射剂、地塞米松注射剂）、吸氧装置等。

2. 药物配制和注射过程中，要严格按规定操作，首次静脉注射时应放慢速度，对过敏体质者加倍小心，同时密切观察患者意识表情、皮肤色泽、温度、血压、呼吸，触摸周围动脉搏动，询问患者有无寒战、皮肤瘙痒、心悸、胸闷、关节疼痛等不适反应。轻微不适者，可放慢推注速度。不能耐受者，立即暂停注射，但治疗巾、止血带不撤，先接别的液体，保留静脉通道。用注射器抽吸好急救药品，装上吸氧装置。休息半小时后继续缓慢静脉注射，若仍不能耐受，则停止使用此药，观察不适反应消失后方可离开。在推注过程中，发现休克前兆或突然休克，立即停止注药，结扎止血带，不使药物扩散，静脉滴注抗过敏药物，针对症状进行抢救。过敏性休克者，去枕平卧，及时就地抢救、吸氧，首选0.1%去甲肾上腺素1mg、地塞米松5mg皮下、肌肉或血管内注射；补充血容量，纠正酸中毒，提高血压等。必要时可用糖皮质激素、气管切开或插管。

附一　静脉注射法操作规程

1. 用物

注射盘内盛：无菌注射器（根据药液量选用）、型号合适的针头或头皮针、止血带、治疗巾或一次性纸巾、小垫枕、砂轮、开瓶器、无菌棉签、2%碘酊、70%乙醇、胶贴、弯盘，按医嘱备药物。

2. 步骤

（1）洗手、戴口罩，备好药液。

（2）将备齐的用物携至病人处，核对，并解释操作目的及方法，以取得合作。

(3) 选择合适的静脉，以手指探明静脉方向及深浅，在穿刺部位的肢体下垫治疗巾或纸巾。

(4) 用2%碘酊消毒局部皮肤，在穿刺部位的上方（近心端）约6cm处扎紧止血带，嘱病人握拳，使静脉充盈，再用70%乙醇脱碘，待干。

(5) 再次核对；接上头皮针并排气，用一手拇指绷紧静脉下方皮肤，使静脉固定；另一手持头皮针小柄（或注射器与针栓），使针尖斜面向上，针头与皮肤呈20~25°角，在静脉上方或侧方刺入皮下，再沿静脉走向潜行刺入（图1-9）；如见回血，表明针头已进入静脉，可再顺静脉进针0.5~1cm。

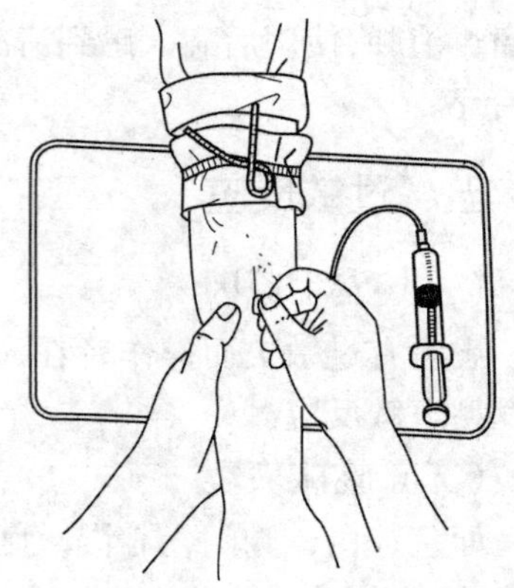

图1-9　头皮针与皮肤呈20°角刺入

(6) 松开止血带，同时嘱病人松拳；固定好针头，缓慢注入药液。在注射过程中，若局部肿胀疼痛，提示针头滑出静脉，应拔出针头更换部位，重新注射。

(7) 注射毕，以消毒棉签按压穿刺点，迅速拔出针头，嘱病人屈肘按压片刻。

(8) 再次核对，协助病人取舒适体位；整理病床单位和清理用物。

3. 注意事项

(1) 注射时应选择粗直、弹性好、不易滑动的静脉。穿刺后必须有通畅的回血后方可推药，推药时如有局部肿胀，回抽无血，病人主诉疼痛，应查看针头是否在血管内，如已脱出应拔出针头，重新更换针头，改换穿刺部位。

(2) 根据病情及药物性质，掌握注入药液的速度。推药过程中，注意观察病情，如病人主诉不适或病情出现异常变化，应立即停止注射，进行处理。

(3) 注意掌握不同病人的静脉注射法。肥胖病人，静脉较深且固定，应摸准后再行穿刺。消瘦病人，静脉较滑，穿刺时需固定静脉的上下端。水肿病人，按静脉走行位置，用手指压迫局部，暂时驱散皮下水分，显露静脉后再穿刺。脱水病人，可局部热敷、按摩，使血管扩张显露后再穿刺。

(4) 如需长期静脉给药者，为了保护血管，应有次序地先下后上，由远心端到近心端选择血管，进行注射。

(5) 对组织有强烈刺激的药物，另备一套盛有生理盐水的注射器先作穿刺，并注入少量生理盐水，证实针头确在血管内，再取下注射器（针头不动），调换另一抽有药液的注射器，再推注药液，可防止药液外溢于组织内而发生组织坏死。

4. 静脉穿刺部位的选择

在选择静脉穿刺的部位时，应考虑下列情况：

(1) 静脉穿刺的目的与治疗时间的长短

一般而言，注射量大、时间短、针头粗，应选用大静脉；长期的静脉输注，则由远端末梢的小静脉开始注射。

(2) 使用药物的性质

具有刺激性的药物，如高张性溶液、氯化钾、化学治疗制剂等；黏度大的液体，如血液及其制剂，则选用大的血管。

（3）病人静脉的状况

以触诊了解病人的状况，须选平滑、柔软、有弹性的静脉，不可采用硬化、发炎、浸润、栓塞或动静脉分流的静脉。注意其皮肤状况是否良好，若有损伤、血肿则应避开，已多次穿刺的部位也应避开再次输注。

（4）病人安全、活动、舒适的需要

静脉穿刺的部位应要尽量选择对病人活动限制最少的部位，例如选择病人较少活动的手，且避开关节处。

5. 常用的静脉穿刺部位

常用的四肢浅静脉有：上肢常用贵要静脉、正中静脉、头静脉，腕部以及手背静脉；下肢常用大隐静脉、小隐静脉和足背静脉（图1－10）。小儿多采用头皮静脉注射法，常用的头皮静脉有：额上静脉、颞浅静脉、眶上静脉、耳后静脉和枕后静脉（图1－11）。

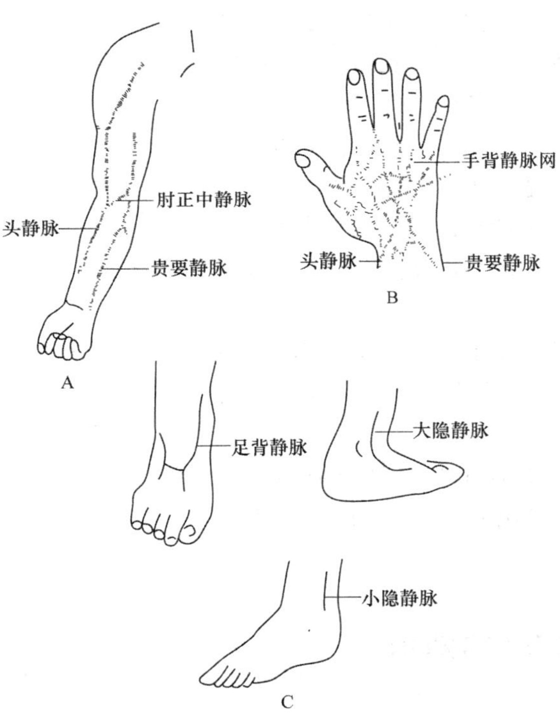

图1－10　四肢浅静脉分布图

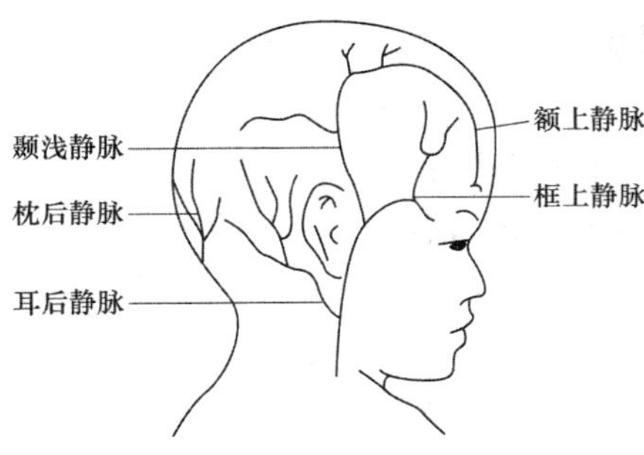

图1－11　头皮静脉分布图

附二 股静脉注射操作规程

1. 用物

注射盘内盛：大小合适的无菌注射器、按需要准备6～8号针头、治疗巾或一次性纸巾、沙袋、砂轮、开瓶器、无菌棉签、2%碘酊、70%乙醇、弯盘，按医嘱备药物。

2. 步骤

（1）洗手、戴口罩，备好药液。

（2）将备齐用物携至病人处，核对，并解释操作目的及方法，以取得合作。

（3）病人取仰卧位，下肢伸直略外旋，臀下垫沙袋以充分暴露注射部位。如为小儿注射，需用尿布覆盖会阴，以防其排尿弄湿穿刺部位。

（4）常规以2%碘酊、70%乙醇消毒注射部位皮肤并消毒术者左手示指和拇指。

（5）在腹股沟中1/3与内1/3交界处，用一手示指触得股动脉搏动最明显部位并加以固定，或找髂前上棘和耻骨结节联线中点的方法作股动脉定位，再消毒穿刺点及术者手指，并用左手手指加以固定。

（6）另一手持注射器，在股动脉内侧0.5cm处，针头和皮肤呈90°或45°角刺入，抽动活塞见暗红色回血，提示已进入股静脉，即固定针头，注射药物。

（7）注射完毕，拔出针头，局部用无菌纱布加压止血3～5分钟，然后用胶布固定。注意观察有无继续出血，如无异常，协助病人取舒适体位并清理用物。

3. 注意事项

（1）股静脉位于股三角区，在股神经和股动脉的内侧（图1－12）。护士应熟记股静脉的解剖位置及其与毗邻组织的关系，以防操作时误伤重要的神经与血管。

（2）穿刺过程中，若抽出为鲜红色血液，提示穿入股动脉，应立即拔出针头，穿刺处加压5～10min，直至无出血为止。

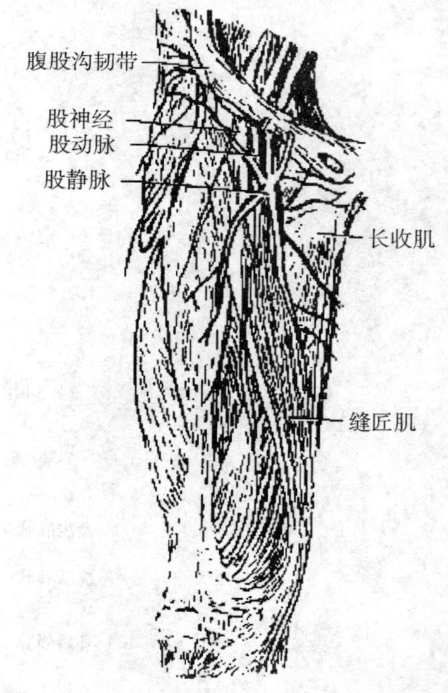

图1－12 股三角区

附三 注射给药的基本知识

一、注射原则

（一）认真执行查对制度

1. 严格执行“三查七对”。

2. 仔细检查药物质量，如发现药液变色、沉淀、浑浊；药物已过有效期；安瓿有裂痕或密封盖松动等情况，均不能应用。

3. 当需要同时注射几种药物时，应查实确无配伍禁忌才进行备药。

（二）严格遵守无菌操作原则

1. 注射前必须洗手，戴口罩并衣帽整洁。

2. 注射器的活塞、针头与针柄必须保持无菌。

3. 按要求消毒注射部位皮肤。常用消毒方法为先用2%碘酊棉签以注射点为中心，由内向外螺旋式旋转涂擦，消毒范围直径在5cm以上，待干后，用70%乙醇以同样方式脱碘，乙醇挥发后即可注射。

4. 临用时才抽取药液，以免放置时间过长，药液被污染或效价降低。

（三）选择合适的注射器和针头

根据药液量、黏稠度和刺激性的强弱选择合适的注射器和针头。注射器应完整无裂缝，不漏气；针头要锐利、型号合适、无钩且无弯曲；注射器与针头的衔接必须紧密；一次性注射器的包装应密封并在有效期内使用。

（四）选择合适的注射部位

避开血管神经处，不可在局部皮肤肌肉有炎症、损伤、硬结或瘢痕处进针。对需长期进行注射的病人应经常更换注射部位。

（五）排除空气

注射前应排除注射器内空气，以免空气进入血管引起空气栓塞。排气时要注意避免浪费药液。

（六）检查回血

进针后注入药液前，应抽动活塞，检查有无回血。静脉、动脉注射必须见回血后方可注入药液；而皮下、肌内注射如有回血，则应拔出针头重新进针，切不可将药液注入血管内。

（七）掌握合适的进针深度

1. 各种注射法分别有不同的进针深度要求。

2. 进针时不可把针柄全部刺入皮肤内，以防不慎发生断针时令处理更为困难。

（八）减轻病人的不适与疼痛

1. 做好解释与安慰，消除病人的不安和害怕心理。可通过交谈或播放音乐等方式分散病人的注意力；指导病人做深呼吸，尽可能心身放松。

2. 指导并协助病人采取适当的体位与姿势，以利肌肉放松。

3. 做到“二快一慢”，即注射进针、拔针快，推注药液慢。

4. 需要同时注射几种药物时，先注射刺激性较弱的药物，然后注射刺激性较强的药物。

5. 注射刺激性较强的药物时，宜选用相对较长的针头，而且进针要较深。

二、注射用物

（一）注射器和针头

1. 注射器的构造

注射器由乳头、空筒、活塞（包括活塞体、活塞轴、活塞柄）构成。其中乳头部、空筒内壁、活塞体应保持不被污染，不得用手触摸。

2. 针头的构造

针头的结构分为针尖、针柄和针栓三个部分（图1－13）。除针栓外壁以外，其余部分不得用手触摸，以防污染。

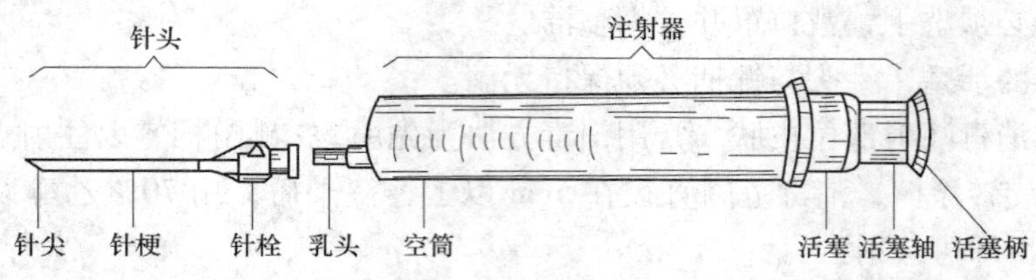

图1-13　注射器和针头的构造

（二）注射器与针头规格及主要用途

各种注射法选用的注射器及针头规格（见表1-1）。

表1-1　各种注射法选用的注射器及针头规格

注射法	注射器	针头
皮内注射	1ml	4~4.5号，OT
皮下注射	2ml	5~5.5号
肌内注射	2ml、5ml或10ml，视药液量而定	5.5~7号
静脉注射	5ml、10ml、20ml、30ml或50ml，视药液量而定	6~9号（或头皮针）
动脉采血	2ml、5ml，视采血量而定	9~16号

三、吸取注射用药液

吸药应严格按照无菌操作规程及查对制度要求进行，以下介绍具体的操作方法。

（一）自安瓿中吸药法

1. 备好注射盘，按需要在托盘上铺消毒治疗巾，盖好备用。

2. 用手指轻轻弹安瓿颈部，使安瓿颈部的药液流至体部。

3. 目前厂家提供的安瓿，其颈、体之间多有一环形凹痕，应用时仅需以双手手指分别持住安瓿体部和颈部末段，而后将安瓿轻轻屈折，便可使安瓿折断。如安瓿无上述凹痕，则可用砂轮在安瓿颈部划一道环形锯痕，用70%乙醇棉签擦拭锯痕后用手指屈折安瓿，使其折断。

4. 将针头置入安瓿内的药液中，斜面朝下，用手持活塞柄抽动活塞吸药，注意手不可触及活塞体部。

5. 抽吸毕，将空安瓿或针头保护套套在针头上以免受污染，然后放在预先准备好的无菌盘中。

（二）自密封瓶内吸取药液法

1. 开启瓶盖并消毒：用启瓶器或小刀除去铝盖的中心部分，以2%碘酊，70%乙醇棉签由里向外消毒瓶塞顶部及周围，待干。

2. 抽吸药液：往瓶内注入与所需药液等体积的空气，目的是增加瓶内压力，便于抽吸药液。然后倒转药瓶，使针头在液面以下，吸取药液至所需量，再以示指固定针栓，拔出针头（图1-14，1-15）。

3. 吸药完毕：保护针头用原密封空药瓶或针头护套保护针头，置于无菌盘内备用。

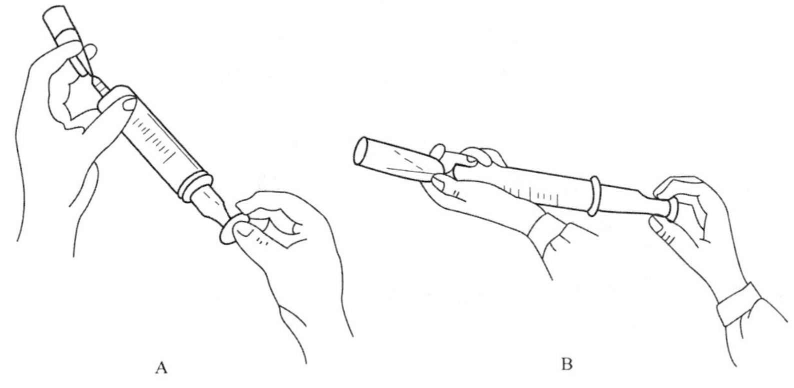

图1－14　自安瓿中吸取药液

A. 自小安瓿中吸取药液　B. 自大安瓿中吸取药液

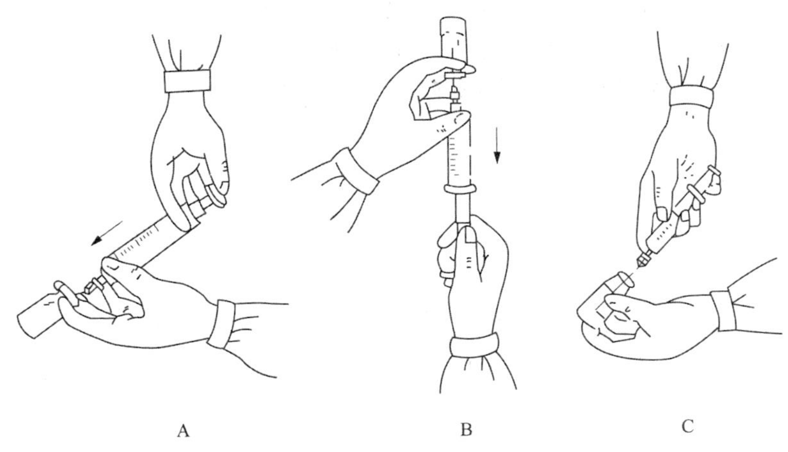

图1－15　自密封瓶内吸取药液

此外，吸取不同剂型的药物时还应注意：对结晶或粉剂注射剂，需按要求先用无菌生理盐水、注射用水或专用溶媒充分溶解，然后再吸取；混悬剂要摇匀后吸取；吸取油剂及混悬剂时，需选用相对较粗的针头。

（黄　虹　夏令琼）

参考文献

1 殷磊．护理学基础．第三版．北京：人民卫生出版社，2003.

2 袁西兰．皮内注射在不同部位疼痛程度及结果初探．航空航天医药，1994，5（3）：178.

3 王建荣，张稚君．基本护理技术操作规程与图解．北京：人民军医出版社，2003.

4 葛红．穴位按摩解除肌肉注射引起的疼痛．温州医学院学报，1995，增刊：114．

5 刘红梅，方爱军．肌注前拇指按压局部减轻注射疼痛的研究．解放军护理杂志，2000，17（1）：38.

6 陈惠容，陈楚君，陈玉纯．注射器内少量空气对肌内注射疼痛的影响．护理学杂志，2001，16（2）：71.

7 姚秀华．改良肌内注射法缓解注射时疼痛的观察．护理学杂志，2002，17（6）：445.

8 黄晓专．静脉注射失败原因及对策．右江民族医学院学报，1998，20（4）：617.

9 杨少华．肌肉注射致虚脱 8 例分析．中国误诊学杂志，2000，1（3）：426.
10 罗家盛．静脉注射维生素 B_{12} 引起过敏性休克 2 例．实用医学杂志，1994，10（5）：500.
11 张莹，杨云芬．静脉注射思美泰致过敏性休克的急救与护理 1 例报告．第一军医大学学报，2000，20（4）：312.
12 周广平，高洪波，陈晓辉，等．注射 TAT 致过敏性休克抢救体会．黑龙江医药科学，2001，24（4）：76 .
13 郑凤君，王冬莲．糖尿病病人注射胰岛素引起低血糖原因与对策．浙江临床医学，2000，2（3）：211.
14 房元凤，车平杰．避免一次性注射器针头堵塞的方法．齐鲁护理杂志，1998，4（2）：66 .
15 谷梅荣．静脉滴注药液外渗损伤 31 例分析．实用护理杂志，1994，10（2）：10.
16 何赞芳．静脉输液致药液外渗的护理．郴州医专学报，1999，1（2）：131.
17 陈玲，杨雪珍，黄永升，等．股静脉留置针穿刺失败的常见原因及预防．福建医药杂志，1995，17（1）：153.
18 马玉娟，魏冬萍，郭洪莉，等．静脉穿刺失败原因的分析．黑龙江医学，1996，4：49.
19 王芳霞．股静脉留置针穿刺失败原因及预防．菏泽医专学报，1997，9（4）：41.
20 李素云，杨希芳．静脉穿刺失败的原因分析与对策．齐鲁护理杂志，2001，7（2）：139.
21 庄红，王世萍．输液渗漏对机体的损伤、机理和防治进展．实用护理杂志，1999，15（7）：7.
22 葛秀洁，朝兰菊．预防输液胶带致胶体皮肤损伤的措施．西北国防医学杂志，2001，22（1）：86.

第二章　静脉输液法操作并发症

静脉输液（intravenous infusion）是将一定量的无菌溶液或药液直接输入静脉内的方法。它利用液体静压与大气压形成的输液系统内压高于人体静脉压的原理，将液体直接输入静脉内。静脉输液的目的：①补充水和电解质，维持酸碱平衡。常用于酸碱平衡紊乱者，如剧烈呕吐、腹泻、大手术后。②补充营养，供给热量，促进组织修复，获得正氮平衡。常用于慢性消耗性疾病，胃肠道吸收障碍及不能经口进食如昏迷、口腔疾病等病人。③输入药物，控制感染，治疗疾病。常用于中毒、各种感染、脑及组织水肿，以及各种需经静脉输入药物的治疗。④增加血容量，维持血压，改善微循环。用于严重烧伤、大出血、休克等病人。常用周围静脉输液法包括密闭式输液法、开放式输液法、静脉留置输液法等。

静脉输液是临床常用的基础护理操作，也是医院治疗抢救病人的重要手段。然而在临床输液过程中经常会出现一些并发症，严重影响用药和治疗，甚至危及病人生命。因此，我们如何稳、准、快、好地将治疗药物输注到病人体内，尽量降低输液操作并发症的发生，或在出现并发症时得到及时的处理，是我们护理工作研究的重要护理技术操作内容。本章主要叙述临床常用的几种输液操作过程中常见并发症，发生原因，临床表现及处理。

第一节　周围静脉输液法操作并发症

一、发热反应

（一）发生原因

发热反应为静脉输液法最常见的并发症，引起输液发热反应有多方面的原因，常因输入致热物质（致热原、死菌、游离的菌体蛋白或药物成分不纯），输入液体消毒或保管不善、变质，输液管表层附着硫化物等所致。

1. 与输入液体和加入药物质量有关：药液不纯、变质或被污染，可直接把致热原输入静脉；加药后液体放置时间过长也易增加污染的机会，而且输液时间越长，被污染的机会也就越大。在联合用药及药物配伍方面，若液体中加入多种药物时，容易发生配伍不当，使配伍后药液发生变化而影响药液质量，而且当配伍剂量大、品种多时，所含致热原累加到一定量时，输入体内亦会发生热原反应。

2. 输液器具的污染：带空气过滤装置及终端滤器的一次性输液器虽已被广泛应用于临床，对减少输液发热反应起到了一定的作用，但目前的终端滤器对 5μm 以下的微粒滤除率较低，不能全部滤去细菌；而塑料管中未塑化的高分子异物，或因生产环境、生产过程中切割组装等磨擦工艺带入的机械微粒也能成为热原；如输液前未认真检查而使用包装袋破损、密闭不严漏气污染和超过使用期的输液器亦会引起发热反应。

3. 配液加药操作中的污染：在切割安瓿时用无菌持物钳直接将安瓿敲开，是使玻璃微粒污染药液最严重的安瓿切割方法。安瓿的切割及消毒不当，使液体进入玻璃微粒的机会增加，造成液体污染。加药时，针头穿刺瓶塞，将橡皮塞碎屑带入液体中，如果反复多次穿刺瓶塞，可导致污染机会增加。操作前不注意洗手或洗手后用白大衣或不洁毛巾擦手可造成二次污染。

4. 静脉穿刺不成功未更换针头，也可直接把针头滞留的微粒引入静脉。

5. 环境空气的污染：在进行输液处置时，治疗室及病室环境的清洁状态和空气的洁净程度对静脉输液质量有直接影响。加药时，治疗室的空气不洁，可将空气中的细菌和尘粒带入药液而造成污染。

6. 输液速度过快：输液发热反应与输液速度有密切关系，输液速度过快，在短时间内输入的热原总量过大，当其超过一定量时，即可产生热原反应。

（二）临床表现

在输液过程中出现发冷、寒战和发热。轻者38℃，并伴有头痛、恶心、呕吐、心悸，重者高热、呼吸困难、烦躁不安、血压下降、抽搐、昏迷，甚至危及生命。

（三）预防及处理

1. 加强责任心，严格检查药物及用具；液体使用前要认真查看瓶签是否清晰，是否过期。检查瓶盖有无松动及缺损，瓶身、瓶底及瓶签处有无裂纹。药液有无变色、沉淀、杂质及澄明度的改变。输液器具及药品的保管要做到专人专管，按有效期先后使用。输液器使用前要认真查看包装袋有无破损，用手轻轻挤压塑料袋看有无漏气现象。禁止使用不合格的输液器具。

2. 改进安瓿的割锯与消毒。采用安瓿锯痕后用消毒棉签消毒一次后折断，能达到无菌目的，且操作简便，省时省力。

3. 改进加药的习惯进针方法。将加药时习惯的垂直进针改为斜角进针，使针头斜面向上与瓶塞成75°角刺入，并轻轻向针头斜面的反方向用力，可减少胶塞碎屑和其他杂质落入瓶中的机会；避免加药时使用大针头及多次穿刺瓶塞。液体中需加多种药物时，避免使用大针头抽吸和在瓶塞同一部位反复穿刺，插入瓶塞固定使用一个针头，抽吸药液时用另一个针头，可减少瓶塞穿刺次数，以减少瓶塞微粒污染。据报告，已有研究者将加药针头进行改进，将传统的针尖做成封闭的圆锥形，方形的针孔开在针头的侧面，以减少穿刺瓶塞产生的微粒污染。

4. 加强加药注射器使用的管理，加药注射器要严格执行一人一具，不得重复使用。提倡采用一次性注射器加药，这是目前预防注射器污染的有效措施。

5. 避免液体输入操作污染。静脉输液过程要严格遵守无菌操作原则。瓶塞、皮肤穿刺部位消毒要彻底。重复穿刺要更换针头。

6. 过硬的穿刺技术及穿刺后的良好固定可避免反复穿刺静脉增加的污染。输液中经常巡视观察可避免输液速度过快而发生的热原反应。

7. 合理用药注意药物配伍禁忌。液体中应严格控制加药种类，多种药物联用尽量采用小包装溶液分类输入。两种以上药物配伍时，注意配伍禁忌，配制后要观察药液是否变色、沉淀、混浊。配制粉剂药品要充分振摇，使药物完全溶解方可使用。药液配制好后检查无可见微粒方可加入液体中。液体现用现配可避免毒性反应及溶液污染。

8. 对于发热反应轻者，减慢输液速度，注意保暖，配合针刺合谷、内关等穴位。

9. 对高热者给予物理降温，观察生命体征，并按医嘱给予抗过敏药物及激素治疗。

10. 对严重发热反应者应停止输液。予对症处理外，应保留输液器具和溶液进行检查。

11. 如仍需继续输液，则应重新更换液体及输液器、针头，重新更换注射部位。

二、急性肺水肿

（一）发生原因

1. 由于输液速度过快，短时间输入过多液体，使循环血量急剧增加，心脏负担过重而引起。

2. 老年人代谢缓慢，机体调节功能差，特别是多数老年人都患有高血压、冠心病或其他脏器的慢性疾病，单位时间内输入的液体和钠盐多了，就会发生潴留而使细胞外液容量发生扩张及向细胞内液中渗透，造成组织间水肿和细胞内水肿。组织间水肿可导致充血性心力衰竭，细胞内水肿可影响细胞正常生理功能，尤其是肺、脑等细胞水肿，威胁患者生命。

3. 外伤、恐惧、疼痛等均可使机体抗利尿激素分泌增多及作用延长。此时，输入液体过多、过快也可能发生潴留导致肺水肿。

4. 心、肝、肾功能障碍患者输液过快，也容易使钠盐及水发生潴留而导致肺水肿。

5. 脑垂体后叶素能降低肺循环和门脉循环的压力，还能强烈收缩冠状动脉引起心绞痛及收缩其他小动脉引起动脉血压升高，加重心脏后负荷，引起急性左心衰竭，导致水分在肺组织中停留时间延长引起肺水肿。

（二）临床表现

患者突然出现呼吸困难、胸闷、气促、咳嗽、咳泡沫痰或咳泡沫样血性痰。严重时稀痰液可由口鼻涌出，听诊肺部出现大量湿性啰音。

（三）预防及处理

1. 注意调节输液速度，尤其对老年、小儿、心脏病患者速度不宜过快，液量不宜过多。

2. 经常巡视输液病人，避免体位或肢体改变而加快或减慢滴速。

3. 发生肺水肿时立即减慢或停止输液，在病情允许情况下使病人取端坐位，两腿下垂。高浓度给氧，最好用50%～70%酒精湿化后吸入。酒精能减低泡沫表面张力，从而改善肺部气体交换，缓解缺氧症状。必要时进行四肢轮流扎止血带或血压计袖带，可减少静脉回心血量。酌情给予强心剂、利尿剂。

三、静脉炎

（一）发生原因

1. 无菌操作不严格，可引起局部静脉感染。

2. 输入药液过酸或过碱，引起血浆 pH 值改变，可以干扰血管内膜的正常代谢机能而发生静脉炎。

3. 输入高渗液体，使血浆渗透压升高，导致血管内皮细胞脱水发生萎缩、坏死，进而局部血小板凝集，形成血栓并释放前列腺素 E_1、E_2，使静脉壁通透性增高，静脉中膜层出现白细胞浸润的炎症改变，同时释放组胺，使静脉收缩、变硬。如甘露醇，进入皮下间隙后，破坏了细胞的渗透平衡，组织细胞因严重脱水而坏死；另外因血浆渗透压升高，致使组织渗透压升高，血管内皮细胞脱水，局部血小板凝集形成血栓并释放组胺使静脉收缩引起无菌性静脉炎。

4. 由于较长时间在同一部位输液，微生物由穿刺点进入或短时间内反复多次在同一血管周围穿刺、静脉内放置刺激性大的塑料管或静脉留置针放置时间过长、各种输液微粒（如玻璃屑、橡皮屑、各种结晶物质）的输入均可以因机械性刺激和损伤而发生静脉炎。

5. 输液速度与药液浓度的影响：刺激性较大的药液如抗癌药物多系化学及生物碱类制剂，作用于细胞代谢的各个周期，这类药物所致静脉炎多为坏死型。如短时间内大量溶液进入血管内，超出了其缓冲和应激的能力，或在血管受损处堆积，均可使血管内膜受刺激而发生静脉炎。

6. 高浓度刺激性强的药物，如青霉素，浓度过高可使局部抗原抗体结合，释放大量的过敏毒素，最终引起以围绕在毛细血管周围的淋巴细胞和单核巨噬细胞浸润为主的渗出性炎症；另外长期使用，引起血管扩张，通透性增加，形成红肿型静脉炎。尤其是老年人的肝肾功能下降，半衰期达 7～10h，（正常人 3～4h），血管的弹性差，脆性大，易引起静脉炎。

（二）临床表现

沿静脉走向出现条索状红线，局部组织发红、肿胀、灼热、疼痛，有时伴有畏寒、发热等全身症状。发病后因炎性渗出、充血水肿、管腔变窄而致静脉回流不畅，甚至阻塞。

静脉炎症分级：按症状轻重分为 5 级。0 级只是局部不适感，无其他异常；1 级静脉周围有硬结，可有压痛，但无血管痛；2 级不仅局部不适，而且穿刺点发红，滴速加快时出现血管痛；3 级穿刺点发红，并扩延 5cm 左右；4 级穿刺局部明显不适，输液速度突然减慢，穿刺点皮肤发红扩展 5cm 以上；5 级除具有 4 级症状以外，还在拔针时，针尖可见脓汁，临床上一般以 2～4 级常见。

（三）预防及处理

1. 严格执行无菌技术操作原则。避免操作中局部消毒不严密或针头被污染。加强基本功训练，静脉穿刺力争一次成功，穿刺后针头要固定牢固，以防针头摆动引起静脉损伤而诱发静脉炎，对长期静脉输液者应有计划地更换输液部位，注意保护静脉。

2. 一般情况下，严禁在瘫痪的肢体行静脉穿刺和补液。输液最好选用上肢静脉，因下肢静脉血流缓慢而易产生血栓和炎症，输入刺激性较强的药物时，应尽量选用粗血管。

3. 输入非生理 pH 药液时，适当加入缓冲剂，使 pH 尽量接近 7.4 为宜，输注氨基酸类或其他高渗药液时，应与其他液体混合输入，而且输入速度要慢，使其有充分稀释过程。

4. 严格控制药物的浓度和输液速度。输注刺激性药物的浓度要适宜，且输注的速度要均匀而缓慢，因药物浓度过高或输液速度过快都易刺激血管引起静脉炎。

5. 在输液过程中，要严格无菌技术操作规程，严防输液微粒进入血管。

6. 严格掌握药物配伍禁忌，每瓶药液联合用药，以不超过 2～3 种为宜。

7. 在使用外周静脉留置针期间，每日用 TDP 灯照射穿刺肢体 2 次，每次 30min。输液过程中，持续热敷穿刺肢体。特别是用湿热敷效果最好，每 2h 一次，每次 20min，热疗改善了血液循环，加快了静脉回流，增强了病人新陈代谢和白细胞的吞噬功能，有助于血管壁创伤的修复，增强了病人局部的抗炎能力。

8. 营养不良、免疫力低下的病人，应加强营养，增强机体对血管壁创伤的修复能力和对局部炎症抗炎能力。

9. 尽量避免选择下肢静脉置留置针，如特殊情况或病情需要在下肢静脉穿刺，输液时可抬高下肢 20～30°，加快血液回流，缩短药物和液体在下肢静脉的滞留时间，减轻其对下肢静脉的刺激。另外，如果是手术时留置在下肢静脉的留置针，24h 后应更换至上肢。

10. 加强留置针留置期间的护理，针眼周围皮肤每日用碘酒、酒精消毒后针眼处再盖以酒精棉球和无菌纱布予以保护。连续输液者，应每日更换输液器 1 次。

11. 一旦发生静脉炎，停止在患肢静脉输液并将患肢抬高、制动。根据情况局部进行处理：①局部热敷。②用 50% 硫酸镁行湿热敷。③中药如意金黄散外敷。④云南白药外敷，云南白药外敷可活血、消肿、止痛、通经化瘀，用酒精或食醋调制，可增加药物渗透性。该药具有抗凝血，抗血栓作用，可阻止损伤部位血凝和血栓形成，降低毛细血管通透性，抑制炎性渗出，促进肿胀消散而达到治疗目的。⑤仙人掌外敷：仙人掌皮、刺去掉，取 150g 捣烂，加少许盐粒，调匀，敷在患处厚约 0.5cm 左右，上盖一层纱布加软薄膜，以防水分蒸发而降低疗效，每天 1 次，直到痊愈。⑥金果榄浸液湿敷：取金果榄 100g，75% 酒精 500ml，共置于密封玻璃容器中浸泡 7 天以上，制成金果榄浸液。用无菌纱布浸透药液，敷盖于红肿处，敷盖面积应大于红肿边缘约 1cm，并不断将药液洒于敷料上，以保持一定的温湿度，每日 3 次，每次 1h。⑦大黄外敷：大黄研为细粉，用时取大黄粉适量加香油调为糊状敷于患处，敷药厚度以 0.2～0.4cm 为宜，外裹纱布，每日换药 1 次，1 周为一疗程。如未愈者可连续治疗 2～3 个疗程。⑧自制复方龙石膏外敷：将锻龙骨、赤石脂、血竭、乳香、没药、黄柏、轻粉、冰片研制成粉末混合均匀后备用。需要时用蓖麻油搅拌均匀，调成糊状即可（要现配现用）。使用时局部皮肤用温水洗净、擦干，将复方龙石膏搅匀，用棉签蘸取药物均匀涂于局部皮肤上，不需包扎，每天 2～3 次。⑨六合丹外敷：大黄 93g、黄柏 93g、白及 53g、薄荷叶 46g、白芷 18g、乌梅肉 46g、陈小粉 155g 等。上述药物研细，然后加入陈小粉拌匀，即制成六合丹。用时调蜂蜜成软糊状（或加少量清水），厚敷于患处。使用方法是敷药前先清洁患部，然后将六合丹调成糊状，均匀地涂在白纸上，纸的宽窄根据患部的面积而定，一般超过患部周围 1～2cm，药的厚度约 0.5cm 左右，然后敷盖整个患部，包扎固定。24h 后换药一次，5 次为一疗程，观察一疗程。⑩四妙勇安汤加味：基本药方，银花 30g、当归 15g、玄参 15g、生甘草 6g、蒲公英 30g、连翘 12g、制乳香 6g、制没药 6g、川芎 10g、秦艽 12g。局部红肿热痛明显加生地 15g、赤芍 20g、丹皮 10g，清热凉血，活血散瓣；血脉瓣滞，条索硬肿不消者加桃仁、红花各 10g、王不留行 10g、炮甲片 10g、夏枯草 15g，软坚散结；瓣滞夹湿者加粉草 10g、生薏仁 30g、渗湿泄热；上肢发炎加姜黄 10g，下肢发炎加川牛膝 10g。治疗方法：水煎服，每日一剂，5天为一疗程，另将药渣加入金黄散一袋，拌匀，用纱布包后外敷患处，一日一次。⑪七厘散外敷：取七厘散3g，加凡士林适量，调成软膏后按患处面积大小，将药膏涂敷于患处，外用无菌纱布敷盖，胶布固定。每日换药一次。⑫红归酊：红花与当归比例为3∶1。洗净湿润后，浸于20倍剂量的55%乙醇中，浸泡1个月，过滤药液，检测调试加入透皮剂、防腐剂，分装为100ml/瓶备用。用法：在已发生静脉炎的血管外用红归酊湿敷1h，每日4次或定期外擦，2～4h/1次，4～7天内可治愈。⑬湿润烧伤膏：患部外涂少量湿润烧伤膏，用无菌纱布裹住术者拇指顺血管方向以螺旋式手法按摩，动作要轻柔，力度要均匀，每次15～20min，每日2次，按摩毕，再在局部涂一薄层湿润烧伤膏。⑭六神丸外敷：根据静脉炎面积的大小，取适量六神丸研成细末，醋调成稀糊状敷于患处，每日2次。⑮也可行超短波理疗。

12. 如合并全身感染，应用抗生素治疗。

四、空气栓塞

（一）发生原因

由于输液导管内空气未排尽、导管连接不严密、在加压输液时护士未在旁守护、液体输完后未及时拔针或更换药液情况下空气进入静脉，形成空气栓子。空气栓子随血流进入右心房，再进入右心室造成空气栓塞。

（二）临床表现

病人突发性胸闷，胸骨后疼痛，眩晕，血压下降，随即呼吸困难，严重紫绀，病人有濒死感，听诊心脏有杂音。如空气量少，到达毛细血管时发生堵塞，损害较小。如空气量大，则在右心室内阻塞肺动脉入口，引起严重缺氧而立即死亡。

（三）预防及处理

1. 输液前注意检查输液器各连接是否紧密，有无松脱。穿刺前排尽输液管及针头内空气。

2. 输液过程中及时更换或添加药液，输液完成后及时拔针。如需加压输液，应有专人守护。

3. 发生空气栓塞，立即置病人于左侧卧位和头低足高位，该体位有利于气体浮向右心室尖部，避免阻塞肺动脉入口，随着心脏的跳动，空气被混成泡沫，分次小量进入肺动脉内以免发生阻塞。有条件者可通过中心静脉导管抽出空气。

4. 立即给予高流量氧气吸入，提高病人的血氧浓度，纠正缺氧状态；同时严密观察病人病情变化，如有异常变化及时对症处理。

五、血栓栓塞

（一）发生原因

1. 长期静脉输液造成血管壁损伤及静脉炎，致使血小板黏附于管壁，激活一系列凝血因子而发生凝血致血栓形成。

2. 静脉输液中的液体被不溶性微粒污染，可引起血栓栓塞。特别是脑血栓、动脉硬化的病人，由于其血脂高、血黏度大，当不溶性微粒进入静脉血管时，使血液中的脂质以不溶性微粒为核心，不断包裹形成血栓病灶。不溶性微粒是指输入液体中的非代谢性颗粒杂质，直径在 1～15μm，少数可达 50～300μm。其产生可由于输液器与注射器具不洁净；在输液前准备工作中的污染，如切割安瓿、开瓶塞，加药过程中反复穿刺溶液瓶橡胶塞及输液环境不洁净等。

（二）临床表现

根据不溶性微粒的大小、形状、化学性质以及堵塞人体血管的部位、血运阻断的程度和人体对微粒的反应而表现不同。

不溶性微粒过多过大，可直接堵塞血管，引起局部血管阻塞，引起局部红、肿、热、痛、压痛、静脉条索状改变。不溶性微粒进入血管后，红细胞聚集在微粒上，形成血栓，引起血管栓塞。如阻塞严重致局部血液供应不足，组织缺血缺氧，甚至坏死。

（三）预防及处理

1. 避免长期大量输液。

2. 为病人行静脉穿刺后，应用随车消毒液洗手，方能为第二者穿刺，以减少细菌微粒的污染。配药室采用净化工作台，它可过滤清除空气中尘粒，以达到净化空气目的，从而减少微粒污染。

3. 正确切割安瓿，切忌用镊子等物品敲开安瓿。在开启安瓿前，以 70% 乙醇擦拭颈段可有效减少微粒污染。

4. 正确抽吸药液，抽药操作时不能横握注射器，即“一把抓”，应采用正确的抽吸方法。抽药的注射器也不能反复多次使用，因使用次数越多微粒的数量也越多。抽吸时安瓿不应倒置，针头置于颈口时，玻璃微粒污染最多，于底部抽吸时微粒最少，但针头触及底部易引起钝针，因此，主张针头应置于安瓿的中部。向输液瓶内加药或注射时，应将针管垂直静止片刻。因大于 50μm 以上的微粒沉淀较快，可使其沉淀于针管内，再缓缓注入，同时尽量减少液体瓶的摆动，这样会使瓶内的较大微粒平稳沉积于瓶口周围，以减少微粒进入体内。

5. 正确选择加药针头，加药针头型号选择 9～12 号侧孔针，并尽量减少针头反复穿刺橡胶瓶塞，可明显减少橡胶微粒的产生。

6. 输液终端滤器可截留任何途径污染的输液微粒，是解决微粒危害的理想措施。

7. 发生血栓栓塞时，应抬高患肢，制动，并停止在患肢输液。局部热敷，做超短波理疗或 TDP 灯照射，每日 2 次，每次 15～20min。严重者手术切除栓子。

六、疼痛

（一）发生原因

在静脉输注某些药物如氯化钾、抗生素、化疗药物等过程中，因所输入的药液本身对血管的刺激或因输注速度过快，可引起注射部位不同程度的疼痛。药液漏出血管外，导致皮下积液，引起局部疼痛。

（二）临床表现

药液滴入后，患者感觉输液针头周围剧烈疼痛，继而出现红肿。病人往往需忍痛坚持治疗或因疼痛难忍而停止输液，若因药液外漏引起，穿刺部位皮肤可见明显肿胀。

（三）预防及处理

1. 注意药液配制的浓度，输注对血管有刺激性药液时，宜选择大血管进行穿刺，并减慢输液速度。

2. 输液过程加强巡视，若发现液体漏出血管外，局部皮肤肿胀，应予拔针另选部位重新穿刺。局部予以热敷，肿胀可自行消退。

3. 可采用小剂量利多卡因静脉注射，以减轻静脉给药引起的疼痛。

七、败血症

（一）发生原因

1. 输液系统被细菌或真菌等病原微生物污染，通过输液引起严重医院内感染败血症。污染可分为两种情况：一种是液体或输液装置被污染，另一种是输液过程操作不当引起病原体进入血液。生产过程不严，造成液体原始污染行为的院内感染往往引起暴发流行，现代科技下成批的原始污染输液已很难见到，但由于液体的包装、运输不当造成的个别液体污染却时有发生。

2. 穿刺点局部细菌繁殖并随导管反复移动被带入体内及导管头端。全身其他部位的感染灶将病原菌释放入血，病原菌则可附着于导管头端并在此繁殖。导管败血症的病原常见有：金黄色葡萄球菌、表皮葡萄球菌，此外，还有真菌、念珠菌等。

3. 营养液在配制过程中被病原菌污染或输液管道系统的连接处密封不严，使病原菌进入静脉，导致败血症。

（二）临床表现

输液过程中突然出现畏寒、寒战、高热、剧烈恶心、呕吐、腰痛、发绀、呼吸及心率增快，有的病人出现四肢厥冷、血压下降、神志改变，而全身各组织器官又未能发现明确的感染源。

（三）预防及治疗

1. 配制药液或营养液、导管护理等操作严格遵守无菌技术操作原则。

2. 采用密闭式一次性医用塑料输液器。

3. 认真检查输入液体质量、透明度、溶液瓶有无裂痕、瓶盖有无松动，瓶签字迹是否清晰及有效期等。

4. 输液过程中，经常巡视，观察病人情况及输液管道有无松脱等。

5. 严禁自导管取血化验，与导管相连接的输液系统24h更换一次，每日消毒并更换敷料。

6. 发生输液败血症后，立即弃用原补液，重新建立静脉通道，给予哌拉西林、头孢曲松或头孢他啶联合阿米卡星等氨基糖苷类抗生素治疗；合并休克者，另建立一条静脉通道，给予低分子右旋糖酐扩容，以间羟胺、多巴胺等血管活性药物维持血压；有代谢性酸中毒者，以5%碳酸氢钠纠正酸中毒。

八、神经损伤

（一）发生原因

由于患儿肥胖、重度脱水、衰竭，在静脉穿刺过程中，患儿哭闹躁动或穿刺不当造成误伤神经血管。一些对血管、神经有刺激性的药液漏出血管外也可引起神经损伤。

（二）临床表现

临床表现为穿刺部位肿胀，瘀血或伴有发冷、发热、局部疼痛、不能触摸，根据损伤神经的部位，可出现相应关节功能受限。

（三）预防及处理

1. 输注对血管、神经有刺激性的药液，先用等渗盐水行静脉穿刺，确定针头在血管内后才连接输液器，输液过程中，严密观察药液有无外漏。

2. 静脉穿刺时，尽可能选择手背静脉，熟悉手部神经与血管的解剖结构与走向，进针的深度应根据病人体型胖瘦及血管显露情况而定，尽可能一次成功。长期输液患者应经常更换注射部位，保护好血管。

3. 注射部位发生红肿、硬结后，严禁热敷，可用冷敷每日 2 次；桡神经损伤后，患肢不宜过多活动，可用理疗、红外线超短波照射每日 2 次，也可肌内注射维生素 B_{12} 500μg、维生素 B_1 100mg，每日 1 次。

九、静脉穿刺失败

（一）发生原因

与第一章第五节静脉注射的静脉穿刺失败原因相同，另外使用留置针静脉输液亦可引起穿刺失败，其原因：

1. 静脉穿刺时见回血后再顺血管方向进针时没掌握好角度，针尖又穿破血管壁，在退针芯向血管内推送外套管时，外套管一部分在血管内，其尖端已通过穿破的血管壁进入血管下深层组织。虽然穿刺见回血，仅仅是针头斜面的一部分或者是针头斜面进入血管，外套管体的尖端并没有随针芯进入血管，所以外套不容易送进血管内。

2. 反复在皮下穿刺寻找静脉，致外套管尖端边缘破损或边缘外翻，虽然针尖斜面进入静脉，已破损或外翻的套管尖端无法随针尖进入静脉，即使进入静脉，已破损的外套管尖端极易损伤血管。

（二）临床表现

针头未穿入静脉，无回血，推注药物有阻力，输液点滴不畅，甚至不滴；或针头斜面一半在管腔外，药液溢出至皮下，局部疼痛及肿胀。

（三）预防及处理

1. 同第一章第五节静脉注射的静脉穿刺失败的预防及处理措施。

2. 严格检查静脉留置针包装及质量，包装有破损或过期不能使用，如果外套管体脆性大、不柔软，易从外套管根部断裂，尖端不圆钝容易外翻或破损。

3. 使用静脉留置针操作时要稳，进针时要快、准确，避免在皮下反复穿刺，减少血管内膜损伤；固定要牢固，防止术中因躁动而脱出。

4. 穿刺时操作者除了观察是否有回血外，还要注意体会针尖刺入血管时的“空旷感”来判断是否进入血管，不要盲目的进针或退针。

5. 穿刺见回血后要平行缓慢顺血管的方向进针约 0.1～0.2cm，使外套管的尖端进入血管内，再轻轻向内推送外套管。

6. 见回血后顺血管方向边退针芯边向血管内推入外套管时，不能将外套管全部送入，如果有阻力，不要硬向内推送，观察静脉是否有较大弯曲或者是有静脉瓣等，如果证实外套管确实在血管内，而且已进入静脉一部分，不一定全部推入，也可固定。

十、药液外渗性损伤

详见第一章注射法第五节静脉注射操作并发症。

十一、导管阻塞

（一）发生原因

穿刺前准备不充分；穿刺时未及时回抽；输液或输血完毕未及时发现，导致血液回流至导管凝固，造成导管阻塞。

（二）临床表现

推药阻力大，无法将注射器内的药液推入体内。静脉点滴不畅或不滴。有时可见导管内凝固的血液。

（三）预防及处理

穿刺前要连接好输液装置，穿刺时要及时回抽，穿刺后要加强巡视，及时发现问题及时处理。

十二、注射部位皮肤损伤

（一）发生原因

静脉输液穿刺成功后，常规都需用胶带将输液针头固定在皮肤上，目的是保持针头在静脉中的稳定性，使液体和药物顺利进入患者体内，达到输液目的、临床上，常遇到一些患者因各种原因造成体内水钠潴留发生肢体浮肿，对这类患者仍采用常规的方法处理极易出现胶带周围透吸水泡，有些患者尽管皮肤外观无异样改变，但在输液结束揭取胶带时也易造成皮肤损伤。皮肤敏感者：如婴幼儿、高敏体质，尤其是对胶布过敏者，也易造成皮肤损伤。

输液时间太长。随着输液时间的延长，胶带与皮肤的黏度不断增加，粘贴更加紧密，在揭取胶带的外力作用下，易发生皮肤创伤。

（二）临床表现

胶带周围透吸水泡，有些患者尽管皮肤外观无异样改变，但在输液结束揭取胶带时出现表皮撕脱。

（三）预防及处理

1. 改用一次性输液胶布，一次性输液胶带取代了以往的胶布被广泛应用于临床，给护理工作带来了很大的方便，也避免了对氧化锌过敏所致皮肤损伤。

2. 对于浮肿及皮肤敏感的患者，准备一条宽4～5cm的弹性绷带，长24～28cm，在两头各缝一与弹性绷带同宽长4～5cm的搭扣，称为输液固定带，消毒后备用。在静脉穿刺成功后，针尖处压一无菌棉球，将备用的输液固定带与穿刺针成直角环形绕过穿刺部位的肢体，以刚刚露出针柄的根部为准，松紧以针头不左右移动，病人感觉舒适无压迫感为宜，然后用胶带从针柄下通过，采用常规方法贴于输液带上，再用另一胶带将输液管缓冲于弹力绷带上即可。

3. 在输液结束揭取胶布时，动作要缓慢、轻柔，一手揭取胶布，一手按住患者与胶布粘贴的皮肤，慢慢分离、揭取，以防止表皮撕脱。

4. 如发生表皮撕脱，注意保持伤口干燥，每天用2%碘酊或安尔碘消毒伤口2～3次。

附一　密闭式静脉输液法操作规程

1. 用物

（1）注射盘一套：配备加药用注射器及针头、无菌纱布、止血带、胶布、瓶套、启瓶器、小垫枕、2%碘酒、70%乙醇、消毒棉签、弯盘，必要时备小夹板及绷带。

（2）无菌物品：输液器一套。

（3）液体及药物：遵照医嘱准备。

（4）输液卡及输液架。

2. 步骤

（1）洗手、戴口罩，备齐用物。

（2）准备输液架，核对床号与姓名，向清醒病人解释输液的目的及注意事项，嘱病人先解大小便。

（3）认真查对：检查药液瓶口、瓶体、瓶内溶液，套上瓶套。

（4）消毒加药：启开液体瓶铝盖中心部分，常规消毒瓶塞，按医嘱加入药物，在瓶签上注明姓名、床号、加入药物名称、剂量及加药时间并签名。

（5）准备输液器：检查输液器后取出，将输液管和通气管针头同时插入瓶塞至针头根部（图2－1），关闭调节器。

（6）再次核对无误后，备胶布，将输液瓶倒挂在输液架上。

（7）排除空气：抬高滴管下端的输液管，挤压滴管使溶液迅速流至滴管1/3～1/2满时，稍松调节器，手持针栓部，使液体顺输液管缓慢下降直至排尽导管和针头内的空气（图2－2）。关闭调节器。

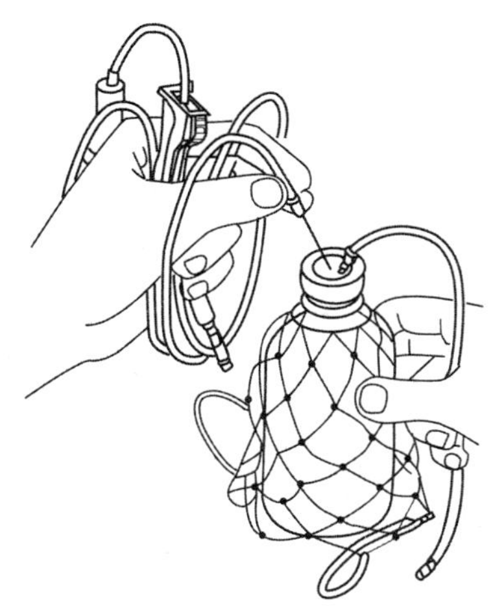

图2－1　自瓶塞中心部插入输液软管针头

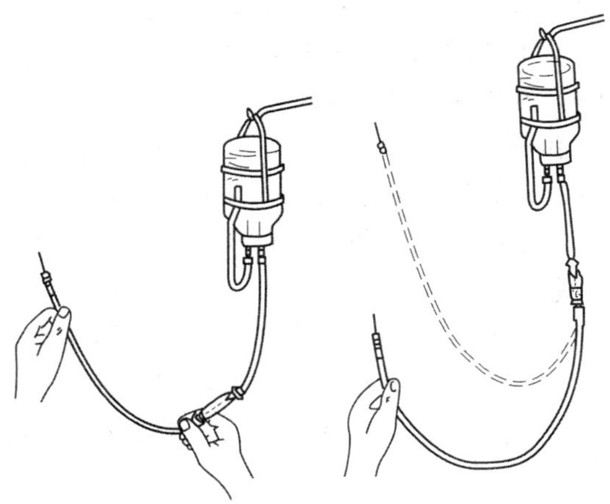

图2－2　排气法

（8）皮肤消毒：协助病人取舒适卧位，选择静脉，肢体下垫小垫枕，扎止血带，嘱病人握拳，使静脉充盈，常规消毒皮肤。

（9）静脉穿刺：取下输液管端，手持针栓部摘下护针帽，放松调节器，自针头部放出少量液体以排尽针头内空气，再关闭调节器。绷紧注射部位皮肤后进针，见回血将针头再平行送入少许。

（10）固定针柄：松开止血带，嘱病人松拳，放开调节器，待液体滴入通畅、病人无不适后，用胶布固定针头。必要时用夹板绷带固定肢体。

（11）调节滴速：根据病情、年龄及药物性质调节输液速度，一般成人40～60滴/分，儿童20～40滴/分。

（12）协助卧位：取出止血带及小垫枕，协助病人取舒适卧位。整理床单位，清理用物。

（13）记录签名：在输液卡上记录输液的时间、滴速，签全名。

（14）更换液体：如需更换液体瓶时，常规消毒瓶塞后，从上瓶中拔出输液管及通气管插入下一瓶中，观察输液通畅后方可离去。

（15）加强巡视：输液过程中密切观察有无输液反应，耐心听取病人主诉，观察输液部位状况，及时处理输液故障，保证输液通畅。

（16）输液完毕：轻揭胶布，用干棉签或小纱布轻压穿刺点上方，快速拔针，按压片刻至无出血。

附二　开放式静脉输液法操作规程

1. 用物

（1）注射盘一套：配备加药用注射器及针头、无菌纱布、止血带、胶布、瓶套、启瓶器、小垫枕、2%碘酒、70%乙醇、消毒棉签、弯盘，必要时备小夹板及绷带。

（2）无菌物品：开放式输液器一套。

（3）液体及药物：遵照医嘱准备。

（4）输液卡及输液架。

2. 步骤

（1）同密闭式输液法（1）～（2）。

（2）根据医嘱准备并检查药液，除去液体瓶盖，消毒瓶口与瓶塞。

（3）打开输液器，检查开放式输液器是否完好。

（4）一手持输液器并将导管根部折叠夹在指缝中，另一手按取无菌溶液法倒入30～50ml溶液，旋转冲洗输液器和导管。

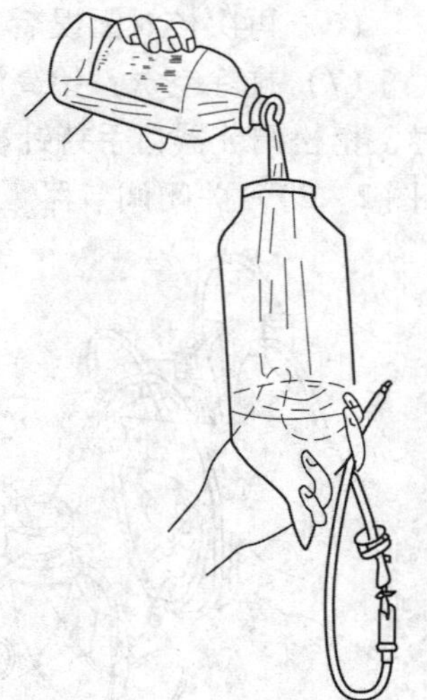

图2－3　开放式输液器倾倒溶液法

（5）将冲洗液排入弯盘后，再倒入所需液体（图2－3），盖好瓶盖，挂在输液架上。

（6）其余操作同密闭式静脉输液法。

附三　静脉留置输液法操作规程

1. 用物

（1）注射盘一套：配备加药用注射器及针头、无菌纱布、止血带、留置针、无菌透明敷贴、肝素帽、胶布、瓶套、启瓶器、小垫枕、2%碘酒、70%乙醇、消毒棉签、手套、弯盘，必要时备小夹板及绷带。

（2）无菌物品：输液器一套。

（3）液体及药物：遵照医嘱准备。

（4）输液卡及输液架。

2. 步骤

（1）同密闭式输液法检查、核对药液并插好输液器，排尽空气。

（2）协助病人取舒适卧位，选择穿刺部位。

（3）检查并打开留置针和敷贴。

（4）在穿刺点上方10cm处扎上止血带，常规消毒皮肤，嘱病人握拳。

（5）穿刺前，戴好手套。取出静脉留置针，将输液器上的针头插入留置针的肝素帽内，排尽头皮式套管针内的空气。

（6）去除针套，旋转松动外套管，调整针头斜面。

（7）绷紧皮肤，固定静脉，右手持留置针针翼，针尖保持向上，在血管上方使针头与皮肤呈15～30°角进针，见回血后，降低穿刺角度，顺静脉方向再将穿刺针推进0.2cm。

（8）左手持“Y”接口，右手后撤针芯约0.5cm，持针座将套管全部送入静脉内。撤出针芯。

（9）松止血带，打开调节器，嘱病人松拳。

（10）用无菌透明敷贴作密闭式固定导管。用注明置管日期、时间的小胶布再次固定留置针管。

（11）穿刺完毕，脱下手套，打开调节器，调节滴速，并再次查对。

（12）协助病人取舒适卧位，清理用物。

（13）在使用留置针的过程中，应经常观察穿刺部位，及时发现早期并发症。

（14）输液完毕，准备封管。先拔出部分针头，仅剩下针尖斜面留在静脉帽内，缓慢推注2～5ml封管液，剩0.5～1ml后，边退针边推药液，确保正压封管。

（15）再次输液时，常规消毒肝素帽胶塞，再将静脉输液针头插入肝素帽内完成输液。

（16）停止输液时，需拔管。先撕下小胶布，再揭开无菌敷贴，把无菌棉签放于穿刺点前方，迅速拔出套管针，按压穿刺点。

（17）整理用物，记录。

3. 注意事项

（1）选择血管应由远心端到近心端，并视所输药物的性质、量，选择合适的血管穿刺。

（2）注意排尽空气，严防空气进入血管形成空气栓塞。

（3）掌握输液速度：成人一般为40～60滴/分，儿童一般为20～40滴/分，对严重脱水、休克病人可加快速度。对有心、肾疾患，老年、小儿病人输液速度要慢，遵医嘱调节速度。

（4）向输液瓶内加药时，要严格掌握药物的配伍禁忌。

（5）注意观察输液反应，如有发冷、寒战、皮疹、胸闷等应立即减速或停止输液并查找原因。

（6）输液过程中应加强巡视，注意观察输液是否通畅，针头有无脱出、阻塞、移位。当发现注射局部疑有肿胀、漏液时，需及时处理或更换注射部位。

（7）连续输液时应输完一组，再输一组。24h 连续输入液体时需每天更换输液器。

（8）每个病人用一条止血带和垫巾，用毕浸泡消毒。

（9）静脉留置输液时，选择弹性好，走向直，清晰的血管，便于穿刺置管。对能下地活动的病人，避免在下肢留置。

（10）注意保护有留置针的肢体，在不输液时也尽量避免肢体下垂，以免由于重力作用造成血液回流堵塞针头。

（11）每次输液前后，均应检查留置针处部位皮肤及静脉走向有无红、肿。出现异常应拔除导管，更换肢体另行穿刺。静脉留置针一般可保留 3～5 天，最好不超过 7 天。

附四　常见输液故障及排除方法

在输液过程中，如果不能正确有效地排除各种障碍，可导致输液不能持续地进行，还会引起不良后果。常见故障及排除的方法如下：

1. 液体不滴

（1）针头滑出血管外：液体注入皮下组织，局部肿胀并有疼痛，应另选血管重新穿刺。

（2）针头斜面紧贴血管壁：应调整针头位置或适当变换肢体位置，直到点滴通畅为止。

（3）针头阻塞：用一手捏住滴管下端输液管，另一手轻轻挤压靠近针头的输液管，若感觉有阻力，松手后又无回血，则表示针头已阻塞，应更换针头另选静脉穿刺。

（4）压力过低：由于病人周围循环不良或输液瓶位置过低所致，可适当抬高输液瓶的位置。

（5）静脉痉挛：由于穿刺肢体暴露在冷的环境中时间过长或输入的液体温度过低所致。局部热敷可缓解痉挛。

2. 滴管内液面过高

（1）滴管侧面有调节孔时，可夹住滴管上端的输液管，打开调节孔待滴管内液体降至露出液面，见到点滴时，再关闭调节孔，松开滴管上端的输液管即可。

（2）滴管侧面无调节孔时，可将输液瓶取下，倾斜输液瓶，使插入瓶内的针头露出液面，滴管内液体缓缓下流直至露出液面，再将输液瓶挂回输液架上继续点滴。

3. 滴管内液面过低

（1）滴管侧壁有调节孔者，先夹住滴管下端的输液管，打开调节孔，当滴管内液面升高至 1/3～1/2 时，关闭调节孔，松开滴管下端输液管即可。

（2）滴管侧壁无调节孔时，可夹住滴管下端的输液管，用手挤压滴管，迫使液体下流至滴管内，当液面升至1/3～1/2高度时，停止挤压，松开滴管下端输液管即可。

4. 滴管内液面自行下降

输液过程中，如果滴管内液面自行下降，则应检查滴管上端输液管与滴管的衔接是否松动、滴管有无漏气或裂隙，必要时予以更换。

（黄 虹 林莉萍 王晓萍）

第二节 头皮静脉输液法操作并发症

一、误入动脉

（一）发生原因

由于患儿肥胖、重度脱水、衰竭、患儿哭闹躁动或穿刺不当造成误入动脉。护理人员业务欠熟练或选择血管不当，误将静脉当成动脉进行穿刺。

（二）临床表现

患儿呈痛苦貌或尖叫，推药阻力大，且局部迅速可见呈树枝分布状苍白。临床表现为输液滴注不通畅或不滴，甚至血液回流至头皮针内造成堵塞。

（三）预防及处理

1. 了解患儿病史、病情。条件许可尽量让患儿安静或熟睡下穿刺。

2. 护理人员加强技术操练，熟悉解剖位置。

3. 输液过程中加强巡视，密切观察患儿反应。发现误入动脉，立即拔针另选血管重新穿刺。

二、糖代谢紊乱

（一）发生原因

多发生于代谢性、消耗性疾病患儿，如重症感染、极度衰竭患儿。静脉输入葡萄糖过程中，若输注速度突然变慢或中止，易发生低血糖。若输注速度过快，易发生高血糖症。

（二）临床表现

患儿哭闹或懒散无力，拒乳，嗜睡。化验室检查血糖升高或降低。

（三）预防及处理

1. 严格按计划输液，根据病情及时调节输液种类及输液速度，不宜太快或太慢。

2. 对不能进食、长时间输液患儿，定期检查衡量电解质的各种指标，按需补给。注意监测电解质、血糖，并记录好患儿的24h出入量。

3. 如发生低血糖，适当加快输液速度；出现高血糖时，暂停输入葡萄糖溶液。

三、发热反应

（一）发生原因

1. 输液器具不清洁或被污染，直接或间接带入致热原。药液不纯、变质或污染，可直接把致热原带入体内。

2. 输液反应与患儿所患疾病的种类有关。即感染性疾病如小儿肺炎，菌痢等输液反应的比例相对增大。

3. 输液反应和输液的量、速度密切相关。有研究发现输液滴速过快，输液量过大，输液反应出现的比例增多。当输液速度加快时，输入的热原物质愈多，输液反应出现的机会也愈多。某些机械刺激也可以引起输液反应。如输液的温度与人体的温度差异过大，机体来不及调节，则可引起血管收缩，血压升高而发生输液反应。

（二）临床表现

输液过程中或输液后，患儿出现面色苍白，发冷，发热，寒战，皮肤出现花纹。体温可达40～42℃。伴有呼吸加快，脉速。

（三）预防及处理

1. 输液前仔细检查输液器具，药物液体，严格执行无菌操作。

2. 严格掌握患儿输液指征，发生发热反应时，要研究分析，总结经验教训，改进工作，降低发热反应的发生。

3. 合并用药时，要严格注意药物之间的配伍变化，尽量减少过多的合并用药。

4. 注意患儿的体质，早产儿、体弱儿、重度肺炎、痢疾等患儿，输液前采取适当措施。

5. 治疗室、病房输液时的环境要保持清洁，减少陪人，防止灰尘飞扬。

6. 严把三关。根据输液反应的原因，安全静脉输液的三个因素是无菌、无热原，无有害颗粒液体，因此在操作过程中防止污染，一定把好药物关，输液器关，操作关。

7. 发热反应轻者减慢输液，注意保暖，配合针刺合谷、内关等。对高热者给予物理降温，观察生命体征，并按医嘱给予抗过敏药物及激素治疗。

8. 严重反应者应停止输液。予对症处理外，应保留输液器具和溶液进行检查。

9. 仍需继续输液，则应重新更换液体及输液器，针头，重新更换注射部位。

四、静脉穿刺失败

（一）发生原因

1. 操作者心理失衡，情绪波动不能很好地自我调节；面对患儿家长的焦急疑虑、缺乏信任，如果自信心不足，操作无序，就可能导致操作失败。

2. 患儿血管被人为损伤：不正规静脉穿刺，导致患儿血管保护不良，常规静脉穿刺部位针孔斑布，加之间隔期短，再次复穿时原针孔部位出现硬结或血液外渗等现象，难以进行正常静脉抽血、静脉推注或静脉滴注。

3. 在拔针时针眼处理不当，使皮下瘀血、青紫、肿胀，造成血管与周围组织粘连，导致静脉难以显现而影响穿刺。

4. 操作者判断失误：由于小儿血管充盈度差，特别是大量失水、失液、严重贫血的患儿血管干瘪，穿刺时常无回血，在这种情况下，如果误认为穿刺未成功而拔出针头，也会导致穿刺失败。

5. 缺乏患儿配合：小儿对穿刺往往表现出过度恐惧、紧张，在他们的吵闹中常会使得针头脱离、移位，造成皮下组织渗出，局部水肿。

6. 进针的角度与深度：由于患儿静脉浅表，进针角度以针头与头皮夹角15～20°为宜，甚至更小，肥胖小儿针管要刺入稍深一些，有的操作者由于掌握不当往往穿破血管。

7. 患儿家长及亲属的态度、心理活动的外在表现语言等都可以成为不利于护士操作的刺激源，如有的家长在护士穿刺前发问“你行吗？你能一针扎上吗？”等等；有的家长情绪不好乱指责护士，挑选护士，甚至指定穿刺的静脉，这些都可能形成一种与护士心理不协调的气氛，对此适应性较差的护士，就会出现焦虑、紧张或急于求成的心理冲突，致使判断力下降，注意力不集中，导致盲目进针，穿刺失败。

（二）临床表现

针头未穿入静脉，无回血，推注药物有阻力，或针头斜面一半在管腔外，药液溢出至皮下。局部疼痛及肿胀。

（三）预防及处理

1. 心理素质的培养：要提高小儿静脉穿刺的成功率，护理人员必须根据自己的工作特点，加强自身的心理锻炼，经常保持有一种自信、沉稳、进取的良好心态。在进入工作状态前，应当先对自己的情绪进行自我调节，排除一切干扰工作的心理因素，才能在工作中做到心情平静、操作有序。另一方面，还应当注重培养自身的耐心，以利于劝导和安慰患儿家长，以取得他们的配合。

2. 穿刺部位的选择：要根据患儿不同年龄和具体情况选择血管。新生儿至 3 岁的小儿躁动不安，而且这个年龄段的小孩头皮静脉呈网状分布，无静脉瓣，不易造成阻力，顺行和逆行进针均不影响静脉回流，且头皮血管丰富显见，易固定，因此，宜选择头皮静脉穿刺。3 周岁以上患儿可选用手背或足背血管，对肥胖儿应选择粗大易摸或谨慎按解剖部位推测出静脉的位置。对严重脱水、血容量不足或需快速输液以及注入钙剂、50% 葡萄糖、甘露醇等药物，可选用肘静脉及大隐静脉。

3. 穿刺的操作：应选择与静脉大小相适宜的针头。穿刺前要“一看二摸”，穿刺时要做到稳、准、浅、轻。“一看”就是仔细观察血管是否明显，要选走向较直的，静脉大多呈蓝色、动脉和皮肤颜色一样，因此，要注意鉴别，较隐匿的静脉要尽可能寻找静脉的迹象。“二摸”就是凭手感，摸清血管走向，如果血管在骨缝之间，则有柔软感，动脉可以摸到搏动。进针时要屏住呼吸，这样可避免握针的手因呼吸而颤动。针进入血管后有一种轻微的落空感或针头的阻力突然消失感，对失血或脱水的患儿，因其血管充盈度差，血管扁平，甚至萎陷，静脉穿刺应采用“挑起进针”法，即细心地把针头刺入血管肌层，将针放平，针尖稍微挑起，使血管壁分离，使针尖的斜面滑入血管内，这时会有一种“失阻感”及“腾空感”。即使无回血，针也已进入血管，这时即可注射。对长期输液的患儿，选择血管应从远端到近端，从小静脉到大静脉，避免在同一根血管上反复多次穿刺。拔针时应顺血管纵向压迫，这样才能按压住皮肤与血管上的两个穿刺点拔针时角度不宜过大，动作宜轻。

4. 穿刺后的护理：小儿天性好动，自控力差，易碰针而导致穿破血管壁使药液渗出，局部水肿。因此，做好穿刺后的护理极为重要。穿刺成功后应强调针尖的固定处理，如在四肢浅静脉穿刺，应用小夹板固定，松紧要适度，过松达不到目的，过紧则影响肢端血液循环。另外，应请家长协助看护，对已懂事的患儿应根据小儿特点进行心理诱导，使其合作。

附 头皮静脉输液法操作规程

1. 用物

（1）注射盘一套：配备加药用注射器及针头、4.5~5.5号头皮针、无菌纱布、胶布、瓶套、启瓶器、2%碘酒、70%乙醇、消毒棉签、弯盘，另备10ml注射器（内盛等渗盐水）。

（2）无菌物品：输液器一套。

（3）液体及药物：遵照医嘱准备。

（4）输液卡及输液架。

2. 步骤

（1）备齐用物到床前。对有理解能力的患儿，做好解释工作，讲明操作方法和目的，争取合作；理解能力差或不能理解的患儿需助手协助，将患儿平卧或侧卧位。将内盛等渗盐水的注射器接上头皮针，排尽空气。

（2）同密闭式输液（3）~（7）。

（3）选择穿刺部位（头部较大的静脉有颞静脉，额静脉，耳后静脉及枕静脉），先剃净穿刺部位毛发。

（4）常规用70%乙醇消毒穿刺部位皮肤，待干。按静脉穿刺方法进针，见回血后用胶布固定针柄，胶布固定稳妥后，取下注射器，连接预先准备好的输液器。

（5）接上输液器后，根据病情和年龄调节滴速，儿童一般20~40滴/分。

（6）协助病人取舒适卧位。整理床单位，清理用物。

（7）其余操作同密闭式输液法。

3. 注意事项

（1）严格无菌操作及查对制度，注意药物的配伍禁忌。

（2）掌握输液原则：在小儿输液中遵循“先快后慢，先浓后淡，先盐后糖，见尿补钾”的原则，根据病情灵活应用。

（3）加强巡视，观察患儿全身反应，发现异常及时处理。

（黄 虹 林莉萍 吴惠平）

参考文献

1 张朝佑. 人体解剖学. 第二版. 北京：人民卫生出版社，1998.

2 殷磊. 护理学基础. 第三版. 北京：人民卫生出版社，2003.

3 罗秀金. 导致静脉输液发热反应的因素及其预防. 中华护理杂志，1999，34（10）：826.

4 刘成同. 浅谈静脉输液发热反应的防治. 中国农村医学，1995，23（1）：24.

5 孙素蓉，杨志宏，孟瑞雪. 复方丹参注射液致局部疼痛、红肿6例分析. 中国医院药学杂志，1994，14（1）：41.

6 张红伟，马书敏，张斌，等. 静脉注射少量利多卡因减轻静脉给药引起的疼痛. 山西护理杂志，1998，12（6）：258.

7 樊建政，郑秀华，李爱军. 使用静脉留置针一次性穿刺失败原因分析及对策. 前卫医药杂志，1997，14（1）：57.

8 江小虞．小儿静脉穿刺失败原因及对策初探．福建医药杂志，2000，22（4）：124～125.
9 张慧．小儿头皮静脉穿刺失败原因分析及护理．航空航天医药，2001，12（4）：236～237.
10 吴宗宝，许云，李爱娟．输液后败血症21例．中华传染病杂志，2000，18（1）：59.
11 石勇明，盛吉芳．输液后败血症5例临床分析．中国微生态学杂志，1999，11（4）：8.
12 周祖模，尹有宽，翁心华．输液后败血症9例临床分析．新医学，1998，29（3）：126.
13 陈惠芳．输液致老年人急性肺水肿的护理．福建医药杂志，1995，17（1）：80.
14 周世杰，吕松芬．云南白药治疗输液性静脉炎．中国中药杂志，1994，19（7）：438.
15 赵丽君．输液引起静脉炎的预防及护理．黑龙江医学，1998，12（1）：48.
16 冯艳青，卢燕屏，余维锐．输液引起血栓性静脉炎的防治体会．广州医学院学报，1999，27（3）：74～75.
17 温佳妙．仙人掌治疗输液所致的静脉炎42例．福建医药杂志，1999，21（1）：125～126.
18 张红雨，韩伟锋．金果榄浸液治疗输液性静脉炎78例．中国民族民间医药杂志，1999，6（10）：261～262.
19 曹松云，朱玉珍，朱会友．大黄外敷治疗输液后静脉炎68例．实用中医药杂志，1999，15（9）：31.
20 刘淑芹，于铭，刘秀兰，等．自制复方龙石膏外敷治疗输液所致静脉炎．中华护理杂志，2000，35（12）：752.
21 张其蓉，李宁，高仲伦．六合丹治疗静脉输液外渗型静脉炎35例．中医外治杂志，2000，9（1）：23.
22 江汉荣．四妙勇安汤加味治疗输液后静脉炎的临床体会．青海医药杂志，2000，30（2）：59.
23 付国印．七厘散外敷治疗输液后静脉炎临床观察．中医外治杂志，2001，10（3）：53
24 张广清，叶苑琼，刘朝阳，等．红归酊治疗输液引起的静脉炎．中华护理杂志，2001，36（12）：895.
25 李桂美，马淑珍．湿润烧伤膏治疗输液后静脉炎的应用．齐鲁护理杂志，2001，7（11）：812.
26 霍新华．六神丸外敷治疗输液后静脉炎．河南中医，2002，22（1）：67.
27 李汉华，阚小珍．输液所致桡神经损伤2例．湖北医科大学学报，1994，15（4）：398.
28 王建荣，张稚君．基本护理技术操作规程与图解．北京：人民军医出版社，2003.
29 庄红，王世萍．输液渗漏对机体的损伤、机理和防治进展．实用护理杂志，1999，15（7）：7.
30 葛秀洁，魏兰菊．预防输液胶带致浮肿肢体皮肤损伤的措施．西北国防医学杂志，2001，22（1）：86.

第三章　静脉输血法操作并发症

静脉输血（blood transfusion）是将血液通过静脉输入体内的方法，包括输入全血、成分血和血浆增量剂，是治疗外伤、失血、感染等疾病引起的血液成分丢失和血容量降低的重要手段。能补充血容量，增加心排出量，提高血压，改善循环；能促进携氧功能，增加血浆蛋白；能供给各种凝血因子，有助于止血；能增加免疫球蛋白，增强免疫力，直接挽救病人的生命。

第一节　静脉输血法操作并发症

输血作为一种治疗手段已广泛应用于临床实践中。输血虽然有不可替代的治疗作用，但同时应当注意血液制品也有潜在的危险性，再加之由于医务人员的操作及病人的体质等原因，仍有3%～10%的病人可发生不同程度的不良反应及相关疾病，如：非溶血性发热反应、过敏反应和变态反应、溶血反应、循环负荷过重（肺水肿）、出血倾向、枸橼酸钠中毒反应等等，因此必须严密观察输血后的并发症，积极地给予预防和处理。本节分述如下。

一、非溶血性发热反应

（一）发生原因

1. 外来性或内生性致热原：如蛋白质、细菌的代谢产物或死菌等，污染保存液或输血用具，输血后即可引起发热反应。

2. 免疫反应：病人血内有白细胞凝集素、白细胞抗 HLA、粒细胞特异性抗体或血小板抗体，输血时对所输入的白细胞和血小板发生作用，引起发热。主要出现在反复输血的病人或经产妇中。

（二）临床表现

发生在输血过程中或输血后1～2小时内，初起发冷或寒战；继之体温逐渐上升，可高达39～40℃，伴有皮肤潮红、头痛、恶心、呕吐等症状，多数患者血压无变化。症状持续时间长短不一，多于数小时内缓解，少有超过24小时者；少数反应严重者可出现抽搐、呼吸困难、血压下降，甚至昏迷。

（三）预防及处理

1. 严格管理血库保养液和输血用具，采用无热原技术配制保养液，严格清洗、消毒采血和输血用具，或用一次性输血器，可去除致热原。

2. 输血前进行白细胞交叉配合试验，选用洗涤红细胞或用尼龙滤柱过滤血液移除大多数粒细胞和单核细胞，可以减少免疫反应所致的发热。

3. 一旦发生发热反应，立即停止输血，所使用过的血液废弃不用。如病情需要可另行配血输注。

4. 遵医嘱予抑制发热反应的药物如阿司匹林，首次剂量1g，然后每小时一次，共3次；伴寒战者予以抗组胺药物如异丙嗪25mg或度冷丁50mg等对症治疗；严重者予以肾上腺皮质激素。

5. 对症处理：高热时给予物理降温，畏寒、寒战时应保暖，给予热饮料、热水袋，加盖厚被等积极处理。严密观察体温、脉搏、呼吸和血压的变化并记录。

二、过敏反应

（一）发生原因

1. 输入血液中含有致敏物质（如献血员在献血前4小时之内曾用过可致敏的药物或食物）。

2. 患者呈过敏体质，输入血液中的异体蛋白质同过敏机体组织细胞结合，形成完全抗原而致敏所致。

3. 多次输血的病员，可产生过敏性抗体，抗原和抗体相互作用而产生过敏反应。

（二）临床表现

多数病人发生在输血后期或即将结束时，也可在输血刚开始时发生。表现轻重不一，轻者出现皮肤局限性或全身性红斑、荨麻疹和瘙痒、轻度血管神经性水肿（表现为眼睑、口唇水肿）；严重者出现咳嗽、呼吸困难、喘鸣、面色潮红、腹痛、腹泻、神志不清、休克等症状，可危及生命。

（三）预防及处理

1. 勿选用有过敏史的献血员。

2. 献血者在采血前4小时内不宜吃高蛋白、高脂肪饮食，宜食用少量清淡饮食或糖水。

3. 既往有输血过敏史者应尽量避免输血，若确实因病情需要须输血时，应输注洗涤红细胞或冰冻红细胞，输血前半小时口服抗组胺药或使用类固醇类药物。

4. 输血前详细询问患者的过敏史，了解患者的过敏原，寻找对该过敏原无接触史的供血者。

5. 病人仅表现为局限性皮肤瘙痒、荨麻疹或红斑时，可减慢输血速度，不必停止输血，口服抗组胺药如苯海拉明25mg，继续观察；反应重者须立即停止输血，保持静脉畅通，严密观察患者的生命体征，根据医嘱给予0.1%肾上腺素0.5～1ml皮下注射。

6. 过敏反应严重者，注意保持呼吸道通畅，立即予以高流量吸氧；有呼吸困难或喉头水肿时，应及时作气管插管或气管切开，以防窒息；遵医嘱给予抗过敏药物，如盐酸异丙嗪25mg肌肉注射，地塞米松5mg静脉注射；必要时行心肺功能监护。

三、溶血反应

（一）发生原因

1. 输入异型血：即供血者和受血者血型不符，造成血管内溶血，一般输入10～15ml即可产生症状。

2. 输血前红细胞已被破坏发生溶血：如血液贮存过久、保存温度不当（血库冰箱应恒温4℃）、血液震荡过剧、血液内加入高渗或低渗溶液或影响pH的药物、血液受到细菌污染等，均可导致红细胞大量破坏。

3. Rh因子所致溶血：人类红细胞除含有A、B凝集原外，还有另一种凝集原，称Rh因子。我国人口99%为阳性，1%为阴性。Rh阴性者接受Rh阳性血液后，其血清中产生抗Rh阳性抗体，当再次接受Rh阳性血液时可发生溶血反应。一般在输血后1~2小时发生，也可延迟至6~7天后出现症状。

4. 输入未被发现的抗体所致延迟性的溶血反应。

（二）临床表现

1. 为输血中最严重的反应。开始阶段，由于红细胞凝集成团，阻塞部分小血管，可引起头胀痛、面部潮红、恶心呕吐、心前区压迫感、四肢麻木、腰背部剧烈疼痛和胸闷等症状。中间阶段，由于凝集的红细胞发生溶解，大量血红蛋白散布到血浆中，可出现黄疸和血红蛋白尿，同时伴有寒战、高热、呼吸急促和血压下降等症状。最后阶段，由于大量血红蛋白从血浆中进入肾小管，遇酸性物质变成结晶体，致使肾小管阻塞；又因为血红蛋白的分解产物使肾小管内皮缺血、缺氧而坏死脱落，也可导致肾小管阻塞。病人出现少尿、无尿等急性肾功能衰竭症状，可迅速死亡。

2. 溶血程度较轻的延迟性溶血反应可发生在输血后7~14天，表现为不明原因的发热、贫血、黄疸和血红蛋白尿等。

3. 还可伴有出血倾向，引起出血。

（三）预防及处理

1. 认真做好血型鉴定和交叉配血试验。

2. 加强工作责任心，严格核对病人和供血者姓名、血袋号和配血报告有无错误，采用同型输血。

3. 采血时要轻拿轻放，运送血液时不要剧烈震荡；严格观察储血冰箱温度，并详细记录，严格执行血液保存规则，不可采用变质血液。

4. 一旦怀疑发生溶血，应立即停止输血，维持静脉通路，及时报告医生。

5. 溶血反应发生后，立即抽取受血者静脉血加肝素抗凝剂，分离血浆，观察血浆色泽，若呈粉红色，可协助诊断，同时测定血浆游离血红蛋白量。

6. 核对受血者与供血者姓名和ABO血型、Rh血型。用保存于冰箱中的受血者与供血者血样、新采集的受血者血样、血袋中血样，重做ABO血型、Rh血型、不规则抗体及交叉配血试验。

7. 抽取血袋中血液做细菌学检验，以排除细菌污染反应。

8. 维持静脉输液，以备抢救时静脉给药。

9. 口服或静脉滴注碳酸氢钠，以碱化尿液，防止或减少血红蛋白结晶阻塞肾小管。

10. 双侧腰部封闭，并用热水袋热敷双侧肾区或双肾超短波透热疗法，以解除肾血管痉挛，保护肾脏。

11. 严密观察生命体征和尿量、尿色的变化并记录。同时做尿血红蛋白测定。对少尿、无尿者，按急性肾功能衰竭护理。如出现休克症状，给予抗休克治疗。

四、循环负荷过重（急性左心衰）

（一）发生原因

由于输血速度过快，短时间内输入过多血液，使循环血容量急剧增加，心脏负荷过重而引起心力衰竭和急性肺水肿。多见于心脏代偿功能减退的病人，如心脏病人、老年人、幼儿或慢性严重贫血病人（红细胞减少而血容量增多者）。

（二）临床表现

1. 表现为输血过程中或输血后突发头部剧烈胀痛、胸紧、呼吸困难、发绀、咳嗽、大量血性泡沫痰。严重者可导致死亡。

2. 体查：病人常端坐呼吸，颈静脉怒张、听诊肺部有大量水泡音、中心静脉压升高。

3. 胸部摄片显示肺水肿影像。

（三）预防及处理

1. 严格控制输血速度和短时间内输血量，对心、肺疾患者或老年、儿童尤应注意。

2. 出现肺水肿症状，立即停止输血，及时与医生联系，配合抢救。协助病人取端坐位，两腿下垂，以减少回心血量，减轻心脏负担。

3. 加压给氧，可使肺泡内压力增高，减少肺泡内毛细血管渗出液的产生；同时给予20% ~30% 乙醇湿化吸氧，因乙醇能降低肺泡内泡沫的表面张力，使泡沫破裂消散，从而改善肺部气体交换，迅速缓解缺氧症状。但要注意吸入时间不可过长，以免引起乙醇中毒。

4. 遵医嘱予以镇静、镇痛、利尿、强心、血管扩张剂等药物治疗以减轻心脏负荷。同时应严密观察病情变化并记录。

5. 清除呼吸道分泌物，保持呼吸通畅，定时给病人拍背，协助排痰，并指导病人进行有效呼吸。

6. 必要时用止血带进行四肢轮扎，即用止血带或血压计袖带作适当加压，以阻断静脉血流，但动脉血流仍通畅。每隔 5 ~10min 轮流放松一侧肢体的止血带，可有效地减少静脉回心血量，待症状缓解后，逐步解除止血带。

7. 心理护理，耐心向其简要解释检查和治疗的目的，以减轻患者的焦虑和恐惧。

五、出血倾向

（一）发生原因

1. 稀释性血小板减少：库存血超过 3 小时后，血小板存活指数仅为正常的 60%，24 小时及 48 小时后，分别降为 12% 和 2%，若大量输入无活性血小板的血液，导致稀释性血小板减少症。

2. 凝血因子减少：库存血液中，血浆中第Ⅴ、Ⅷ、Ⅺ因子都会减少。

3. 枸橼酸钠输入过多：枸橼酸盐与钙离子结合，使钙离子下降，从而导致凝血功能障碍。

4. 弥散性血管内凝血（DIC）、输血前使用过右旋糖酐等扩容剂等。

5. 长期反复输血。

（二）临床表现

患者创面渗血不止或手术野渗血不止，手术后持续出血；非手术部位皮肤、黏膜出现紫癜、瘀斑、鼻衄、牙龈出血、血尿、消化道出血、静脉穿刺处出血等。凝血功能检查可发现 PT、APTT、PIT 明显降低。

（三）**预防及处理**

1. 短时间内输入大量库存血时应严密观察病人意识、血压、脉搏等变化注意皮肤、黏膜或手术伤口有无出血。

2. 尽可能的输注保存期较短的血液，情况许可时每输库血 3～5 单位，应补充鲜血 1 单位。即每输 1500ml 库血即给予新鲜血 500ml，以补充凝血因子。

3. 若发现出血表现，首先排除溶血反应，立即抽血做出血、凝血项目检查，查明原因，输注新鲜血、血小板悬液，补充各种凝血因子。

六、枸橼酸钠中毒反应

（一）**发生原因**

大量输血的同时输入大量枸橼酸钠，如肝功能不全，枸橼酸钠尚未氧化即和血中游离钙结合而使血钙下降，导致凝血功能障碍、毛细血管张力减低、血管收缩不良和心肌收缩无力等。

（二）**临床表现**

手足搐搦、出血倾向、血压下降、心率减慢，甚至心跳骤停；心电图示 QT 时间延长，ST 段延长，T 波低平倒置；血液化验血清钙小于 2.2mmol/L。

（三）**预防及处理**

1. 严密观察病人的反应，慎用碱性药物，注意监测血气和电解质化验结果，以维持体内水、电解质和酸碱的平衡。

2. 每输注库血 1000ml，须按医嘱静脉注射 10% 葡萄糖酸钙或氯化钙 10ml，以补充钙离子。

七、细菌污染反应

（一）**发生原因**

1. 采血袋、保养液及输血器具未消毒或消毒不彻底。

2. 献血者皮肤未经严格消毒或在有化脓病灶的皮肤处穿刺采血，或献血者有菌血症。

3. 采血环境无菌状况不符合要求，采血完后针头帽拔出过早使空气进入采血袋。

（二）**临床表现**

烦躁不安、剧烈寒战，继之高热、呼吸困难、发绀、腹痛，可出现血红蛋白尿和急性肾功能衰竭、DIC、中毒性休克等。

（三）**预防及处理**

1. 采血到输血的全过程中，各个环节都要严格遵守无菌操作。

2. 血袋内血制品变色或混浊、有絮状物、较多气泡等任何可疑迹象均可以认为有细菌污染可能而废弃不用。

3. 一旦发现，立即停止输血，及时通知医生。

4. 剩余血和病员血标本送化验室，做血培养和药敏试验。

5. 定时测量体温、脉搏、呼吸和血压，高热者，给予物理降温。准确记录出入液量，严密观察病情变化，早期发现休克症状，积极配合抗休克、抗感染治疗。

八、低体温

（一）发生原因

输入的血液温度过低，或输血过快、过量。

（二）临床表现

病人出现寒冷或寒战，皮肤冰冷，监测体温降至30℃左右。

（三）预防及处理

1. 将大量备用的库血放在温度适宜的环境中自然升至室温再输入，也可以用热水袋加温输血的肢体。

2. 大量、快速输血时将房间温度控制在24～25℃。

3. 注意给患者保温，避免不必要的躯体暴露；输血过程中使用温热的盐水作为冲洗液；低体温者给予热水袋保暖。

4. 密切观察并记录患者的体温变化。使用能测量35.5℃以下的体温计。

九、疾病传播

（一）发生原因

1. 献血员患有感染性疾病，如乙型、丙型病毒性肝炎、艾滋病等，未能被检出，患者误用了带有病原体的血液。

2. 采血、贮血、输血操作过程中血液被污染。

（二）临床表现

输血后一段时间，出现经输血传播的相关疾病的临床表现。常见的疾病有：乙型肝炎和丙型肝炎、艾滋病、巨细胞病毒感染、梅毒、疟疾、EB病毒、HTV（人类—淋巴细胞病毒）感染、黑热病、回归热、丝虫病和弓形体病等。

（三）预防及处理

1. 严格掌握输血适应证，非必要时应避免输血。

2. 杜绝传染病人和可疑传染病者献血。

3. 严格对献血者进行血液和血液制品的检测，如HBsAg、抗HBc以及抗HIV等检测。

4. 在血液制品生产过程中采用加热或其他有效方法灭活病毒。

5. 鼓励自体输血。

6. 严格对各类器械进行消毒，在采血、贮血和输血操作的各个环节，认真执行无菌操作。

7. 对已出现输血传染疾病者，报告医生，因病施治。

十、液血胸

（一）发生原因

多见于外科手术后留置颈静脉套管针的患者，经套管针输入血液，由于医护人员穿刺技术或病人烦躁不安，不能配合等原因，导致套管针穿破静脉管壁并进入胸腔，使输注的血液进入胸腔所致。

（二）**临床表现**

进行性呼吸困难，口唇及皮肤发绀；查体可见患侧胸部肿胀、隆起、呼吸运动减弱；纵隔向健侧移位，叩诊由浊音到实音，呼吸音减弱或消失。X 线胸片可明确诊断。

（三）**预防及处理**

1. 输血前向病人做好解释工作，取得合作。对烦躁不安者，穿刺前予以镇静剂。同时，提高医务人员留置套管针的穿刺水平。

2. 输血前认真检查留置套管针有无外漏，确定无外漏后方可输血。

3. 疑有外漏者，立即取下输血管，用注射器接套管针反复回抽，如无见回血，迅速拔出套管针。

4. 已发生液血胸者，用注射器在右胸第二肋下穿刺，可取得血性胸液。立即行胸腔闭式引流，留取引流液化验，并按胸腔闭式引流术进行护理。

5. 改用其他静脉通路继续输血、输液。

6. 严密观察病情变化，监测血压、脉搏、呼吸、血氧饱和度，并记录。

十一、空气栓塞、微血管栓塞

（一）**发生原因**

1. 输血导管内空气未排尽。

2. 导管连接不紧，有缝隙。

3. 加压输血时，无人在旁看守。

（二）**临床表现**

随进入的气体量多少不同，临床表现不同，当有大量气体进入时，病人可突发乏力、眩晕、濒死感，胸部感觉异常不适，或有胸骨后疼痛，随即出现呼吸困难和严重紫绀。

（三）**预防及处理**

1. 输血前必须把输血管内空气排尽，输血过程中密切观察；加压输血时应专人守护，不得离开病人，及时更换输血袋。

2. 进行锁骨下静脉和颈外静脉穿刺时，术前让病人取仰卧位，头偏向对侧，尽量使头后仰，然后屏气，深吸气后憋住气，再用力作呼气运动。经上述途径留置中心静脉导管后，随即摄胸部平片。

3. 拔除较粗、近胸腔的静脉导管时，必须严密封闭穿刺点。

4. 若发生空气栓塞，立即停止输血，及时通知医生，积极配合抢救，安慰病人。立即为病人取左侧卧位和头低脚高位，头低脚高位时可增加胸腔内压力，以减少空气进入静脉；左侧卧位可使肺动脉的位置低于右心室，气体则向上飘移到右心室尖部，避开肺动脉口，由于心脏搏动将空气混成泡沫，分次少量进入肺动脉内。

5. 给予高流量氧气吸入，提高病人的血氧浓度，纠正严重缺氧状态。

6. 每隔 15 分钟观察病人神志变化，监测生命体征，直至平稳。

7. 严重病例需气管插管人工通气，出现休克症状时及时抗休克治疗。

十二、移植物抗宿主反应

（一）发生原因

1. 免疫缺陷或功能低下病人多次接受输血。

2. 免疫功能正常者，供血者的纯合子人白细胞抗原（HLA）输入受血者的杂合子HLA后产生的T细胞所引起的一种罕见的致命并发症。

（二）临床表现

输血后7～14天出现发热、皮肤出现红斑、呼吸困难、肝脾肿大等排斥反应表现。

（三）预防及处理

1. 避免长期反复输血。

2. 尽量输入经过放射线照射的血制品，以灭活血液中的淋巴细胞。

3. 遵医嘱应用类固醇、环磷酰胺、T淋巴细胞抑制剂等积极抗排斥反应治疗。

附一　间接输血法操作规程

1. 用物

（1）治疗盘内备：一次性无菌输血器一套（装置同静脉输液法，其中莫菲氏滴管由滤血器代替，滤血器的网孔直径为170μm，可去除大的细胞碎屑和纤维蛋白等微粒，而血细胞、血小板、血浆、凝血因子等均可通过滤网）、同型血液及交叉配血单、无菌生理盐水、血管钳、止血带、胶布、弯盘、皮肤消毒剂、棉签、小垫枕、输血卡。

（2）输液架，必要时备夹板、绷带、便器。

2. 步骤

（1）备齐用物带至床旁，核对床号、姓名，向病人解释输血有关事项，以取得合作。

（2）按密闭式输液法完成穿刺，固定，输少量生理盐水湿润输血器。

（3）两人核对："三查"、"八对"。"三查"即血制品的有效期、血制品的质量及输血装置是否完好；"八对"即病人的床号、姓名、住院号、血袋（瓶）号、血型、交叉试验结果、血制品种类和剂量。

（4）轻轻摇匀血液，用2%碘酊和70%乙醇消毒贮血袋上塑料管和橡胶套管，从生理盐水瓶上拔出输血器针头后插入血袋消毒部位，将血袋挂上输液架，再挂上输血标识牌。

（5）调节输血速度，应视病人情况而定，一般输血在开始15min内，速度宜慢，每分钟2ml约30滴，15min后病人无不适，可逐渐调至正常速度。

（6）血液将要输完时，继续滴入少量等渗盐水，力求将输血管内的全部血液输完。

（7）取下血袋，放指定位置，保留24小时备查。如病人无不良反应作一次性医疗垃圾处理，如有不良反应，向输血科提交输血反应卡及输后的血袋。

（8）如不再输血或其他液体，则可拔出针头，用无菌棉签按压局部针孔。

（9）整理床单位，清理用物归还原处。把输血过程详细记录在护理记录单上。

附二 直接输血法操作规程

1. 用物

（1）无菌治疗盘内备：50ml 注射器数副、9 号针头、4% 枸橼酸钠生理盐水、无菌纱块。

（2）同型血液及交叉配血单，血管钳、止血带、胶布、弯盘、皮肤消毒剂、棉签、小垫枕、输血卡，必要时备夹板、绷带。

2. 步骤

（1）每副 50ml 注射器抽吸 4% 枸橼酸钠生理盐水 5ml 备用。

（2）供血者和受血者分别平卧于床上，暴露一侧手臂，并做好解释工作。

（3）常规消毒两者皮肤，从供血者静脉内抽出血液，用静脉注射法直接输给病人。此过程由三位护士协同操作，即一人抽血，一人传递，一人输注给病人。如连续进行注射，在更换注射器时不需拔出针头，仅用手指压穿刺静脉部位前端，以减少出血。

（4）输血结束，拔出针头，用无菌纱布按压穿刺点止血。

（5）整理床单位，清理用物归还原处。把输血过程详细记录在护理记录单上。

3. 注意事项

（1）正确填写化验单，连同血标本试管标签，前往病人床边采血，一次只为一位病人采血。禁止同时采集两个病人的血标本，以避免差错。

（2）充分认识安全输血的重要性，严格执行查对制度和操作程序，输血前须经两人核对无误后方可输入。

（3）如用库血，必须认真检查库血质量。正常血液分为两层，上层血浆呈黄色，下层血细胞呈红色，两者之间界线清楚，无凝块。如血浆变红，血细胞呈暗红色，界限不清，提示可能溶血，不能使用。

（4）输入两袋以上血液时，两袋血之间须输入少量等渗盐水。

（5）输入血液内不得随意加入其他药品，如钙剂、酸性或碱性药物，高渗或低渗溶液，以防血液凝集或溶解。

（6）加强输血过程中的观察，特别是输血开始后 10～15min 内，耐心听取病人的主诉，如发现输血反应立即通知医师，配合处理。停止输血，并保留余血以备检查分析原因。

（罗伟香　庄艳云　冯淑音）

参考文献

1 陈灏珠，主编．内科学．第四版．北京：人民卫生出版社，1999，629.

2 吴在德，主编．外科学．第五版．北京：人民卫生出版社，2001，35.

3 殷磊，主编．护理学基础．第三版．北京：人民卫生出版社，2003，380.

4 吴钟琪，主编．医学临床“三基”训练—护士分册．修订本．长沙：湖南科学技术出版社，1996，126.

5 楼方岑，主编．医疗护理技术操作常规．第三版．北京：人民军医出版社，1993，65.

6　马如娅，主编．护理技术．第一版．北京：人民卫生出版社，2002，160.
7　陈维英，主编．基础护理学．第三版．南京：江苏科学技术出版社，1997，188.
8　张素芬．大量输血的并发症及处理．中国实用内科杂志，1999，19（7）：397～399.
9　陈映芳．颈内静脉套管针输液输血引起液血胸并发症2例．实用医学杂志，1994，10（5）：417.
10　李向荣，彭顺秀，覃丽华．手术患者大量快速输血并发症的观察与护理．实用护理杂志，2001，17（6）：23～24.
11　李志强，输血所致急性肺部并发症．中国输血杂志，2001，14（6）：400.
12　陈瀛，杜易芳，何丽，等．重症抢救中大量输血并发症的临床监护．黑龙江医学，1998，5：43.
13　罗异华，输血引起严重并发症1例的讨论．护士进修杂志，1996，11（8）：33.
14　邓硕曾，刘进．节约用血和血液产品减少输血并发症．中国输血杂志，1995，11（1）：33.
15　孙桂琴，王海林，李丹．143例输血反应的临床分析．中国输血杂志，2003，16（1）：34～35.
16　孙京林，宗秋环．输血导致过敏性休克．中国输血杂志，2002，15（3）：201.
17　Gorld，Mark，survey reveals blood transfusion dangers. Nursing Standard，12（26）：7 March 18～24，1998.
18　Williamson，LM，Lowe，S. love，EM. cohen，serious hazards of transfusion initiative：analysis of the front two annual reports BMJ 319（7201）：16～19，July 3，1997.
19　Goldy，Denise MSN，ARNP，CFNP，Circulatory Overload Secondary to Blood transfusion. ATN，American Journal of Nursing. 98（7）：33 July 1998.

第四章　抽血法操作并发症

血液是由血浆和血细胞两部分组成，在体内通过血液循环系统与全身各个组织器官密切联系，与机体各组织间发生物质交换，并且参与机体的各项活动，对维持机体的新陈代谢、功能调节和维持机体内、外环境的平衡起着至关重要的作用。在病理情况下，血液系统疾病除了直接累及血液外，也可以影响全身组织器官，而组织器官的病变也可直接或间接地引起血液发生变化。故血液检查是判断体内各种功能及异常变化的最重要指标之一，是临床最常用的检验项目，它不仅可反映血液系统本身的病变，也可为判断病人病情进展程度以及治疗疾病提供参考。

临床收集的血标本一般分为三类：全血标本、血清标本、血培养标本。全血标本用作血沉、血常规检查和测定血液中某些物质的含量，如肌酐、尿素氮、尿酸、肌酸、血氨、血糖；血清标本用于测定血清酶、脂类、电解质、肝功能等；血培养标本则用于查找血液中的病原菌。常用的血标本收集方法分为三种：毛细血管采血法、静脉抽血法、动脉抽血法。毛细血管采血法用于血常规检查，由于该采血方法目前均由检验人员执行，具体方法从略；静脉抽血法主要用于协助临床诊断疾病，为临床治疗提供依据；动脉抽血法主要用于血气分析等。由于抽血法为一项侵入性操作，不论采取哪种方法抽血，因患者自身、操作者的技术水平等原因均可产生一些并发症，如：感染、皮下出血、晕针或晕血、桡神经损伤等。本章将分别进行叙述。

第一节　静脉抽血法操作并发症

一、皮下出血

（一）发生原因

1. 抽血完毕后，棉签按压时间不够5分钟。

2. 抽血完毕后，棉签按压方法不对，如果穿刺时针头经皮下直接进入血管，拔针后按压方法是棉签与血管走行平行；如果穿刺时针头在皮下行走一段距离后再进入血管，拔针后按压方法是棉签与血管走行垂直，不能够达到止血目的。

3. 上肢的浅静脉抽血完毕后，因为上衣衣袖较紧，影响静脉血回流，容易引起皮下出血。

4. 技术不过关：针头在皮下多次进退，可造成患者厌恶心理，情绪紧张，疼痛难忍，皮下出血。

（二）临床表现

穿刺部位疼痛、肿胀、有压痛，肉眼皮下瘀斑。

（三）预防及处理

1. 抽血完毕后，棉签按压时间 5min 以上。

2. 抽血完毕后，棉签按压方法正确，如果穿刺时针头经皮下直接进入血管，拔针后按压方法是棉签与血管走行垂直；如果穿刺时针头在皮下行走一段距离后再进入血管，拔针后按压方法是棉签与血管走行平行，才能够达到止血目的。

3. 上肢静脉抽血，如贵要静脉、肘正中静脉等，如上衣衣袖较紧，要求病人脱去较紧的衣袖后抽血，避免较紧的衣袖影响静脉回流，引起皮下出血。

4. 提高抽血技术、掌握入针方法。

5. 如果出现皮下出血，早期冷敷，减轻局部充血和出血，冷可使毛细血管收缩，可防止皮下出血和肿胀。3 天后热敷，改善血液循环，减轻炎性水肿，加速皮下出血的吸收。

二、晕针或晕血

（一）发生原因

1. 心理因素：在接受抽血时，由于情绪过度紧张、恐惧、反射性引起迷走神经兴奋，血压下降，脑供血不足而发生晕针或晕血。

2. 体质因素：空腹或饥饿状态下，患者机体处于应急阶段，通过迷走神经反射，引起短暂血管扩张，外周阻力下降，血压下降，脑血流量减少，发生晕针。

3. 患者体位：坐位姿势下接受抽血发生晕针，其原因可能与体位和血压有关。坐位时下肢肌肉及静脉张力低，血液蓄积于下肢，回心血量少，心输出血量少，收缩压下降，影响脑部供血。

4. 疼痛刺激：尤其是较难抽血的病人，反复操作对皮肤神经末梢产生刺激，引起强烈疼痛,全身神经高度紧张，反射性引起小血管扩张，血压下降，脑供血不足，发生晕针。

5. 个体差异：个别人见到血产生恐惧等紧张情绪，反射性引起迷走神经兴奋，血压下降，脑供血不足而发生晕针或晕血。

（二）临床表现

晕针或晕血发生时间短，恢复快，历经 2～4min。

1. 先兆期：患者多有自述头晕眼花、心悸、心慌、恶心、四肢无力。

2. 发作期：瞬间昏倒，不省人事，面色苍白，四肢冰凉，血压下降，心率减慢，脉搏细弱。

3. 恢复期：神志清楚，自诉全身无力，四肢酸软，面色由白转红，四肢转温，心率恢复正常，脉搏有力。

（三）预防及处理

1. 要消除患者的焦虑紧张情绪和害怕心理，进行心理疏导，做好解释工作，有陪伴者可在患者旁边扶持协助，给患者以心理安慰，教会病人放松技巧，尽可能做到身心放松，减轻疼痛与不适。

2. 与患者交谈。了解患者的基本情况，分散患者的注意力。

3. 协助患者取适当体位、姿势，以利机体放松，尤其是易发生晕针或晕血患者可采取平卧位。

4. 熟练掌握操作技术，操作应轻柔、准确，做到一针见血，减少刺激。

5. 注意观察病情变化，发现晕针或晕血时及时处理。

6. 发生晕针或晕血时，立即将患者抬到空气流通处或吸氧。坐位患者立即改为平卧位，以增加脑部供血，指压或针灸人中、合谷穴。口服热开水或热糖水，适当保暖，数分钟后即可自行缓解。老年人或有心脏病患者，防止发生心绞痛，心肌梗死或脑部疾病等意外。

三、误抽动脉血

（一）发生原因

在部分病人上肢或下肢浅静脉无法抽血时，常在股静脉抽血，这些病人常因过度肥胖，或血容量不足，动脉搏动不明显，容易误抽股动脉血。

（二）临床表现

如果误抽动脉血，不用回抽血液自动上升到注射器里。血液呈红色，比起静脉血鲜红。

（三）预防及处理

1. 准确掌握股静脉的解剖位置。股静脉在股动脉内侧约 0.5cm 处。

2. 正确的穿刺方法：洗手后用消毒液消毒手指，于股三角区扪股动脉搏动或找髂前上棘和耻骨结节联线中点的方法作股动脉定位，并用手指加以固定；右手持注射器，针头和皮肤呈直角或 45° 角，在股动脉内侧 0.5cm 处刺入，见抽出暗红色血，示已达股静脉。

3. 如抽出为鲜红色血液，即提示穿入股动脉，应立即拔出针头，紧压穿刺处 5 ~ 10 分钟，直至无出血为止，再重新穿刺抽血。

附 静脉抽血法操作规程

1. 用物

注射盘内盛：5ml 或 10ml 一次性注射器、标本容器（抗凝管、干燥试管或血培养瓶）、小枕、止血带、棉签、2% 碘酊、70% 乙醇、无菌手套、检验单（标明病室、床号、姓名），按需要加酒精灯、火柴（采集血培养标本时用）。

2. 步骤

（1）备齐用物，容器外贴好标签。采血培养标本时，要检查容器有无裂缝，培养基是否足够，有无混浊、变质。

（2）洗手，携用物至床边，核对，向病人解释以取得合作。

（3）选择合适的静脉，在穿刺部位的肢体下垫小枕，在穿刺部位上方 6cm 处扎紧止血带。常规消毒皮肤，嘱病人握拳，使静脉充盈。

（4）按静脉注射法将针头刺入静脉，如见回血，证明针头已入静脉，抽动活塞，抽血至所需量。

（5）抽血毕，松开止血带，嘱病人松拳，以干棉签按压穿刺点，迅速拔出针头，嘱病人按压进针点5min以上。

（6）将血液注入标本瓶。① 血清标本：取下针头，将血液顺管壁缓慢注入干燥试管内，切勿将泡沫注入，避免震荡，以防红细胞破裂而造成溶血。② 全血标本：将血液如上法注入盛有抗凝剂的试管内，立即轻轻摇动，使血液和抗凝剂混匀，防止血液凝固。③ 血培养标本：培养瓶有两种，一种是密封瓶，另一种是三角烧瓶，瓶口以硅胶塞及纱布严密包封，以前者为常用。注入密封瓶时，除去铝盖中心部，用5%碘酊消毒瓶盖，更换针头后将抽出的血液注入瓶内，轻轻摇匀。若注入三角烧瓶内，先将纱布松开，取出塞子，迅速在酒精灯火焰上消毒瓶口，将血液注入瓶内，轻轻摇匀，再将硅胶塞经火焰消毒后塞好，扎紧封瓶纱布。

（7）帮助病人取舒适卧位。清理用物，归还原处。

（8）将标本连同化验单及时送检。

（9）按规定消毒处理用物，洗手，记录。

3. 注意事项

（1）抽血清标本须用干燥注射器、针头和干燥试管。

（2）采全血标本时，需注意抗凝，血液注入容器后，立即轻轻旋转摇动试管8～10次，使血液和抗凝剂混匀，避免血液凝固，从而影响检查结果。

（3）血标本作生化检验，应在空腹时采血，此时血液的各种化学成分处于相对恒定状态，检验结果比较正确。因此，应事先通知病人，避免因进食而影响检验结果。

（4）如果作二氧化碳结合力测定，抽取血液后，应立即注入有石蜡油的抗凝试管。注入时针头（长针头）应插在石蜡油液面以下，以隔绝空气。或将血液注入抗凝管后，立即盖紧橡胶盖送检，否则血液中二氧化碳逸出，测定值降低。

（5）根据不同的检验目的选择标本容器，并计算所需采血量。一般血培养5ml，亚急性细菌性心内膜炎病人，为提高培养阳性率，采血量需采至10～15ml。

（6）同时抽几个项目的血标本，一般应先注入血培养瓶，其次注入抗凝管，最后注入干燥管，动作需迅速准确。

（7）采集血培养标本时，应防污染。除严格执行无菌技术操作外，抽血前应检查培养基是否符合要求，瓶塞是否干燥，培养液不宜太少。

（8）严禁在输液、输血的针头处抽取血标本，以免影响检验结果。应在对侧肢体采取。

（9）采集血标本后，应将注射器活塞略向后抽，以免血液凝固使注射器粘连和针头阻塞。

（10）采血用的注射器应使用消毒液浸泡消毒后，再清洁处理。最好选用一次性注射器。

（吴惠平　冯锦尚）

第二节　动脉穿刺抽血法操作并发症

随着现代医学的发展，动脉血气分析、有创血压监测已普遍应用于临床，为判断缺氧、酸碱平衡紊乱、检测肺功能及真实地反应血压情况提供了可靠的资料。也为制定危重病人的治疗、护理计划，提供了依据。动脉抽血法是留取血标本的一种常用的方法，是一种侵入性操作，可产生一些并发症，如：感染、血肿、筋膜间综合征及桡神经损伤等等。因此，要求临床护士要熟练掌握动脉穿刺取血、插管的技术及动脉穿刺并发症的发生原因及其预防、处理措施。

一、感染

（一）发生原因

1. 感染多是由于没有严格执行无菌操作所致。

2. 置管时间过长或动脉导管留置期间未作有效消毒。

3. 动脉穿刺点未完全结痂前，有污染的液体渗入针眼。

（二）临床表现

穿刺部位皮肤有红、肿、热、痛；严重者有脓肿形成；个别病人会出现全身的症状：高热。血液和导管培养有细菌生长。

（三）预防及处理

1. 穿刺时严格遵守无菌原则，遵守操作规程，所使用的穿刺针、导丝、导管均应严格消毒，确保无菌；穿刺时怀疑有污染应立即更换，穿刺点皮肤每日用碘酊消毒并更换无菌敷料。

2. 穿刺前认真选择血管，避免在有皮肤感染的部位穿刺；

3. 动脉插管的患者，病情稳定后应尽快拔出动脉插管；如怀疑存在导管感染应立即拔除导管并送检。

4. 拔除导管时，穿刺部位严格消毒，切实压迫止血后，用无菌纱布覆盖，弹力绷带包扎。

5. 已发生感染者，除对因处理外，还应根据医嘱使用抗生素抗感染。

二、皮下血肿

（一）发生原因

短时间内反复多次在血管同一部位穿刺使血管壁形成多个针孔造成皮下渗血；对血管解剖位置及走行不熟悉，不论血管好坏，盲目进针，不注意进针手法和角度，针头在皮下多次进退，造成血管损伤；抽血完毕后穿刺部位按压时间及压力不够，或拔针后由患者及其家属代劳按压，护士没有仔细的指导按压要点，以致血管得不到有效按压；穿刺针头太大，引起血肿；穿刺时用力过大，针头对穿过血管壁，造成血肿；动脉管壁厚，易滑动，半小时内下床活动。老年病人血管脆性大、弹性差；操作前对患者的病情了解不够，对凝血功能不好或使用抗凝剂的患者抽血，按正常时间按压后，依然会出血，形成血肿；股动脉穿刺时穿刺点过高，或反复穿刺并未正确按压，引起腹腔血肿。

（二）临床表现

穿刺点周围皮肤苍白、毛孔增大，皮下肿大边界清楚。次日，穿刺点周围皮肤青紫，肿块边界不清，水肿加剧；患者局部疼痛、灼热、活动受限。如股动脉反复穿刺出血引起腹腔血肿时，患者有休克的表现：皮肤湿冷、血压下降、脉搏细速等，患者自觉难以忍受的腰背痛，腹腔穿刺抽出鲜血。

（三）预防及处理

1. 加强穿刺基本功的训练，掌握穿刺技能。掌握进针的角度和深度，徐徐进入，防止穿破动脉后壁，引起出血。避免在一个部位反复穿刺，以免引起动脉痉挛，增加对动脉的损伤度，造成出血不止。

2. 如血肿轻微，应观察肿胀范围有无扩展，若肿胀局限，不影响血流时，可暂不行特殊处理；若肿胀加剧或血流量 < 100ml/min 应立即按压穿刺点并同时用硫酸镁湿敷。

3. 若压迫止血无效时可以加压包扎，穿刺成功后局部加压止血 3 ~ 5 分钟；或用小沙袋压迫止血 10 分钟左右；直到不出血为止；严重凝血机制障碍者应避免动脉穿刺。

4. 血肿发生后可采用局部湿、热敷 24 小时内采用冷敷使局部血管收缩利于止血；24 小时后采用热敷促进局部血液循环利于血肿吸收。予 50% 的硫酸镁湿敷也可使血肿消退，疼痛减轻。

5. 血肿形成 24 小时后，可采用灯烤，促进局部血液循环，利于血肿吸收，使患者疼痛减轻，感到舒服。

6. 内服、外用活血、化瘀的中药，以消除血肿。

三、筋膜间隔综合征及桡神经损伤

筋膜间隔综合征是由于筋膜间隙内容物的增加、压力增高，致筋膜间隙内容物主要是肌肉与神经干发生进行性的缺血、坏死。

（一）发生原因

主要是桡动脉穿刺后按压不正确导致出血，致使间室内容物体积增加，筋膜间室（图 4 - 1）内组织压升高，压迫神经所致。

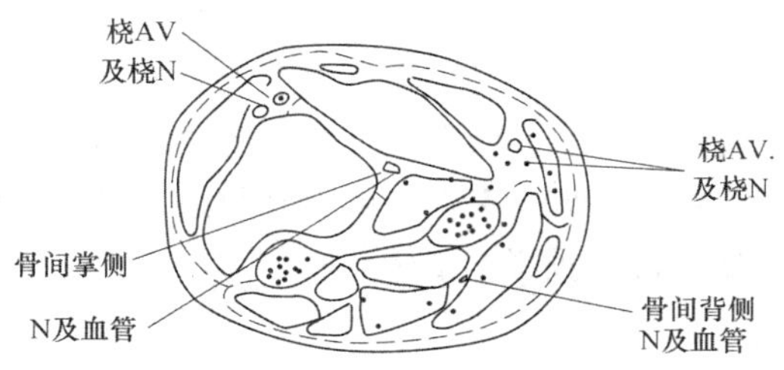

图 4 - 1　前臂掌侧和背侧筋膜间室

（二）临床表现

疼痛：早期因损伤部位和程度不同而各有差异，随着病情发展疼痛加剧，甚至持续性、难以忍受的剧痛。但当筋膜间室内压力进一步上升，感觉神经纤维麻痹时，疼痛随之减退或消失；肿胀及压痛：解除压迫后，迅速出现受压区局部肿胀，并有压痕，皮肤微红，伤处边缘出现红斑、或皮下瘀血及水泡。进一步加剧时，肿胀肢体发凉，皮肤发亮，有光泽，张力增高，肌肉变硬，局部广泛性压痛；被动牵拉受累区远端肢体时，产生剧烈疼痛，这是该征早期的可靠体征；运动和感觉功能障碍：先出现肌肉无力，进一步发展则可致完全丧失其收缩力。受累神经支配区的感觉异常，表现为感觉过敏、减退或消失；桡神经损伤出现垂腕、功能障碍、各指弯曲呈鹰爪状、拇指对掌功能丧失。脉搏：肢体远端脉搏在早期可不减弱，因此脉搏存在不能否定本综合征的存在。脉搏消失和肌肉坏死挛缩为本征的晚期表现。

(三) **预防及处理**

1. 同血肿的预防及处理。

2. 尽快给患者止痛，以减轻患者的痛苦：在医生的指导下给患者用利多卡因行臂丛神经阻滞麻醉，效果好，必要时可以反复给药；也可以肌内注射止痛药。

3. 注意观察肢体血运、感觉、运动情况如肢体双侧温差在3℃以上，皮肤颜色苍白，感觉异常，运动障碍，及时请骨科医生作适当处理。必要时手术。

4. 如果以上保守治疗无效时，可行筋膜间室压力测定（正常值为：0～8mmHg），当筋膜间室压力大于30mmHg时应报告医生采取筋膜间室切开减张术，以免造成不可逆的损伤。

四、假性动脉瘤形成

假性动脉瘤（false aneurysm）：很多危重病患者或呼吸功能障碍患者，需要每天一次或数次抽取动脉血进行血气分析，大部分患者经过反复的、多次桡动脉或足背动脉穿刺后，血液通过破裂处进入周围组织而形成血肿，继而血肿被机化后其表面被内皮覆盖。因此，假性动脉瘤乃是一种由内皮覆盖的血肿。

(一) **发生原因**

桡动脉或足背动脉经过反复的穿刺损伤、出血，引起动脉部分断裂，伤道小而曲折，血液不能流出，血肿与动脉管腔相通，在局部形成搏动性血肿。伤后约4～6周，血肿机化，形成外壁，内面为动脉内膜延伸而来的内皮细胞，形成假性动脉瘤；股动脉穿刺时穿刺点过低，穿入股浅动脉引起出血，股动脉血管壁上的穿刺孔与血管周围形成假腔连通而成；拔针后按压时间不够；或由于患者贫血、组织修复机能低下、凝血功能差、治疗时应用了抗凝剂，使穿刺针孔不易闭合。

(二) **临床表现**

假性血管瘤易活动，血管表浅、管壁薄、突出皮肤表面。检查：局部有肿块并有“膨胀性”搏动，肿块可触及收缩期细震颤，可听到收缩期杂音。检查时指压肿块近侧动脉，肿块缩小，紧张度减低并停止搏动。

(三) **预防及处理**

1. 避免在同一部位重复穿刺，以免局部瘢痕形成后，使皮肤弹性降低而出血。

2. 对出血部位的护理：穿刺后入动脉有少量出血时，可采用无菌敷料按压出血部位，并用胶布加压、固定，并随时观察血流量及是否出血。

3. 患者若有小的足背动脉瘤形成，应嘱其穿宽松、软质面的鞋，以防瘤体受摩擦，引起破裂出血。

4. 做好宣教工作：行动脉穿刺后可采用温度为60～70℃的湿毛巾热敷，每天一次，时间为20分钟，以防止假性动脉瘤的形成。热敷过程中注意避免烫伤。

5. 假性动脉瘤较大而影响功能者，可采用手术直接修补，效果良好。

五、动脉痉挛

(一) **发生原因**

动脉痉挛多发生在受刺激部位，由于动脉外膜中交感神经纤维的过度兴奋，引起动脉壁平滑肌的持续收缩，使血管呈细索条状，血管内血液减少甚至完全阻塞，足动脉穿刺易发生血管痉挛。这是由于足背脂肪组织少，行足背动脉穿刺时常碰到足背神经，病人疼痛剧烈，引起反射性的动脉痉挛。

（二）临床表现

血管痉挛时远侧动脉搏动减弱或消失，肢体可出现麻木、发冷、苍白等缺血症状，而局部无大出血或张力性血肿现象，长时间血管痉挛可导致血管栓塞。

（三）预防及处理

如果穿刺针头确定在血管内，可暂停抽血，不要操之过急，待血流量渐进增加后，再行抽血，避免反复穿刺。若穿刺未成功，则拔针暂停穿刺，热敷局部血管，待痉挛解除后再行动脉穿刺。

六、血栓形成

较少见，主要发生在股动脉穿刺插管时。

（一）发生原因

1. 插管过程中未及时应用抗凝剂（如：肝素），或用量较少，导管停留时间过长，容易形成血栓。

2. 多次穿刺，动脉内膜损伤、粗糙，血流通过此处血小板易凝集形成血栓。

3. 患者消瘦、皮下脂肪少，拔针后压迫伤口若用力不当，压迫过重易导致血流减慢甚至中断，导致血栓形成。

（二）临床表现

患者主诉穿刺端肢体疼痛、无力。检查发现，穿刺端皮肤青紫或苍白，皮温下降，足背动脉搏动减弱或消失。

（三）预防及处理

1. 减少同一穿刺点的穿刺次数。

2. 拔针后，压迫穿刺点的力度要适中，应做到伤口既不渗血，动脉血流又保持通畅；压迫时指腹仍有动脉搏动为宜。

3. 若血栓形成可静脉插管行尿激酶溶栓治疗。

七、穿刺口大出血

（一）发生原因

此类并发症多是由于穿刺后病人患肢过早活动所致。

（二）临床表现

穿刺针孔处有大量的血液流出；出血量大的病人出现面色苍白、出冷汗、血压下降等症状。

（三）预防及处理

1. 穿刺后按压穿刺点 5～10min 并嘱患者勿过早下床活动。

2. 如患者出现穿刺口大出血，立即让患者平躺于床上，戴无菌手套，用无菌敷料将明胶海绵按压在穿刺点，直到不出血为止。

3. 出血量大的患者可输血制品。

八、穿刺困难

（一）发生原因

多见于休克病人的穿刺。大量的失血或体液丧失，造成脱水，血液浓缩，血流量不足，导致血管充盈度差，脉搏细弱、无力，甚至不能触及，从而导致穿刺困难；休克时毛细血管开放数目增加，微循环淤滞，静脉回流不足，导致有效循环血容量的减少，为了维持血压，血管产生收缩、痉挛，造成穿刺的难度；休克患者由于水、电解质及酸碱平衡失调，导致血管脆性增加，造成穿刺失败；休克的晚期，可发生DIC，血液进一步的浓缩，血细胞聚集，血液黏滞度增高，处于高凝状态，使穿刺的难度增加。

（二）临床表现

动脉穿刺时回抽无鲜红的血液。

（三）预防及处理

1. 心理护理：给患者进行心理安慰，做好其思想解释工作，消除恐惧等不良心理，以取得配合；同时护理人员还应该进行自身心理状态的调整，具有良好的心理素质和自信心，应以镇静、果断、审慎的心态进行操作。

2. 熟悉经常进行动脉穿刺血管的解剖位置，掌握血管的走行及深度。

3. 应有良好的基本功和熟练操作技术。

4. 对于脆性增加的血管，在穿刺操作时，动作要轻柔而仔细，寻找血管宜缓慢进行，更不能在同一位置上反复多次穿刺，以防内出血。

5. 对于血液高凝的患者，注意有效地抗凝，确认穿刺成功后迅速回抽血液，以防血液凝固而阻塞针头，造成穿刺失败。

附　动脉穿刺抽血法操作规程

1. 用物

（1）注射盘内盛：抗凝剂（多为肝素）、橡皮塞、注射器、针头（成人一般用5ml注射器和7号针头，小儿选用1ml注射器和6号针头）、2%碘酊、70%乙醇、棉签。

（2）必要时备弹性绷带和小沙袋。

2. 操作步骤

（1）核对医嘱，核对病人，向病人做好解释，说明抽血的必要性，以取得合作。

（2）确定动脉搏动最明显处。

（3）严格消毒穿刺处皮肤5cm以上的范围及操作者左手食指和中指。

（4）用消毒过的食指和中指固定血管两端，右手持被肝素湿润过的注射器，成人股动脉穿刺时采用垂直进针，小儿股动脉和成人肱动脉、足背动脉穿刺时采用45°角进针。进针后见有动脉血（鲜红色）顶起针栓时抽血1～2ml即可。迅速拔出针头刺入橡皮塞内，立即送检。

（5）桡动脉穿刺时，术者左手食、中指并齐扪准、固定桡动脉搏动最明显处，即桡侧腕横肌上2cm，常规消毒后，在腕横肌上0.5cm，桡动脉上方以15～20°角斜刺进针，当针头进到1/2～2/3时，即进入桡动脉；如不见回血，可稍移动针头的方向和深度，再慢慢后退，遇到一股冲力感，鲜血即流出，穿刺成功。

（6）股动脉穿刺：患者取仰卧位，充分暴露腹股沟，将穿刺一侧大腿稍向外展外旋，小腿屈曲成90°角，呈蛙式，术者左手食指、中指并齐扪准、定位股动脉搏动最明显处，即腹股沟韧带中点下方1cm处，右手持灭菌注射器，在两指间垂直刺入动脉，一般进针2～3cm。

（7）拔针后用干棉签按压穿刺部位5～10分钟，病人平卧20分钟。

（8）整理用物，处理污物，在治疗单签名。

3. 注意事项

（1）严格执行无菌技术，以防感染。

（2）有出血倾向者，谨慎应用。

（3）穿刺结束后要正确按压穿刺点5～10分钟。

（吴惠平　李　威）

参考文献

1 陈维英．基础护理学．南京：江苏科学技术出版社，1997.

2 王启华．人体解剖学．广州：广东高等教育出版社，1986.

3 李秀丽，赵瑞云，郭桂雯．静脉注射后皮下出血原因分析．齐鲁护理杂志，1997，3（2）：48.

4 胡宇玲．肘正中静脉抽血后不宜屈肘．黑龙江护理杂志，2000，6（3）：35.

5 卢秋容，李秀绿．怎样才能提高静脉抽血的护理质量．右江医学，2002，30（6）：541.

6 张端文，洪桂英．静脉穿刺的点滴体会．福建医药杂志，1994，16（3）：128.

7 邱小红，侯元凯，杨茜．无痛式静脉抽血进针与拔针手法初探．临床军医杂志，2002，30（3）：121.

8 许年珍．晕针相关因素与防治．黑龙江护理杂志，2000，6（12）：80.

9 王瑞红．减少患者晕针发生率的体会．实用护理杂志，2002，18（2）：206.

10 刘芳，段宏．桡动脉穿刺并发筋膜间隔综合征的观察与护理．泰山医学院学报，2002，2：23.

11 何容娇．桡动脉穿刺引起神经损伤一例．广州中医药大学学报，1996，13（2）：74.

12 西丽红．血液透析中直接动脉穿刺致血肿的预防．中国冶金工业医学杂志，2001，18（5）：201.

13 谢岐红．动脉穿刺置管并发症的预防和处理．护士进修杂志，2000，15（3）：96.

14 陈书刚．冠心病介入诊断治疗术中股动脉穿刺口并发症的防治．新医学，1998，29（2）：63.

15 宋爱玲．周围动脉穿刺测压．广西医学，1999，21（4）：136.

16 覃国告．休克患者动脉穿刺的探讨．华夏医学，2000，14（3）：114.

17 殷磊．护理学基础．第三版．北京：人民卫生出版社，2003.

18 王建荣，张稚君．基本护理技术操作规程与图解．北京：人民军医出版社，2003.

19 张朝佑．人体解剖学．第二版．北京：人民卫生出版社，1998.

第五章　口腔护理法操作并发症

口腔卫生对预防疾病及促进病人的康复十分重要，因为许多病原微生物都是通过口腔侵入人体内的。正常人口腔中存有大量正常和致病的细菌，正常人每天通过饮水、进食、刷牙、漱口等活动可达到减少和清除致病菌的目的，因此通常口腔不会出现问题。但当人体处于疾病状态时，机体的防御功能下降，有的病人还会出现饮水、进食少，咀嚼及舌的动作减少，唾液分泌不足，自洁作用受影响时，细菌可乘机在湿润、温暖的口腔中迅速繁殖，造成口腔炎症、溃疡、腮腺炎、中耳炎等疾患；甚至通过血液、淋巴，导致其他脏器感染，给全身带来危害；长期使用抗生素的病人，由于菌群失调又可诱发霉菌感染。同时，口臭或牙齿不整、龋齿还会影响个人形象，产生一定的社交心理障碍。由此可见，做好口腔护理对病人十分重要。口腔护理可保持口腔清洁、湿润，预防口腔感染等并发症；可去除口臭、牙垢，增进食欲，保证病人舒适；可观察口腔内的变化，提供病情变化的信息。但在口腔护理过程中，由于病人的体质或医务人员的操作等原因，可出现口腔黏膜损伤、口腔及牙龈出血、肺炎、口腔异物甚至造成窒息等并发症，本章将分别进行叙述。

第一节　口腔护理操作并发症

一、窒息

窒息是指异物滞留在食管、气管或支气管，阻塞呼吸道而引起呼吸困难或发绀等一系列临床表现。

（一）发生原因

1. 医护人员为昏迷病人或使用了某些抗精神病药物致吞咽功能障碍的病人行口腔护理时，由于粗心大意，棉球遗留在口腔，导致窒息。

2. 有假牙的病人，操作前未将假牙取出，操作时假牙脱落，严重者造成窒息。

3. 为兴奋、躁动、行为紊乱病人进行口腔护理时，因病人不配合操作，造成擦洗的棉球松脱，掉入气管或支气管，造成窒息。

（二）临床表现

窒息病人起病急，轻者呼吸困难、缺氧、面色发绀，重者出现面色苍白、四肢厥冷、大小便失禁、鼻出血、抽搐、昏迷，甚至呼吸停止。

（三）预防和处理

1. 操作前清点棉球的数量，每次擦洗时只能夹一个棉球，以免遗漏棉球在口腔，操作结束后，再次核对棉球的数量，认真检查口腔内有无遗留物。

2. 对于清醒病人，操作前询问其有无假牙；昏迷病人，操作前仔细检查牙齿有无松、脱，假牙是否活动等。如为活动假牙，操作前取下存放于有标记的冷水杯中。

3. 对于兴奋、躁动、行为紊乱的病人尽量在其较安静的情况下进行口腔护理，操作时，最好取坐位；昏迷、吞咽功能障碍的病人，应采取侧卧位，棉球不宜过湿以防误吸。夹取棉球最好使用弯止血钳，不易松脱。

4. 如病人出现窒息，应及时处理。迅速有效清除吸入的异物，及时解除呼吸道梗阻。采用一抠、二转、三压、四吸的方法。一抠即用中、示指从病人口腔中抠出或用血管钳取出异物，这是最迅速有效的办法。二转即将病人倒转 180°，头面部向下，用手拍击背部，利用重力作用使异物滑落。三压是让病人仰卧，用拳向上推压其腹部，或让病人站立或坐位，从身后将其拦腰抱住，一手握拳顶住其上腹部，另一手握住此拳，以快速向上的冲力反复冲压腹部，利用空气压力将异物冲出喉部，如果让腹部对准椅背或桌角用力向上挤压，效果更佳；但应注意避免腹腔内脏器，尤其是肝脏挤压伤。四吸即利用吸引器负压吸出阻塞的痰液或液体物质。

5. 如果异物已进入气管，病人出现呛咳或呼吸受阻，先用粗针头在环状软骨下 1 ~ 2cm 处刺入气管，以争取时间行气管插管，在纤维支气管镜下取出异物，必要时行气管切开术解除呼吸困难。

二、吸入性肺炎

（一）发生原因

多发生于意识障碍的病人，口腔护理的清洗液和口腔内分泌物容易误入气管，成为肺炎的主要原因。

（二）临床表现

主要临床表现有发热、咳嗽、咳痰、气促、胸痛等，叩诊呈浊音，听诊肺部有湿啰音，胸部 X 片可见斑片状阴影。

（三）预防和处理

1. 为昏迷病人进行口腔护理时，病人取仰卧位，将头偏向一侧，防止漱口液流入呼吸道。

2. 进行口腔护理的棉球要拧干，不应过湿；昏迷病人不可漱口，以免引起误吸。

3. 已出现肺炎的病人，必须根据病情选择合适的抗生素积极抗感染治疗。并结合相应的临床表现采取对症处理。高热可用物理降温或用小量退热剂；气急、紫绀可给氧气吸入；咳嗽咳痰可用镇咳祛痰剂。

三、口腔黏膜损伤

（一）发生原因

1. 擦洗口腔过程中，护理人员操作动作粗暴，止血钳夹碰伤口腔黏膜及牙龈，尤其是患肿瘤进行放疗的病人，更易引起口腔黏膜损伤。

2. 为昏迷病人牙关紧闭者进行口腔护理时，使用开口器协助张口方法欠正确或力量不当，造成口腔黏膜损伤。

3. 漱口液温度过高，造成口腔黏膜烫伤。

（二）临床表现

口腔黏膜充血、出血、水肿、炎症、溃疡形成，严重者出血、脱皮、坏死组织脱落。病人感口腔疼痛。

（三）预防和处理

1. 为病人进行口腔护理时，动作要轻柔，尤其是放疗病人，不要使血管钳或棉签的尖部直接与患者的口腔黏膜接触。

2. 医护人员正确使用开口器，应从臼齿处放入，并套以橡皮套，牙关紧闭者不可使用暴力使其张口。

3. 选择温度适宜的漱口液，使用过程中，加强对口腔黏膜的观察。

4. 发生口腔黏膜损伤者，应用朵贝尔氏液、呋喃西林液或0.1%～0.2%双氧水含漱。

5. 如有口腔溃疡疼痛时，溃疡面用西瓜霜喷敷或锡类散吹敷，必要时用2%利多卡因喷雾止痛或将漱口液用注射器直接喷于溃疡面，每日3～4次抗感染，疗效较好。

四、口腔及牙龈出血

（一）发生原因

1. 患有牙龈炎、牙周病的病人，龈沟内皮组织充血，炎性反应使肉芽组织形成，口腔护理对患处的刺激极易引起血管破裂出血。

2. 操作时动作粗暴，也易造成口腔及牙龈出血，尤其是凝血机制障碍的病人。

3. 为昏迷病人进行口腔护理时，开口器应用不当，造成口腔及牙龈损伤、出血。

（二）临床表现

临床表现以牙龈出血持续不止为主要症状，出血时间由数小时至数天不等，出血量约为20～500ml。

（三）预防和处理

1. 进行口腔护理时，动作要轻柔、细致，特别对凝血机制差、有出血倾向的病人，擦洗过程中，要防止碰伤黏膜及牙龈。

2. 正确使用开口器，应从病人臼齿处放入，牙关紧闭者不可使用暴力强行使其张口，以免造成损伤，引起出血。

3. 若出现口腔及牙龈出血者，止血方法可采用局部止血、牙周袋内碘酚烧灼或加海绵填塞；敷盖牙周塞治疗剂。必要时进行全身止血治疗，如肌注安络血、止血敏，同时针对原发疾病进行治疗。

五、口腔感染

（一）发生原因

1. 上述引起口腔黏膜损伤、口腔及牙龈出血的原因，如病人机体抵抗力下降、营养代谢障碍、年老体弱等，可继发口腔感染。

2. 口腔护理清洗不彻底，尤其是颊黏膜皱襞处不易清除干净，成为细菌生长繁殖的场所。

3. 口腔护理用物被污染、治疗操作中无菌技术执行不严格等，也易造成口腔感染。

（二）临床表现

口腔感染分型标准：轻度：溃疡发生在舌前1/2处独立溃疡少于3个，溃疡面直径<0.3cm，无渗出物，边缘整齐，有疼痛感，可进低温饮食。中度：舌体有多处溃疡，大小不等，溃疡面直径<0.5cm，可融合成片，并见炎性渗出物，边缘不规则，有浸润现象，疼痛厉害，常伴颌下淋巴结肿大，进食受限。重度：溃疡面直径>0.5cm，弥漫全舌、上腭、咽弓、牙龈，颊部充血肿胀、糜烂，张口流涎、疼痛剧烈并烧灼感，舌肌运动障碍、进食严重受限。

（三）预防和处理

1. 去除引起口腔黏膜损伤、口腔及牙龈出血的原因，严格执行无菌操作原则及有关预防交叉感染的规定。

2. 认真、仔细擦洗，不使污物或残渣留于齿缝内，各部位清洗次数及棉球所需数量，以病人口腔清洁为准。

3. 注意观察口唇、口腔黏膜、舌、牙龈等处有无充血、水肿、出血、糜烂。对口腔内发生任何一点微小的变化都要做好记录，同时做好交班，及时采取治疗护理措施。加强日常的清洁护理，保持口腔卫生，饭前饭后用1/2000氯苯双胍乙烷和1/5000呋喃西林交替含漱。清醒病人选用软毛牙刷刷牙，血小板低下或有牙龈肿胀糜烂时禁用牙刷刷牙，改用漱口液含漱，根据口腔感染情况来选用漱口液。必要时用棉签或棉球蘸漱口液擦洗口腔内容易积存污物处。

4. 易感病人进行特别监护，如中老年人唾液腺分泌减少，唾液黏稠，有利于细菌生长繁殖，因病情需要禁食或长期卧床、鼻饲时，口腔清洗不彻底均易发生口腔感染；另外，老年人牙齿松动，牙龈外露，食物残渣在口内发酵易致牙周炎，口腔护理易碰伤致口腔感染。因此，要嘱病人保持口腔清洁，清醒病人尽量早晚刷牙，经常漱口、昏迷或生活不能自理者，由护士用生理盐水或漱口液进行口腔护理。

5. 加强营养，增强机体抵抗力。鼓励病人多进食。针对病人的不同嗜好调节食物品种，进食营养丰富易消化的食物，要避免进坚硬或纤维多的食物，防止损伤或嵌入牙间隙。

6. 溃疡表浅时可予西瓜霜喷剂或涂口腔，溃疡较深较广者除加强护理外，局部可用特尔津等液加少量生理盐水冲洗、涂擦，以加快溃疡面的修复。如疼痛较剧烈、进食困难者可在漱口液内或局部用药中加普鲁卡因，以减轻病人的疼痛。口唇有坏死结痂者应先用生理盐水湿润，让痂皮软化后用消毒剪刀剪除，创面涂四环素软膏等。对口腔霉菌感染的患者可选用碳酸氢钠漱口或口腔护理，可有效地预防和减少口腔霉菌感染。必要时可应用广谱抗生素－氧氟沙星含片治疗口腔感染。

六、恶心、呕吐

（一）发生原因

如操作时棉签、镊子等物品刺激咽喉部，易引起恶心、呕吐。

（二）临床表现

恶心为上腹不适，紧迫欲吐的感觉并伴有迷走神经兴奋的症状，如皮肤苍白、流涎、出汗、血压降低及心动过缓等；呕吐则是部分小肠的内容物，通过食管逆流经口腔而排出体外的现象。呕吐物为胃及部分肠内容物。

（三）预防和处理

1. 擦洗时动作要轻柔，擦舌部和软腭时不要触及咽喉部，以免引起恶心。

2. 止吐药物的应用。常用的有：① 吗丁啉：口服每次10mg，每日3～4次，饭前半小时服。② 胃复安：口服每次5mg，每日3次；针剂10mg/次，肌内注射。

附　口腔护理操作规程

1. 用物

（1）治疗盘内备：治疗碗2个（一个盛漱口溶液，一个盛浸湿的无菌棉球）、镊子、弯血管钳、弯盘、压舌板、纱布、吸水管、小茶壶或杯内盛温开水、棉签、石蜡油、手电筒、治疗巾。必要时备开口器。

（2）常用漱口溶液：表5－1。

表5－1　口腔护理常用溶液

溶液名称	浓　度	作　用
生理盐水		清洁口腔，预防感染
过氧化氢溶液	1%～3%	防腐、防臭，适用于口腔感染有溃烂、坏死组织者
碳酸氢钠溶液	1%～4%	属碱性溶液，适用于真菌感染
氯苯双胍乙烷溶液	0.02%	清洁口腔，广谱抗菌
呋喃西林溶液	0.02%	清洁口腔，广谱抗菌
醋酸溶液	0.1%	适用于绿脓杆菌感染
硼酸溶液	2%～3%	酸性防腐溶液，有抑制细菌作用
甲硝唑溶液	0.08%	适用于厌氧菌感染

（3）外用药：按需准备，常用的有口腔溃疡膏、西瓜霜、维生素B_2粉末、珠黄散或冰硼散、锡类散等。

2. 步骤

（1）护士洗手，戴口罩。按需要准备用物。

（2）将备齐的用物携至病人床旁，核对，对于清醒病人向其解释口腔护理的目的，以取得合作。

（3）协助病人侧卧或仰卧，头侧向一侧，面向护士。

（4）将治疗巾围在颈下，置弯盘于病人口角旁（图5－1）。

（5）协助病人用吸水管吸漱口水漱口。

（6）嘱病人张口，护士一手开手电筒，一手持压舌板，观察口腔黏膜和舌苔情况（观察顺序：唇、齿、颊、腭、舌、咽）。如有假牙者，取下假牙。昏迷病人可用开口器协助张口（图5－2）。

（7）唇干裂应先用温水湿润，再张口观察。

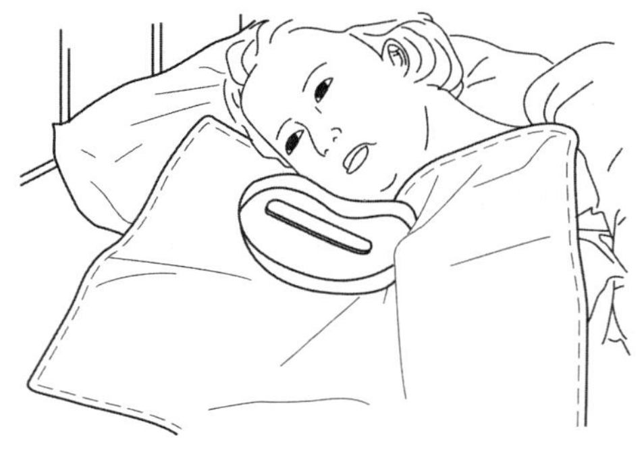

图5－1　将弯盘置垫巾上

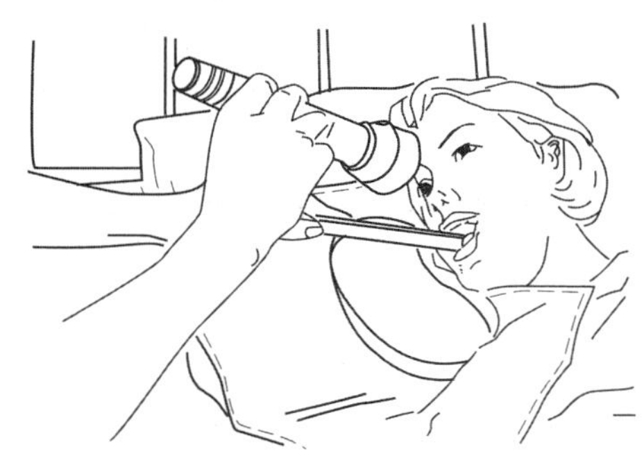

图5－2　检查口腔

（8）拧开棉球，嘱病人咬合上、下齿，用压舌板轻轻撑开左侧颊部，用弯血管钳夹取含有漱口溶液的棉球，清洁口腔：嘱病人咬合上下牙齿，先擦洗左侧外面，沿牙缝纵向由上至下，由臼齿擦至门牙，同法洗右侧外面。嘱病人张开上下齿擦洗左侧上下内侧（咬合面）。同法擦洗右侧上下内侧，上腭及舌面（勿触及咽部，以免引起恶心），并弧形擦洗两侧颊部黏膜，每擦洗一个部位，更换一个湿棉球（图5－3）。舌苔厚或口腔分泌物过多时，用压舌板包裹纱布擦净分泌物。

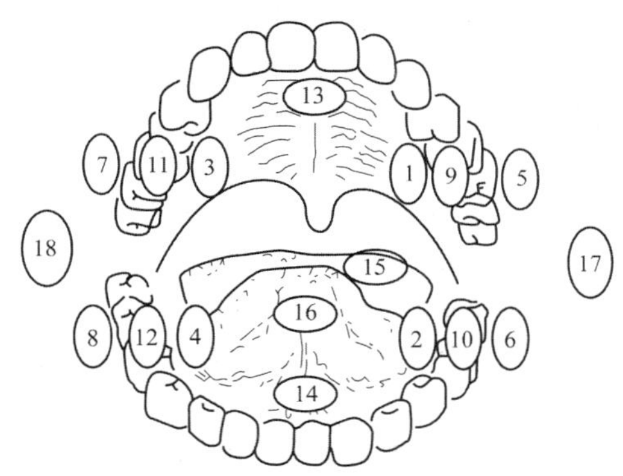

图5－3　擦洗口腔顺序

（9）擦洗完毕，协助病人用吸水管吸漱口水漱口，吐入弯盘内，用纱布擦净口唇。

（10）再次观察口腔是否清洗干净，口腔黏膜如有溃疡，可用珠黄散或冰硼散、锡类散、西瓜霜等撒布溃疡处；口唇干裂可涂石蜡油。对口腔秽臭的病人，除按上述方法进行口腔护理外，每日可用漱口水、中药藿香煎成的汤、口洁净、茶叶水等含漱半分钟后吐掉，一日多次漱口可除口臭，预防口腔炎症。对神志不清者可用弯血管钳夹紧一块纱布，蘸生理盐水或其他漱口液，拧至半干按口腔护理的顺序操作，以代替用棉球擦洗法。

（11）撤去弯盘及治疗巾，整理用物及床单位。

（12）用物清洁消毒后备用。做好记录。

3. 注意事项

（1）操作应轻柔、细致，避免损伤口腔黏膜及牙龈。

（2）昏迷病人禁忌漱口和使用过湿的棉球或纱球，防止病人误吸。

（3）需要开口器时，开口器应套以橡皮套，从臼齿处置入口内。牙关紧闭的病人不可强行用开口器，以防误伤牙齿。

（4）操作前、后清点纱球或棉球的数目，以防遗留口腔内。

（5）各部位清洗次数及棉球所需数量，以病人口腔清洁为准。

（6）对长期应用抗生素者应观察口腔黏膜有无霉菌感染。

（黄　虹　李翠薇　程如虹）

参考文献

1 张朝佑．人体解剖学．第二版．北京：人民卫生出版社，1998.

2 姜殿红．抗癌药物引起口腔黏膜损伤的护理．铁道医学，1999，27（5）：74.

3 陈兆红．住院精神病病人异物窒息的原因与护理对策．护理学杂志，2001，16（6）：257.

4 郭梦和，王锦玲，黄维国，等．29 例小儿气管、支气管异物窒息的原因分析及救治体会．临床耳鼻咽喉科杂志，1994，8（3）：180.

5 张士红，闫宝峰，赵淑美．白血病患者口腔感染的预防及护理．华北煤炭医学院学报，2001，4（3）：404.

6 姚芳．牙龈出血病因分析及诊治体会．广东牙病防治，2000，8（2）：100.

7 刘笃香．住院患者口腔感染的原因及防治．齐鲁护理杂志，1999，5（2）：50.

8 宫笑微，杨英男，胡业萍，等．大剂量谷维素防治急性白血病口腔感染临床观察．白血病，1996，5（4）：223.

9 唐玉梅．口泰在预防急性白血病患者化疗中口腔感染的作用．护士进修杂志，1996，11（9）：16.

10 滑淑珍，陈颖，赵晓帆．39 例白血病合并口腔感染的护理．实用护理杂志，1999，15（8）：41.

11 皮海珍，谢兆霞，周明玉，等．中药“口康”含漱液治疗急性白血病并口腔感染的临床观察．湖南医学，1999，16（3）：205.

12 潘亚萍，李莉娜，毛松，等．氧氟沙星含片治疗口腔感染性疾病的疗效观察．辽宁药物与临床，1999，2（2）：24.

13 陈玲红，林平冬．碳酸氢钠在防治口腔感染中的疗效观察．河南医药信息，2000，10（9）：41.

14 谈有香，李前文．鼻咽癌放疗中口腔黏膜损伤的预防及护理对策．临床肿瘤学杂志，2001，6（1）：80.

15 高戈．四联液雾化吸入治疗鼻咽癌放疗致口腔黏膜损伤的疗效观察．现代护理，2002，8（1）：59.

16 殷磊．护理学基础．第三版．北京：人民卫生出版社，2003.

17 王建荣，张稚君．基本护理技术操作规程与图解．北京：人民军医出版社，2003.

第六章　喂饲法操作并发症

对于病情危重、消化道的消化功能障碍、不能经口或不愿正常摄食的病人，为保证其营养的摄取与消化吸收，以维持并改善病人的营养状态，促进康复，根据病人的病情不同，临床多采用经肠营养饮食。根据饮食的组成又可分为要素饮食、非要素饮食、组件饮食等。按饮食的供给方法又可分为口服管喂及胃肠外营养。本章喂饲法主要介绍了鼻胃管鼻饲法、留置胃管喂饲法、造瘘口管饲法、胃肠减压术、完全胃肠外营养等几种方法。

第一节　鼻胃管鼻饲法操作并发症

鼻饲法（nasogastric gavage）是通过导管经一侧鼻腔插入胃内，从管内灌注流质食物、水、药物的方法。主要适用于以下两类病人：一类是意识发生障碍不能进食的病人，如中枢神经系统损害引起的昏迷，延髓麻痹引起的吞咽障碍，慢性消耗性疾病晚期伴有意识障碍者；另一类是消化道手术后的病人及无法正常经口进食的病人，如食管良性狭窄等需提供含丰富营养素的流质饮食，保证患者摄入足够的热量及营养素，促进身体早日康复。

一、腹泻

（一）发生原因

1. 鼻饲液过多引起消化不良性腹泻。
2. 流质内含脂肪过多引起脂性腹泻。
3. 灌注的速度太快，营养液浓度过大，温度过高或过低，刺激肠蠕动增强。
4. 鼻饲液配制过程中未严格遵循无菌原则，食物被细菌污染，导致肠道感染。
5. 对牛奶、豆浆不耐受者，使用部分营养液如“能全力”易引起腹泻。

（二）临床表现

病人大便次数增多，部分排水样便，伴或不伴有腹痛，肠鸣音亢进。

（三）预防及处理

1. 鼻饲液配制过程中应防止污染，每日配制当日量，于4℃冰箱内保存，食物及容器应每日煮沸灭菌后使用。

2. 鼻饲液温度以37～42℃最为适宜。室温较低时，有条件者可使用加温器或把输注皮管压在热水袋下以保持适宜的温度。

3. 注意浓度、容量与滴速。浓度由低到高，容量由少到多，滴速一开始40～80ml/h，

3～5日后增加到100～125ml/h，直到病人能耐受的营养需要量，尽量使用接近正常体液渗透克分子浓度（300mmol/L）的溶液，对于较高渗透克分子浓度的溶液，可采用逐步适应的方法，配合加入抗痉挛和收敛的药物控制腹泻。

4. 认真询问饮食史，对饮用牛奶、豆浆等易致腹泻，原来胃肠功能差或从未饮过牛奶的患者要慎用含牛奶、豆浆的鼻饲液。

5. 菌群失调患者，可口服乳酸菌制剂；有肠道真菌感染者，给予抗真菌药物。严重腹泻无法控制时可暂停喂食。

6. 腹泻频繁者，要保持肛周皮肤清洁干燥，可用温水轻拭后涂氧化锌或鞣酸软膏，防止皮肤溃烂。

二、胃食管反流、误吸

胃食管反流是胃内食物经贲门、食道、口腔流出的现象，为最危险的并发症，不仅影响营养供给，还可致吸入性肺炎，甚至窒息。

（一）发生原因

1. 体弱、年老或有意识障碍的病人反应差，贲门括约肌松弛而造成反流。

2. 患者胃肠功能减弱，鼻饲速度过快，胃内容物潴留过多，腹压增高引起反流。

3. 吞咽功能障碍使分泌物及食物误吸入气管和肺内，引起呛咳及吸入性肺炎。

（二）临床表现

在鼻饲过程中，患者出现呛咳、气喘、心动过速、呼吸困难、咳出或经气管吸出鼻饲液。吸入性肺炎患者体温升高，咳嗽，肺部可闻及湿性啰音和水泡音。胸部拍片有渗出性病灶或肺不张。

（三）预防及处理

1. 选用管径适宜的胃管，坚持匀速限速滴注。

2. 昏迷病人翻身应在管饲前进行，以免胃因受机械性刺激而引起反流。

3. 对危重患者，管饲前应吸净气道内痰液，以免管饲后吸痰憋气使腹内压增高引起反流。管饲时和管饲后取半卧位，借重力和坡床作用可防止反流。

4. 喂养时辅以胃肠动力药（吗丁啉、西沙必利、灭吐灵）可解决胃轻瘫、反流等问题，一般在喂养前半小时由鼻饲管内注入。在鼻饲前先回抽，检查胃潴留量。鼻饲过程中保持头高位（30～40°）或抬高床头20～30°，能有效防止反流，注意勿使胃管脱出。

5. 误吸发生后，立即停止管饲，取头低右侧卧位，吸除气道内吸入物，气管切开者可经气管套管内吸引，然后胃管接负压瓶。有肺部感染迹象者及时运用抗生素。

三、便秘

（一）发生原因

长期卧床的患者胃肠蠕动减弱，加上鼻饲食物中含粗纤维较少，致使大便在肠内滞留过久，水分被过多吸收造成大便干结、坚硬和排出不畅。

（二）临床表现

大便次数减少，甚至秘结，患者出现腹胀。

（三）预防及处理

1. 调整营养液配方，增加纤维素丰富的蔬菜和水果的摄入，食物中可适量加入蜂蜜和香油。

2. 必要时用开塞露20ml，肛管注入，果导0.2g每日3次管内注入，必要时用0.2～0.3%肥皂水200～400ml低压灌肠。

3. 老年病人因肛门括约肌较松弛，加上大便干结，往往灌肠效果不佳，需人工取便，即用手指由直肠取出嵌顿粪便。

四、鼻、咽、食道黏膜损伤和出血

（一）发生原因

1. 反复插管或因病人烦躁不安自行拔出胃管损伤鼻、咽及食道黏膜。

2. 长期停留胃管对黏膜的刺激引起口、鼻黏膜糜烂及食道炎。

（二）临床表现

咽部不适，疼痛，吞咽障碍，难以忍受，鼻腔留出血性液，部分病人有感染症状，如发热。

（三）预防及处理

1. 对长期停留胃管者，选用聚氯酯和硅胶喂养管，质地软，管径小，可减少插管对黏膜的损伤。对需手术的病人，可采取进手术室后，在麻醉医师医嘱下给药镇静后插管。但是麻药对呼吸中枢由轻度的抑制作用，需有麻醉师的配合及备有麻醉机、监护仪的情况下进行。亦可选用导丝辅助置管法。对延髓麻痹昏迷的病人，因舌咽神经麻痹，常发生舌后跟后坠现象，可采用侧位拉舌置管法，即患者取侧卧位，常规插管12～14cm，助手用舌钳将舌体拉出，术者即可顺利插管。

2. 向患者做好解释说明，取得患者的充分合作。置管动作要轻柔。

3. 长期鼻饲者，应每日用石蜡油滴鼻两次，防止鼻黏膜干燥糜烂。

4. 用pH试纸测定口腔pH，选用适当的药物，每日行两次口腔护理，每周更换胃管一次，晚上拔出，翌晨再由另一鼻孔插入。

5. 鼻腔黏膜损伤引起的出血量较多时，可用冰盐水和去甲肾上腺素浸湿的纱条填塞止血；咽部黏膜损伤可雾化吸入地塞米松、庆大霉素等，每日2次，每次20分钟，以减轻黏膜充血水肿；食道黏膜损伤出血可给予制酸、保护黏膜药物，如H_2受体阻滞剂雷尼替丁，黏膜保护剂麦滋林等。

五、胃出血

（一）发生原因

1. 鼻饲的重型颅脑损伤患者因脑干、自主神经功能障碍，胃肠血管痉挛，黏膜坏死，发生神经源性溃疡致消化道出血。

2. 注入食物前抽吸过于用力，使胃黏膜局部充血，微血管破裂所致。

3. 患者躁动不安，体位不断变化，胃管的反复刺激引起胃黏膜损伤。

（二）临床表现

轻者胃管内可抽出少量鲜血，出血量较多时呈陈旧性咖啡色血液，严重者血压下降，脉搏细速，出现休克。

（三）**预防及处理**

1. 重型颅脑损伤患者可预防性使用制酸药物，鼻饲时间间隔不宜过长。

2. 注食前抽吸力量适当。

3. 牢固固定鼻胃管，躁动不安的病人可遵医嘱适当使用镇静剂。

4. 病人出血停止 48h 后，无腹胀、肠麻痹，能闻及肠鸣音，胃空腹潴留液 <100ml 时，方可慎重开始喂养，初量宜少，每次 <15ml，每 4～6h 一次。

5. 胃出血时可用冰盐水洗胃，凝血酶 200U 胃管内注入，3 次/天。暂停鼻饲，做胃液潜血试验，按医嘱应用洛塞克 40mg 静脉滴注，2 次/天。

六、胃潴留

（一）**发生原因**

一次喂饲的量过多或间隔时间过短，而患者因胃肠黏膜出现缺血缺氧，影响胃肠道正常消化，胃肠蠕动减慢，胃排空障碍，营养液潴留于胃内（重型颅脑损伤患者多发）。

（二）**临床表现**

腹胀，鼻饲液输注前抽吸胃液可见胃潴留量 >150ml，严重者可引起胃食管反流。

（三）**预防及处理**

1. 每次鼻饲的量不超过 200ml，间隔时间不少于 2 小时。

2. 每次鼻饲完后，可协助患者取高枕卧位或半坐卧位，以防止潴留胃内的食物返流入食管。

3. 在患者病情许可的情况下，鼓励其多床上及床边活动，促进胃肠功能恢复，并可依靠重力作用使鼻饲液顺肠腔运行，预防和减轻胃潴留。

4. 增加翻身次数，有胃潴留的重病患者，予胃复安 60mg 每 6 小时一次，加速胃排空。

七、呼吸、心跳骤停

（一）**发生原因**

1. 患者既往有心脏病、高血压病等病史，合并有慢性支气管炎的老年患者，当胃管进入咽部即产生剧烈的咳嗽反射，重者可致呼吸困难，进而诱发严重心律失常。

2. 插管时恶心呕吐较剧，引起腹内压骤升，内脏血管收缩，回心血量骤增，导致心脏负荷过重所致。

3. 患者有昏迷等脑损伤症状，脑组织缺血缺氧，功能发生障碍。胃管刺激咽部，使迷走神经兴奋，反射性引起病人屏气和呼吸道痉挛，致通气功能障碍；同时病人出现呛咳、躁动等，使机体耗氧增加，进一步加重脑缺氧。

4. 处于高度应激状态的患者对插胃管这一刺激反应增强，机体不能承受，导致功能进一步衰竭，使病情恶化。

（二）**临床表现**

插管困难，患者突发恶心呕吐，抽搐，双目上视，意识丧失，面色青紫，血氧饱和度下降，继之大动脉（颈动脉、股动脉）搏动消失，呼吸停止。

（三）预防及处理

1. 对有心脏病史患者插胃管须谨慎小心。

2. 在患者生命垂危，生命体征极不稳定时，应避免插胃管，防止意外发生。如因病情需要必须进行，要持谨慎态度，操作前备好抢救用物，在医生指导下进行。插管前可将胃管浸泡在70℃以上的开水中20秒，使胃管温度保持在35～37℃，减少胃管的化学刺激和冷刺激。

3. 必要时在胃管插入前予咽喉部黏膜表面麻醉，先用小喷壶在咽喉部喷3～5次1%丁卡因，当患者自觉咽喉部有麻木感时再进行插管，以减少刺激和不良反应。操作要轻稳，快捷、熟练，尽量一次成功，避免反复刺激。操作中严密监测生命体征，如发现异常，立即停止操作，并采取相应的抢救措施。

4. 对合并有慢性支气管炎的老年患者，插管前10分钟可选用适当的镇静剂或阿托品肌注，床旁备好氧气，必要时给予氧气吸入。

八、血糖紊乱

（一）发生原因

1. 患者自身疾病的影响，如重型颅脑损伤病人，机体处于应激状态，肾上腺素水平增高，代谢增加，血糖升高；再者，大量鼻饲高糖溶液也可引起血糖增高。

2. 低血糖症多发生于长期鼻饲饮食忽然停止者，因患者已适应吸收大量高浓度糖，忽然停止给糖，但未以其他形式加以补充。

（二）临床表现

高血糖症表现为餐后血糖高于正常值。低血糖症可出现出汗、头晕、恶心、呕吐、心动过速等。

（三）预防及处理

1. 鼻饲配方尽量不加糖或由营养师配制。对高糖血症患者可补给胰岛素或改用低糖饮食，也可注入降糖药，同时加强血糖监测。

2. 为避免低血糖症的发生，应缓慢停用要素饮食，同时补充其他糖。一旦发生低血糖症，立即静脉注射高渗葡萄糖。

九、水、电解质紊乱

（一）发生原因

1. 患者由饥饿状态转入高糖状态或由于渗透性腹泻引起低渗性脱水。

2. 尿液排出多，盐摄入不足，鼻饲液的营养不均衡。

（二）临床表现

1. 低渗性脱水患者早期出现周围循环衰竭，特点是体位性低血压，后期尿量减少，尿比重低，血清钠<135mmol/L，脱水征明显。

2. 低血钾患者可出现神经系统症状，表现为中枢神经系统抑制和神经－肌肉兴奋性降低症状，早期烦躁，严重者神志淡漠、嗜睡、软弱无力，腱反射减弱或消失和软瘫等。循环系统可出现窦性心动过速，心悸、心律不齐、血压下降。血清电解质检查钾<3.5mmol/L。

（三）预防及处理

1. 严格记录出入量，以调整营养液的配方。

2. 监测血清电解质的变化及尿素氮的水平。

3. 尿量多的患者除给予含钾高的鼻饲液外，必要时给予静脉补钾，防止出现低血钾。

十、食管狭窄

（一）发生原因

1. 鼻饲时间过长，反复插管及胃管固定不当或因咳嗽等活动的刺激造成食管黏膜损伤发生炎症、萎缩所致。

2. 胃食管反流导致反流性食管炎，严重时发生食管狭窄。

（二）临床表现

拔管后饮水出现呛咳、吞咽困难。

（三）预防及处理

1. 尽量缩短鼻饲的时间，尽早恢复正常饮食。

2. 插管时动作要轻、快、准，避免反复插管。插管后牢固固定，咳嗽或剧烈呕吐时将胃管先固定以减少胃管上下活动而损伤食管黏膜。

3. 拔管前让患者带管训练喝奶、喝水，直到吞咽功能完全恢复即可拔管。

4. 食管狭窄者行食管球囊扩张术，术后饮食从流质、半流质逐渐过渡。

附 鼻胃管鼻饲法操作规程

1. 用物

治疗盘内备：鼻饲包（内含治疗巾、胃管、镊子、压舌板、50ml 注射器、治疗碗、纱布），棉签，石蜡油，胶布，橡皮圈，安全别针，听诊器，清水及清水杯，毛巾，试纸，鼻饲饮食，弯盘，面巾纸等。

2. 步骤

（1）查对医嘱，备齐用物携至床旁。对神志清醒的病人解释管饲饮食的目的、操作步骤和基本原理，以取得配合。洗手、戴口罩。

（2）帮助病人取坐位或半坐卧位，不能坐起者取侧卧位。

（3）铺治疗巾，将面巾纸和弯盘放近旁。检查鼻孔是否通畅，黏膜有无破损。测量应插管的深度（图 6－1），一般取发际至胸骨下缘这一段长度，成人约 45～55cm，做好标记，润滑胃管前端 10～20cm。

（4）嘱病人头部稍后仰，左手持纱布托住胃管，右手持镊子夹管，沿一侧鼻孔向前向下缓缓插入，约插入 15cm 胃管通过咽部时，指导病人做吞咽动作，深呼吸，随病人吞咽动作稍速送管，直至标记处。若插管过程中病人恶心呕吐感持续，可用手电筒、压舌板检查口腔后部有无胃管卷曲卡住；如有呛咳、发绀、喘息等误入气管征象，应立即拔出，稍事休息后再插；如果有可能鼓励病人饮水或冰渣，在病人吞咽的同时送管，不要强行插管。如遇阻力或病人有作呕、噎塞、紫绀等现象，立即停止插管并将胃管轻轻拔出少许，检查胃管的位置，稍后旋转进管，以防损伤黏膜，食管静脉曲张者不宜插管。

（5）验证胃管的位置，至少做下列检查方法中的两种：

① 注射器抽取胃内容物，用试纸检查是否呈酸性。

② 用注射器快速注入 10～20ml 空气，同时用听诊器在胃区听气过水声（图 6－2）。

③ 将胃管末端置于水中，看有无气泡逸出。

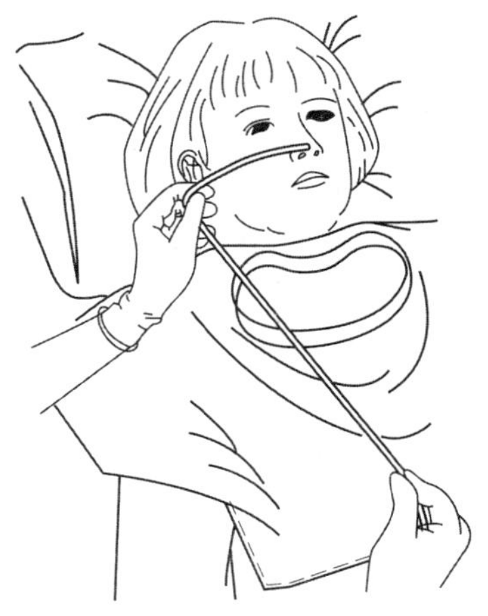

图 6－1　测量插入胃管长度

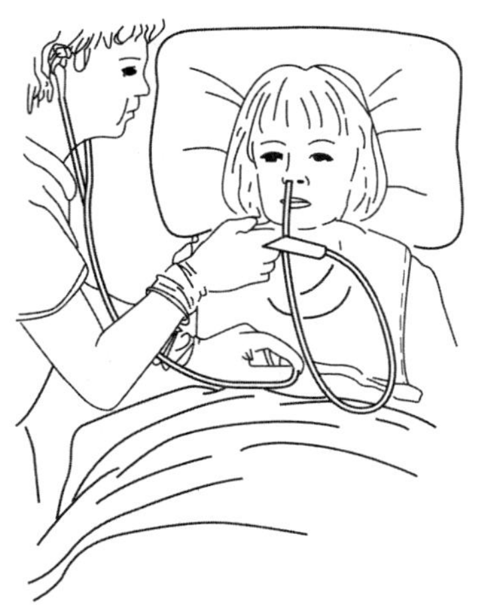

图 6－2　听注气声

（6）确定胃管在胃内后，用胶布固定胃管于鼻翼及面颊。

（7）灌食。先用温开水试验导管是否通畅及是否在胃内，然后徐徐注入流质，温度宜在 38～40℃。鼻饲结束时再注入 20～30ml 温开水，避免鼻饲液积存在管腔中变质。

（8）导管末端反折，用纱布包裹管口，胶布粘紧或用橡皮筋系紧，用安全别针固定于枕旁。

（9）撤除用物，清洗、消毒备用。协助病人擦净口、鼻面部，取舒适卧位。

（10）记录时间、灌食量、种类及病人的反应。

（11）保证胃管通畅。每 4 小时缓缓注入 30ml 温开水。每次喂食前均要以温开水冲洗。药片应研碎、溶解后在注入。

（12）每次灌注前或每隔 4～8 小时即应抽出胃内容物，以便检查胃残留物的量。若残留量大于灌食量的 50%，即表示胃排空迟缓，通知医生，并将抽出的残留物再次注入胃内，以防液体和电解质流失。灌食后至少让病人采坐姿 30 分钟，若病人无法忍受此姿势，则协助病人右侧卧位，床头稍抬高，促进胃排气，减少胃内容物的回流及吸入。

（13）每日口腔护理 2 次。

（14）拔管。当病人停止鼻饲或长期鼻饲者更换胃管时，末次喂毕拔管：

① 向病人解释后，置弯盘于病人颌下。

② 揭去胶布，夹紧胃管末端。请病人深吸气，当病人慢慢呼气时，快速拔出胃管，放于弯盘内，检查胃管是否完整，防止管内残留液误吸入气管。

③ 擦去胶布痕迹，协助患者漱口，擦净鼻孔及脸部。清理用物。

④ 记录拔管时间和病人反应。

3. 注意事项

（1）固体药物充分研碎，完全溶解后方可注入。注入多种药物时，应将各类药物分别溶解注入，每注入一种药物后即用5ml温开水冲洗一次，不可将其混合注入，或与食物混合。注意药物间的配伍禁忌。

（2）高热量、高蛋白营养要素膳易溶解，配制时用凉开水，不要一次放太多水，否则不易充分溶解，凝聚成颗粒状，造成喂养管堵塞。

（3）每次喂养后需用20～30ml温开水冲管。24小时连续灌注期间，每4～5小时冲洗一次。若喂养管管径细，则不能从中给药。一旦堵管，可变换体位后冲洗管腔，或将管稍向外拉1～2cm，并冲洗，无效时更换新管。

（4）排除鼻饲禁忌证，如新生儿和乳儿、胃肠功能不全或出血、小肠广泛切除或短肠综合征患者、空肠瘘、严重吸收不良综合征、衰弱患者、糖尿病、糖代谢或氨基酸代谢异常及使用大剂量固醇类药物治疗的患者。

（5）乳胶管每周更换一次。

（罗伟香　吴惠平　黎素琼）

第二节　留置胃管法操作并发症

留置胃管喂饲法主要应用于长期不能进食的病人。由于置管时间长，病人自身疾病或操作者技术水平等原因，可发生一些并发症，如败血症、声音嘶哑、呃逆、食管狭窄等等。因引起食管狭窄的原因、临床表现、预防及处理与鼻胃管鼻饲法基本相同，在此不予重复叙述。本节重点介绍其他并发症。

一、败血症

据文献报道，个别留置胃管的病人可出现败血症。

（一）发生原因

1. 患者有某些基础病，如糖尿病酮症酸中毒并发急性胃炎等，抵抗力低下，留置胃管对胃黏膜的刺激，加剧了胃黏膜充血水肿、出血等炎症反应。而致病菌如克雷伯氏菌主要寄生在人的胃肠道，其荚膜具有特异抗原，在体内不易被吞噬细胞吞噬，细胞繁殖力大，致病力强。病原菌及其产物进入血流造成医源性感染。

2. 某些药物，如甲氰咪胍、雷尼替丁等能使胃液pH值改变，细菌在上消化道内繁殖引起败血症，造成多器官功能不全。

3. 长期留置胃管，细菌由胃管进入胃内，在抵抗力降低情况下诱发感染。

（二）临床表现

患者突发寒战、高热、四肢颤抖，反复呈现规律性发作。化验白细胞进行性增高，血及胃液培养可见致病菌如肺炎克雷伯氏菌生长。

（三）预防及处理

1. 留置胃管前各仪器及管道须彻底消毒。可选用改良胃管，即在传统胃管尾部加一个可移动塑料止水管夹，并在尾端口加一硅胶管塞，手轻轻一按即可关闭胃管，既能有效防止胃内液体外流，也能防止细菌通过胃管污染胃腔，从而减少条件致病菌所诱发的感染。

2. 对急性胃肠炎患者需留置胃管时要谨慎，胃管的前端不要太靠近胃黏膜，以免损伤充血水肿的胃黏膜而引起感染。

3. 注意观察用药后引起的细菌异常繁殖。

4. 密切观察胃液的颜色、量，及时发现问题。若发生败血症，即尽早予相应的药物治疗。

二、声音嘶哑

（一）发生原因

1. 胃管质地较硬，在下插过程中损伤喉返神经。

2. 置管过程中患者咳嗽、说话致使胃管移动引起局部摩擦或胃管的机械刺激引起喉头水肿，压迫喉返神经造成声带麻痹。

（二）临床表现

置管后或留胃管期间出现咽喉疼痛，声音嘶哑。

（三）预防及处理

1. 根据年龄、性别、个体差异选择粗细适宜的胃管，采用硅胶管可减轻局部刺激。

2. 发现声嘶后嘱患者少说话，使声带得以休息。加强口腔护理，保持局部湿润，给予雾化吸入，口服B族维生素及激素治疗，以减轻水肿，营养神经，促进康复。

3. 病情允许应尽早拔出胃管。

三、呃逆

又称“打嗝”，是膈肌不自主地间歇性收缩，使之急骤吸气，因声门关闭而突然停止吸气。

（一）发生原因

留置胃管过程中膈神经受胃管刺激而产生的反应。

（二）临床表现

喉间呃呃连声，持续不断，声短而频频发作，令人不能自制。轻者数分钟或数小时，重者昼夜发作不停，严重影响病人的呼吸、休息、睡眠。

（三）预防及处理

1. 留置胃管每天需做口腔护理，注意不用冷水刺激，以免加重呃逆，可用温开水，棉球不要过湿。

2. 一旦发生呃逆，可首先采用分散注意力的方法，如给患者突然提问或交谈等。或轮流用拇指重按患者攒竹穴，每侧一分钟，多能缓解。亦可将两食指分别压在患者左右耳垂凹陷处的翳风穴，手法由轻到重，压中带提，以患者最大耐受量为佳，持续一分钟后缓慢松手即可止呃。

3. 若上述方法无效，可舌下含服心痛定10mg，或予胃复安20～40mg肌注，严重者可予氯丙嗪50mg肌注。

四、咽、食道黏膜损伤和出血

（一）发生原因

1. 反复插管或因病人烦躁不安自行拔出胃管损伤鼻、咽及食道黏膜。

2. 长期留置胃管对黏膜的刺激引起口、鼻黏膜糜烂及食道炎。

3. 禁食，唾液分泌减少，黏膜易损伤。

（二）临床表现

咽部不适、疼痛、吞咽障碍，难以忍受，鼻腔留出血性液，部分病人有感染症状，如发热。

（三）预防及处理

1. 对长期留置胃管者，选用聚氯酯和硅胶管，质地软，管径小，可减少插管对黏膜的损伤。

2. 向患者做好解释说明，取得患者的充分合作。置管动作要轻稳、快捷。

3. 长期留置胃管者，应每日用石蜡油滴鼻，防止鼻黏膜干燥糜烂。用 pH 试纸测定口腔 pH，选用适当的药物，每日行两次口腔护理，以保持口腔湿润、清洁。每周更换胃管一次，晚上拔出，翌晨再由另一鼻孔插入。

4. 可用混合液咽部喷雾法预防，即用 2% 甲硝唑 15ml、2% 利多卡因 5ml、地塞米松 5mg 的混合液，加入喷雾器内，向咽部喷雾 4 次，约 2 ~ 3ml，每日三次。

附　留置胃管喂饲法操作规程

1. 用物

治疗盘内备：治疗巾、胃管、镊子、压舌板、50ml 注射器、治疗碗、纱布、棉签、石蜡油、胶布、橡皮圈、安全别针、听诊器、清水及清水杯、毛巾、试纸、负压引流瓶、弯盘、面巾纸等。

2. 步骤

（1）核实医嘱，备齐用物携至床旁。对神志清醒的病人解释留置胃管的目的、操作步骤和基本原理，以取得配合。洗手、戴口罩。

（2）帮助病人取坐位或半坐卧位，不能坐起者取侧卧位。

（3）铺治疗巾，将面巾纸和弯盘放近旁。检查鼻孔是否通畅，黏膜有无破损。测量应插管的深度，一般取发际至胸骨下缘这一段长度，成人约 45 ~ 55cm，做好标记，润滑胃管前端 10 ~ 20cm。

（4）嘱病人头部稍后仰，左手持纱布托住胃管，右手持镊子夹管，沿一侧鼻孔向前向下缓缓插入，约插入 15cm 胃管通过咽部时，指导病人做吞咽动作，深呼吸，随病人吞咽动作稍速送管，直至标记处。若插管过程中病人作呕感持续，可用手电筒、压舌板检查口腔后部胃管有无卷曲卡住；如有呛咳、发绀、喘息等误入气管征象，应立即拔出，稍事休息后再插；如遇阻力或病人有作呕、噎塞、紫绀等现象，立即停止插管并将管轻轻拔出少许，检查管的位置，稍后旋转进管，以防损伤黏膜，食管静脉曲张者不宜插管。

（5）验证胃管的位置，至少做下列检查方法中的两种：

① 注射器抽取胃内容物，用试纸检查是否呈酸性。

② 用注射器快速注入 10 ~ 20ml 空气，同时用听诊器在胃区听气过水声。

③ 置管末端于水中，看有无气泡逸出。

（6）确定胃管在胃内后，用胶布固定胃管于鼻翼及面颊。

（7）将导管末端反折，用无菌纱布包裹，向病人交代注意事项。

（8）协助病人擦净口、鼻面部，睡卧舒适。

（9）每日口腔护理2次，促进病人舒适。

（10）拔管。当病人病情许可，如术后胃肠功能恢复，禁食病人可以进食时，拔除胃管：① 向病人解释后，置弯盘于病人颌下。② 揭去胶布，夹紧胃管末端。请病人深吸气，当病人慢慢呼气时，快速拔出胃管，放于弯盘内，检查胃管是否完整，防止管内残留液误吸入气管。③ 拔管后擦去胶布痕迹，协助患者漱口，擦净鼻孔及脸部，清理用物。④ 记录拔管时间和病人反应。

（罗伟香　吴惠平　王增英）

第三节　造瘘口管饲法操作并发症

造瘘口管饲饮食是将食物制成流质或糊状，通过胃或肠道的造瘘口输入胃肠道，以保证病人获得所需的营养素。常用于食管严重病变，无法进食也不能经食管鼻饲，或因腹内脏器严重疾病，如急性重症胰腺炎，不宜经胃给予食物的患者。造瘘口管饲饮食根据导管插入的途径，可分为：胃造瘘管——导管经造瘘口插入胃内，空肠造瘘管——导管经空肠造瘘口插至空肠内两种。胃造瘘有外科手术和经皮内镜胃造瘘术两种方法，后者创伤较小，仅需局麻即可解决问题，是一种简便、安全、有效的方法（图6－3，6－4），临床应用日益广泛。造瘘口管饲饮食操作简便，安全快捷，并发症少，符合机体生理要求，可有效地保持长期肠内营养，对病人创伤小，有效地提高了病人的生活质量。但由于医护人员的技术操作水平、术后护理不当或病人自身疾病的影响，常可发生一些并发症，需引起大家的注意。

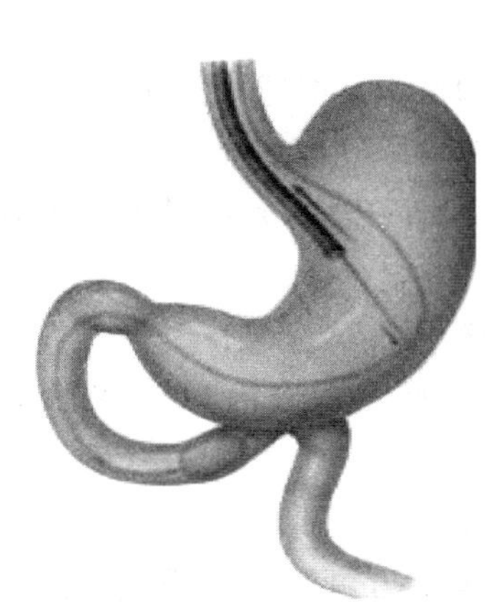

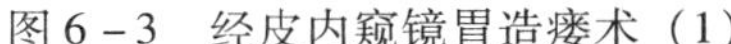

图6－3　经皮内窥镜胃造瘘术（1）

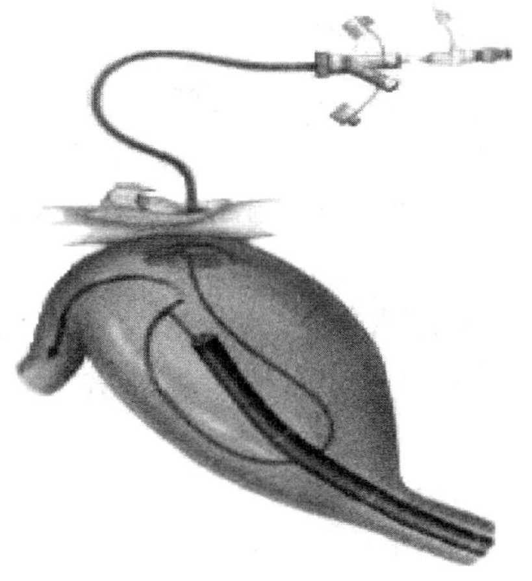

图6－4　经皮内窥镜胃造瘘术（2）

一、感染

（一）发生原因

1. 操作过程中未严格执行无菌原则，未及时更换造瘘口敷料，导管部位长期污染导致细菌过度生长。

2. 应用的营养液未做到现配现用，被致病菌污染。

3. 患者营养不良，机体抵抗力差。

（二）临床表现

造瘘口不愈合，瘘口周围红、肿、热、痛；严重者出现寒战、高热、腹泻等全身感染症状。外周血检验白细胞计数升高。

（三）预防及处理

1. 严格遵守操作规程，加强无菌操作观念，每日彻底清洗、消毒喂饲管，并更换所有喂饲用品。

2. 保持造瘘口伤口敷料干净，每日更换敷料，如有污染应随时更换。每天用5%碘酊消毒造瘘口周围皮肤，严密观察置管处有无红、肿、热、痛及分泌物。

3. 监测体温每 4 小时 1 次，发现不明原因的发热或血象升高，要注意是否有管道感染。

4. 室温下配置管饲饮食，管饲食物必须新鲜配制，储存时间不超过 6 小时。夏季需现配现用。

5. 每日输完营养液后用无菌纱布包裹造瘘管开口端。

6. 已发生感染者，应查明引起感染的原因。如为造瘘口周围皮肤化脓感染，可穿刺或切开排脓，每天换药，用无菌纱布敷盖，脓液送细菌培养；如为造瘘管管腔污染引起，则应更换造瘘管。同时加用抗生素抗感染治疗，密切观察体温变化，高热者予以物理或药物降温，擦干汗液，更换衣被；腹泻者予以对症处理。

二、造瘘管堵塞

（一）发生原因

1. 注入未充分研碎的药物、黏性大的食物和药物形成凝块堵塞管腔。

2. 注入食物或药物后未用温水冲洗管道，致使黏稠成分粘附在管壁上。

3. 应用输液瓶持续输注营养液时发生沉淀未及时摇匀或营养液过浓过稠导致造瘘管堵塞。

（二）临床表现

管饲时有阻力，回抽无胃内容物或肠液引出；或应用输液瓶输注营养液时，滴注不畅。

（三）预防及处理

1. 管饲所用的药物及食物要充分研碎，完全溶解后方可注入，要注意药物间的配伍禁忌，对 pH 较低的酸性药物，在注入前后均需用30℃温水冲洗管道，以防止堵塞。

2. 每次管饲后应用30℃温开水冲洗造瘘管。

3. 在使用瓶装营养液持续输注时，要经常摇匀营养液以防沉淀。

4. 配制管饲营养液时，可用水进行稀释，切勿过浓过稠。

5. 如果发生造瘘管堵塞，可向造瘘管中注入酶溶液或将一根导尿管插入堵塞的造瘘管口内进行冲洗，通常可以疏通管道。

三、腹泻

（一）发生原因

1. 食物污染，各种营养素搭配不当，含纤维素过多，用水冲调的营养素浓度过高。
2. 食物温度过低、注入速度过快、注入量过多，导致营养吸收障碍而引起腹泻。
3. 病人对营养液中某种蛋白质过敏。
4. 给肠功能未恢复的患者使用未含水解蛋白质的营养品。
5. 配制的营养液内含脂肪过多引起脂性腹泻。
6. 造瘘管污染引起胃肠炎。

（二）临床表现

病人主诉腹胀、腹痛；排便次数频繁；大便次数增多，每天排便超过 3 次，大便量增多、性状改变；粪便中含有未消化的食物。

（三）预防及处理

1. 配制管饲营养液时，严格无菌操作，避免污染食物；现配现用，或现打开包装现喂；配制好的食物在室温下放置不宜超过 6 小时，以减少细菌污染机会；喂剩的食物弃去；保持管饲器具的清洁，每次管饲结束用清水冲洗干净，每次喂饲之前用开水烫洗，每天用开水煮沸消毒。

2. 根据患者病情、肠功能及消化吸收功能情况，选择合适的肠内营养品。

3. 输注营养液时，开始浓度要稀、速度宜慢、首次量不宜过多，以免胃、肠不适应而引起腹泻；输注的营养液如低于室温，可用医用输注恒温器加温输入，减少过冷营养液对肠道刺激致蠕动增加而引起的腹泻；管饲及空肠造瘘管营养液温度宜 37℃，管饲或滴注速度每小时由 50ml 增加到 120ml，最快不宜超过 150ml，尽可能 24 小时保持恒定滴速。

4. 在管喂饮食期间，严密观察腹部情况，如有腹胀、腹痛、腹泻等症状，应调整灌注液浓度、量及速度。

5. 管饲营养液前，先询问病人的药物、食物过敏史，管饲过程中发现病人对某种蛋白质过敏时应立即停止输注，适当应用止泻药物。

6. 严格遵守无菌操作原则，如造瘘管管腔污染，则应更换造瘘管。

7. 若出现腹泻，应观察大便的次数、量、性状，并留取标本送检。同时做好肛门处护理：用温水擦拭，涂氧化锌或鞣酸软膏，防止皮肤溃烂发炎，保持肛周皮肤干燥，避免大便频繁刺激肛周皮肤而糜烂。

8. 腹泻严重者，遵医嘱应用抗生素、止泻剂及加强补液。

四、便秘

（一）发生原因

1. 管饲牛奶、过浓过稠、少纤维素类食物，致使粪便在肠内滞留过久，水分被过多吸收，造成排便不畅。

2. 管饲水量过少，再加之病人卧床时间长，肠蠕动减弱。

（二）临床表现

腹胀痛，有便意，但排便困难，排便次数少于正常。排出的粪便干结、坚硬，严重者便后感肛门疼痛，出现肛裂、便后滴血。

（三）预防及处理

1. 调整营养液配方，增加含纤维素丰富类食物如蔬菜和水果的摄入。

2. 管饲病人多喂水，管饲后可用温开水冲洗导管，或于两次管饲之间补充水分。

3. 观察粪便的性质、次数和量，以及伴随的症状，如腹痛、腹胀等，鼓励病人养成良好的排便习惯。

4. 对于便秘者，根据病情给予缓泻药、开塞露或针刺疗法通便，必要时可行少量不保留灌肠，切不可随意应用烈性泻药。

5. 老年病人因肛门括约肌较松弛加上大便干结，往往灌肠效果不佳，需人工取便，即用手指由直肠取出嵌顿粪便。

五、水、电解质紊乱

（一）发生原因

1. 管饲引起感染、腹泻严重者。

2. 长时间管饲，营养液配制不当，饮食结构单一所致。

（二）临床表现

病人出现脱水症状，如皮肤弹性差、脉搏细速、尿量减少等；血液检查示电解质紊乱，临床上常见低钾血症，血钾在 3.5mmol/L 以下。

（三）预防及处理

1. 严密检测水电解质失衡的情况，对重症患者应每日检测血生化，并根据结果调整营养液的配方。

2. 脱水者经造瘘口补充液体，必要时给予静脉补液。低钾血症者，可管饲 10% 氯化钾溶液，每次 10ml，亦可从静脉补钾。

3. 长时间管饲的病人注意营养液配制，避免饮食结构单一。饮食原则：各种营养素必须充分，食谱必须保持平衡。每日进食总量、次数、间隔时间由主管医生决定。食谱内容：① 补充动物蛋白质和脂肪，可给予混合奶、鸡蛋黄、糖、油和盐。② 补充热能和植物蛋白质，可给予混合粉（含面粉、黄豆粉和油）。③补充碳水化合物和水，可给予稠米汤。④ 补充无机盐和维生素，给予蔬菜汁。⑤ 另外可给予匀浆饮食（含米糊、面糊、碎菜、胡萝卜、猪肝、鸡、瘦肉等）。

4. 定期进行营养状态评定：管饲开始 1 周内每 2 天测 1 次，以后每 3 天测 1 次。并定期检查血中电解质、糖、血浆蛋白，尿中糖、电解质、氮等，准确记录 24 小时出入量，为调整营养液配方提供依据，以便及时纠正营养失调。如果病人处于昏迷状态或不能起床活动，无法测量体重，可采取测量臂肌围法评估营养状况。评定方法：臂肌围 = 臂围（cm）− 0.314 × TSF（cm）。TSF 测定部位在肩胛骨喙突与尺骨鹰嘴之间连线的中点处，左右臂均可。患者上肢自然放松下垂，检测者用拇指和食指捏起皮肤和皮下组织，使皮肤皱折方向与上臂长轴平行，用卡尺分别测量 3 次，取平均值。臂围测定部位与 TSF 测定部位在同一水平，即用软尺在上臂中点围上臂 1 周测量。由于臂围个体差异较大，难以采用统一标准来判断是否正常。对同一病人自身管饲前后对照进行动态观察，即管饲前测臂肌围作为对照标准。

六、食物反流

此并发症较少见，多发生于胃造瘘者。

（一）发生原因

1. 管饲营养液的速度过快、量过多，造成胃或空肠内容物潴留，尤其是老年病人由于消化器官退行性改变，或危重病患者胃动力不良或发生逆蠕动，容易出现反流。

2. 管饲后在胃未排空时，发生使腹内压增高的情况，如搬动病人、体位改变、呛咳、憋气等均可引起反流。

3. 昏迷病人因胃肠蠕动减弱，消化液分泌减少，如管饲速度过快，易出现反流。

（二）临床表现

食物从口、鼻或造瘘管口中流出；或有人工气道者，从人工气道中吸出管饲的食物。

（三）预防及处理

1. 开始管饲前，评定营养状态及计算营养素需要量，决定投给途径、方式与速度。输注的膳食应从低浓度与低速率开始，经4～5日浓度逐渐加至20%～25%，速度逐渐加至100～125ml/h。中途遇有不耐受情况，回复至上次的浓度与速率，不必中止。对老年病人采取间断、分次、缓慢滴注法，数量也应由少渐多并予稀释。一般第1天500ml，待病人适应后增至所需的管饲量。

2. 管饲前应吸尽气道内痰液，有人工气道者将气管插管（或套管）的气囊适度充气。

3. 搬动病人、翻身等使腹内压增高的动作应轻柔，尽量在管饲前完成。

4. 管饲时和管饲后取半卧位，借重力和坡度作用可防止反流。

5. 昏迷病人管饲应缓慢逐步开始。做法是第1天，每2小时给50ml温开水，第2天，用稀释的管饲食物（25ml开水+25ml管饲食物）每2小时1次，如无反流腹胀，第3天可每2～3小时管饲食物200～250ml。

6. 为患者做胃内输注时，一次投给后与第二次投给前须观察胃排空情况；连续输注时每日观察该项指标4～8次，胃内残留大于150ml时，示有胃潴留。

7. 出现返流时，应尽快吸尽气道及口鼻腔内反流物，并行口腔护理；同时暂时停止管饲，记录反流量，必要时行气管切开。

附　造瘘口管饲法操作规程

1. 用物

（1）治疗盘内放：治疗巾、注射器、治疗碗、温开水、无菌纱布、胶布。

（2）鼻饲的食物。

2. 步骤

（1）核对医嘱，核对床号、姓名，向病人说明管饲的方法及必要性，取得病人的同意。

（2）摇高床头，治疗巾平铺在造瘘口的下方。

（3）管饲方法：① 分次灌注法：用注射器分次灌注，抽取适宜温度的营养液缓缓注入造瘘管，每2～3小时1次，每次200～250ml，每日总量1500～2000ml或遵医嘱。流质饮食接近体温37℃。管饲后给10～20ml 30℃温开水冲洗导管，以防食物在管中腐败发酵或堵塞，于2次之间补充水分或果汁。② 缓慢滴注法：是用输液管插入瓶中，间断分次或连续不断滴注。每日总量1500～2000ml，滴注过程中用加温器保温。夏天连续滴注过程中应注意流质密封情况，防止污染。

（4）整理用物，处理污物，在治疗单签名，并记录管饲的量。

3. 注意事项

（1）喂食时抬高床头30～45°。

（2）各种食物应按照规定煮熟；胃肠造瘘口营养液温度宜41℃，喂食后应用温开水冲洗管道，避免食物堵塞；药物磨碎后用水稀释经管道注入，以免堵塞胃管。

（3）如需要高蛋白饮食，可加用奶粉、麦乳精、鱼粉、肉粉等；如果加用酸性饮料，要避免和奶一起注入，防止凝成小块。

（4）管饲的量适中（每次注入＜200ml）、浓度由稀至浓、注入速度宜慢，避免因食物过冷、浓度过高、量过多、注入速度过快而引起腹泻，从而导致营养吸收障碍。

（5）气管切开的病人，注食前宜将气囊充气2～5ml，喂食1小时内尽量少搬动病人，以免流质反流引起误吸。

（罗伟香　吴惠平　袁晓燕）

第四节　胃肠减压术操作并发症

随着医学科学的发展，尽管新的诊疗技术不断地涌现，然而胃肠减压术这一沿用了几十年的“古老”方法，仍然是外科常用的主要治疗措施和护理技术操作之一。胃肠减压术是利用负压吸引和虹吸作用的原理，通过胃管将积聚于胃肠道内的气体及液体吸出，对胃肠道梗阻病人可减低胃肠道内的压力和膨胀程度；对胃肠道穿孔病人可防止胃肠内容物经破口继续漏入腹腔；并有利于胃肠吻合术后吻合口的愈合。因此适用范围很广，常用于肝、胆、胰、脾、胃肠道手术，外科急腹症，如腹部创伤、肠梗阻及各种原因引起的肠穿孔、急性单纯性胰腺炎及急性出血坏死性胰腺炎、急性化脓性胆管炎、急性胆囊炎、急性胃扩张、胃十二指肠穿孔或出血等，是腹部外科的重要治疗措施之一。此项技术看起来简单，但在实际操作中，由于操作者的技术水平、患者自身配合及减压装置质量等原因，常会出现一些并发症，如引流不畅、插管困难、呼吸困难、败血症等等。本节进行详细论述。

一、引流不畅

（一）发生原因

1. 置入胃管时病人的吞咽动作与操作人员送管动作配合不当、送管太急，胃管进入胃内太多造成胃管在胃内盘曲、打结。

2. 昏迷病人吞咽反射减弱或消失，对咽部的刺激不敏感，插管时不能配合吞咽，胃管不易进入食管上口，或进入食管后缺少吞咽动作而盘旋在咽部或食管上段。

3. 胃管置入过深，多见于胃肠吻合术时，胃管置入吻合口下的肠腔内，致使引流不畅。

4. 胃内容物消化不彻底，食物残渣或胃液黏稠、血凝块阻塞胃管。

5. 使用时间过长使胃管老化、变脆，管腔内粘连。

6. 胃管的前端紧贴胃壁，持续负压吸引时可能发生吸钳现象。

7. 减压器故障如胃肠减压装置漏气，失去负压等。

8. 患者烦躁不安，胶布固定胃管不牢，使胃管向外滑出脱离胃腔。

（二）临床表现

腹胀无缓解或加剧，检查负压引流装置，无引流物引出，或引流物突然减少；引出的胃液量明显低于正常胃液分泌量（正常人 24 小时分泌的胃液量为 1200 ~ 1500ml）；注射器回抽时阻力增大；注气时胃部听诊无气过水音；冲洗胃管，引流量明显小于冲洗量。

（三）预防及处理

1. 对于清醒的病人在插管过程中，耐心向其说明插管的目的和步骤，告知插管过程中配合的注意事项，（如吞咽的速度、呕吐时的处理办法等等），医护人员的插管速度尽量与病人的吞咽速度相吻合，以免胃管在病人的口腔内盘曲；工作中加强责任感，定时检查胃管，及时发现和纠正滑出的胃管。

2. 为昏迷病人插胃管时，插管前先撤去病人的枕头，头向后仰，以免胃管误入气管；当胃管插入 15cm 时，将病人头部托起，使下颌靠近胸骨柄，以增大咽喉部通道的弧度，便于胃管顺利通过会厌部，可防止胃管在咽部或食管上段盘旋。

3. 定时更换胃管，以防止胃酸长时间腐蚀胃管，使其变质从而发生粘连，造成胃管不通畅。

4. 对于昏迷、烦躁的病人进行适当的约束，以防止胃管被拔除，减少胃管滑脱。如因胶布固定不牢引起，可采用一种有效的粘贴胃管的方法（见图 6 – 5）。

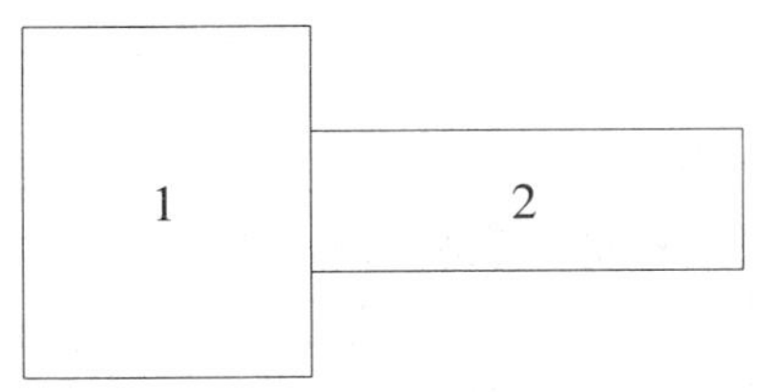

图 6 – 5　剪裁的胶布式样

将胶布 1 的部分贴在鼻翼的两侧，将胶布 2 缠绕在胃管出鼻侧。这样可以使胶布 2 牢固的粘在胃管上，胶布 1 对胃管产生一个向内的拉力，胃管既不容易与胶布松脱，患者也不易将胃管拉出。

5. 医护人员熟悉操作技术，确定胃管进入胃腔方可行负压引流，并注意插入的长度要适中（发际到剑突的长度再插进 4 ~ 5cm）。

6. 禁止多渣黏稠的食物、药物注入胃管内。

7. 如从胃管内注入药物，需定时用生理盐水冲洗胃管。

8. 如发现胃管阻塞可先将胃管送入少许，如仍无液体引出，再缓缓地将胃管退出，并边退边回抽胃液；每天定时转动胃管，并轻轻将胃管变动位置以减少胃管在胃内的粘连。

9. 如确定为食物残渣或血凝块阻塞胃管，可用 a－糜蛋白酶加碳酸氢钠注射液从胃管注入以稀释和溶解黏稠的胃液、食物残渣或血凝块。

10. 如上述处理均无效，则拔除胃管，更管重新插入。

11. 若因胃液过少而不能引出时，可更换体位进行抽吸，对于此类的病人应结合腹部的症状来判断胃肠减压的效果。

12. 胃肠减压器的位置应低于胃部，以利于引流。胃肠减压装置使用前认真仔细检查，如发现质量不合格而引起漏气，则更换胃肠减压器。

二、插管困难

在插管的过程中不能顺利进行，连续 3 次插管不成功者，称为插管困难。

（一）发生原因

1. 多见于急性肠梗阻病人，因其在无任何刺激的情况下已经频繁的呕吐，当胃管刺激咽部黏膜，导致呕吐反射加剧，胃管随着呕吐冲力冲出口腔。

2. 病人精神紧张，在插管中出现过度换气、头后仰等自卫动作，胃管进入咽喉部不能顺利进入食道，使插管失败。

3. 合并慢性支气管炎的老年病人，当胃管进入咽部，即产生剧烈的咳嗽反射，迫使操作停止。

4. 昏迷病人吞咽反射消失或减弱，对咽部刺激不敏感，插管时不能配合吞咽，胃管不易进入食管上口。

5. 胃管反复使用、硅胶老化，缺乏韧性和弹性，导致插管中途盘旋。

6. 医护人员对上消化道解剖与生理欠熟悉，操作技术欠熟练，导致插管困难。

（二）临床表现

插管困难可致鼻黏膜和咽部黏膜的水肿、损伤甚至出血；反复插管引起剧烈的咳嗽，严重者出现呼吸困难。

（三）预防及处理

1. 插管前做好病人心理护理，介绍插管经过、配合的要求，指导病人作有节律的吞咽动作，使护患配合默契，保证胃管的顺利插入；同时插管的动作要轻柔。

2. 对呕吐剧烈者，操作者可以双手拇指按压病人双侧内关穴 3～5 分钟，由重到轻，然后插入胃管；另可嘱其张口呼吸，暂停插管让病人休息；或选用适当的镇静剂或阿托品肌注，10 分钟后再试行插管。

3. 对合并有慢性支气管炎的病人，插管前应用镇静剂或阿托品肌注，再进行插管。

4. 昏迷病人可采用昏迷病人插胃管法。

5. 选用质地优良的硅胶胃管，切忌同一胃管反复使用。

6. 培训医护人员熟练掌握专业知识及专科操作技能。

7. 对咽反射消失或减弱者，可在气管镜或胃镜的配合下进行插管。反复插管困难者，可在胃管内置导丝辅助插管。

三、上消化道出血

此类并发症并不多见，但一旦发生后果较为严重。

（一）发生原因

发生原因多是由于插管动作粗暴或病人剧烈恶心、呕吐时强行插管，损伤食道、胃黏膜；胃管附着在胃黏膜上，负压吸引致使胃黏膜缺血、坏死形成溃疡所致。

（二）临床表现

负压引流液由墨绿色变成咖啡色、暗红色甚至鲜红色；伴或不伴有呕血；出血量较大时，病人排柏油样便，严重者有晕厥、出汗和口渴等失血过多的表现。胃液潜血和大便潜血检查呈阳性，出血量较多时血液常规化验红细胞和血红蛋白水平下降。胃镜检查可提示食道、胃黏膜损伤。

（三）预防及处理

1. 插管操作动作熟练、轻柔，必要时使用专业导丝，以防引起机械性损伤；病人出现剧烈恶心、呕吐时，暂停插管，让病人休息片刻，待恶心、呕吐缓解后再缓缓将胃管送入，切勿强行插管。

2. 负压引流无液体引出时，要检查胃管是否通畅，如不通畅可向胃管内注入少许的生理盐水再回抽，不可盲目回抽。

3. 如发现引流液有鲜红色血液，应停止吸引，及时报告医生，遵医嘱给予补充血容量及制酸、止血治疗。同时加强口腔护理。

4. 早期可行急诊胃镜检查，及早确定出血部位。根据引起出血的原因，采取不同的胃镜下介入治疗方法，如给予冰盐水加去甲肾上腺素，冲洗胃腔以促进止血；钛夹止血；生物蛋白胶喷洒止血；注射止血合剂止血等等。

5. 如上述措施无效，出血不止者可考虑选择性血管造影，采用明胶海绵栓塞出血血管；内科治疗无效者，行外科手术治疗。

四、声音嘶哑

（一）发生原因

1. 由于胃管过粗、留置胃管时间过长或反复插管使声带损伤，充血、水肿、闭合不全。

2. 胃管质地较硬，在往下插管的过程中损伤喉返神经。

3. 胃肠减压过程中由于病人剧烈咳嗽、呕吐等原因致使胃管移动引起局部的摩擦或胃管的机械刺激导致喉头组织水肿，压迫喉返神经，造成声带麻痹。

（二）临床表现

主要表现为声带闭合不全和发音困难。根据嘶哑程度和性质的不同可分为：毛：极轻微的嘶哑，一般在讲话时并不察觉，仅在发某一高音时出现；沙：是在发某一字时出现嘶哑；轻：只能发较低的声音；粗：指在发声时有强烈的气流冲击的声音；哑：由于不同程度的声门闭合不全所致；失声：近似耳语的声音；全哑：不能发出任何声音。

（三）预防及处理

1. 选择粗细合适、质地较柔软、表面光滑的胃管以减轻局部的刺激。勿强行插管，不宜来回抽插胃管及反复插管。

2. 胃肠减压过程中，嘱病人少说话或禁声，使声带得到充分的休息。遇剧烈咳嗽、呕吐时，先用手固定胃管，以防胃管上下移动，必要时使用止咳、止吐药物，以减轻咳嗽、呕吐症状。

3. 病情允许情况下，尽早拔除胃管。

4. 出现声音嘶哑者，注意嗓音保健，加强口腔护理，保持局部的湿润。避免刺激性的食物（如辣椒、烟酒等），不宜迎风发声，避免受凉，拔除胃管后的发音应由闭口音练到张口音。

5. 物理治疗：长时间插管引起的声带慢性炎症和黏膜的肥厚可用超声波理疗和碘离子透入法，促使局部组织的血液循环以软化肥厚的组织。药物疗法：可用B族或类固醇激素（如地塞米松）及抗生素雾化吸入，以减轻水肿，营养神经。

五、呼吸困难

（一）发生原因

1. 插管过程中由于病人不配合，当胃管从鼻腔进入时，病人突然产生头后仰、后伸的自卫动作，导致胃管顺着头后仰所形成的弧度较小的声门口进入气道。

2. 昏迷病人，吞咽反射消失或减弱，对咽部刺激不敏感，胃管误入气管。

3. 胃管脱出盘旋在口咽部。

4. 反复插管或长时间胃肠减压留置胃管而引起喉头水肿。

（二）临床表现

病人感呼吸困难，呼吸的节律、频率变快及幅度加深，呼吸困难加重后呼吸变浅、紫绀、频繁咳嗽、血氧饱和度下降；呼吸困难刺激心脏使心率加快；出现焦虑、恐惧等心理反应。

（三）预防及处理

1. 插管前耐心向病人做好解释，讲解插管的目的及配合方法，以取得其理解和配合。插管过程中，严密观察病情变化，如病人出现呛咳、呼吸困难等症状，立即停止插管，检查胃管有无盘旋在口腔内或误入气管，一旦证实立即拔出胃管，让病人休息片刻再重新插管。

2. 对于昏迷病人可按昏迷病人胃管插入法进行插管，如插管困难，可在胃管内置导丝或请医生在胃镜配合下插管。

3. 插管后用三种方法（a. 抽取胃液法；b. 听气过水音法；c. 观察有无气泡法）观察并确定胃管是否在胃腔内。

4. 病情允许情况下，尽早拔除胃管。

5. 反复多次插管或长时间胃肠减压留置胃管的病人可给予糜蛋白酶或地塞米松雾化以消除喉头水肿。

6. 根据引起呼吸困难原因，采取相应的处理措施，必要时给予氧气吸入。

六、吸入性肺炎

（一）发生原因

1. 胃肠减压过程中由于咽喉部分泌物增加而病人又不敢咳嗽易致吸入性肺炎。

2. 胃肠减压病人长期卧床引起胃肠道蠕动功能减弱或逆蠕动，或胃肠减压引流不畅导致胃食管反流，造成吸入性肺炎。

3. 胃肠减压期间病人禁食、禁水致使细菌在口腔内大量繁殖，口腔护理清洗欠彻底，细菌向呼吸道蔓延引起肺部感染。

（二）临床表现

高热，体温可高达40.5℃，面颊绯红，皮肤干燥，同时伴有寒战，胸部疼痛、咳嗽、痰黏稠，呼吸增快或呼吸困难。肺部听诊可闻及湿啰音及支气管呼吸音；胸部X线检查可见肺部有斑点状或云片状的阴影；痰中可以找到致病菌，血象检查可见白细胞增高；严重者血气分析可有呼吸衰竭的表现。

（三）预防及处理

1. 如病人咽喉部有分泌物聚积时，鼓励病人咳嗽、排痰，咳嗽前先固定好胃管及胃肠减压装置。不能自行咳痰的患者加强翻身、拍背，促进排痰。

2. 保证胃肠减压引流通畅，疑引流不畅时及时予以处理，以防止胃液反流。

3. 每日口腔护理二次，宜彻底清洗干净，以保持口腔清洁、湿润。

4. 病情允许情况下尽早拔除胃管。

5. 发生吸入性肺炎者，结合相应的对症处理。病人需卧床休息，高热可用物理降温或用小量退热剂；气急、紫绀可给氧气吸入；咳嗽、咳痰可用镇咳祛痰剂鼻饲；咳嗽或胸部剧痛时可酌用可待因；腹胀可给予腹部热敷和肛管排气。同时密切观察病人尤其是老年体弱者的呼吸、心率、心律、体温、血压的情况，根据痰和血培养的结果选择敏感的抗生素进行治疗。

七、低钾血症

（一）发生原因

多见于持续胃肠减压的病人。胃肠减压持续时间过长，大量胃液引出，而病人禁食、钾盐补给不足，导致低钾血症。

（二）临床表现

神经系统症状：早期烦躁，严重时神志淡漠或嗜睡，往往勉强叫醒后随即入睡。同时肌肉软弱无力、腱反射减弱或消失，严重时出现软瘫。消化道症状：可有口苦、恶心、呕吐和腹胀症状，肠鸣音减弱或消失。循环系统症状：心动过速、心悸、心律不齐、血压下降，严重时可发生心室纤颤而停搏。心电图出现U波，T波降低、变宽、双向或倒置，随后出现ST段降低、QT间期延长。血液化验血钾在3.5mmol/L以下。

（三）预防及处理

1. 病情允许情况下，尽早拔除胃管以减少从胃液中丢失钾。

2. 持续胃肠减压病人，经常检测血钾的浓度，发现不足及时静脉补充氯化钾，常用10%氯化钾溶液，静脉滴注含钾浓度一般不超过0.3%，因浓度过高可抑制心肌，且对静脉刺激甚大，病人不能忍受，并有引起血栓性静脉炎的危险。禁止直接静脉推注。成人静脉滴入速度每分钟不超过60滴。

八、败血症

（一）发生原因

多见于糖尿病酮症酸中毒等抵抗力低下的病人。

1. 因反复插管造成食管胃黏膜损伤，或持续胃肠减压过程中，负压吸引导致胃黏膜充血、水肿，病人抵抗力低下，使寄生在胃肠道的细菌（如克雷伯氏菌）及其产物进入血液造成医源性全身感染。

2. 使用的胃管消毒不严格或受到污染。

（二）临床表现

主要症状有寒战、高热、呕吐、腹泻、烦躁不安等。化验室检查白细胞计数增高，伴有核左移；血及胃液培养可找到致病菌。

（三）预防及处理

1. 必须使用无菌胃管进行操作，各种物品必须严格消毒。

2. 胃肠减压过程中，经常检查胃管引流是否通畅，密切观察引出液的颜色、性质及量，并做好记录。不要使胃管贴在胃壁上，以免负压损伤胃黏膜引起充血、水肿而导致感染。

3. 疑有感染者，拔除胃肠减压管。

4. 发生败血症者，根据血及胃液培养结果选择敏感的抗生素进行抗感染治疗。给予对症处理，体温过高时予以退热药并采用物理降温；腹泻时予以止泻，保持肛门及肛周皮肤清洁干燥。同时，提高机体抵抗力，如输注免疫球蛋白等。

附 胃肠减压术操作规程

1. 用物

（1）无菌治疗盘内盛：治疗巾、弯盘、胃管、治疗碗、持物钳 2 把、纱布、小药杯、液状石蜡、20 或 50ml 注射器 1 个、生理盐水、棉签、胶布、听诊器及安全别针。

（2）负压引流盒或胃肠减压器。

2. 步骤

（1）护士洗手、戴口罩，衣帽整洁，备齐用物，携至病人床旁。

（2）确认病人，向病人和家属讲解操作目的、过程及配合方法。

（3）按插胃管的方法，将胃管插入胃内。

（4）检查胃肠管是否插入胃内，其方法：① 连接注射器于胃管末端进行抽吸，抽出胃液。② 置听诊器于病人胃区，快速经胃管向胃内注入 10ml 空气，听到气过水声。③ 将胃管末端置于盛水的治疗碗内，无气泡逸出。

（5）确认胃管在胃内后，用胶布将胃管固定于鼻翼及颊部。

（6）用注射器抽尽胃内容物，接上负压引流盒。

（7）用安全别针将负压引流盒导管固定于大单、枕旁或病人衣领处。

（8）检查负压引流盒引流无异常后，整理用物。

3. 注意事项

（1）维持良好的减压吸引作用：① 要经常检查减压器的工作情况，避免导管曲折、堵塞、漏气。② 应用电动胃肠减压器时，负压不要超过 6.67kPa，否则引起消化道黏膜损伤或胃管孔堵塞。③ 为防止管腔被内容物堵塞或导管屈曲，每 4 小时用生理盐水冲洗胃管 1 次。

（2）病人持续施行减压时，注意口腔卫生的护理，每日给予雾化吸入以保护口咽部黏膜，减少对咽喉的刺激。

（3）应及时倾倒吸出液，每次倾倒前注意观察吸出液的性质、颜色和量并详细记录。对有上消化道出血史的病人应密切注意，如发现有鲜红血液，应暂停吸引，及时报告医生处理。

（4）在胃肠减压过程中，病人应禁食及停止口服药物，如医嘱指定从胃管内注入药物时，须将胃管夹住，暂停减压1小时，以免药物被吸出。

（5）拔管时间由医生决定，但一般胃肠手术后2~3天，胃蠕动功能恢复正常，并出现肛门排气，无明显腹胀时，即可拔管。如系双腔管先将气囊内空气抽尽，但双腔管仍留在肠内以备反复施术，直至腹胀无复发的可能时，方可将胃管拔出。

（6）胃管拔出后，擦净鼻腔分泌物及面颊部的胶布污迹，然后将用物带回，分别清洗擦净放回原处。

（罗伟香　吴惠平　黄穗芳）

第五节　完全胃肠外营养操作并发症

完全胃肠外营养（TPN）是一种能起到人工胃肠作用，从静脉补充营养的治疗措施。自1986年Dudrick首先倡导TPN取得成功，嗣后20多年来发展迅速，日益受到临床医师的推崇，尤其是临床外科，越来越显示了它的重要性。外科手术病人由于营养不良，蛋白质及热量不足可以延迟伤口愈合，感染机会增多，住院时间延长以及死亡率增加，给临床治疗带来了困难。而TPN从静脉供给手术病人所需的热量、维生素、电解质、氨基酸及微量元素，使病人在不能进食的情况下仍保持正氮平衡维持良好的营养状态，体重增加，有利于伤口愈合，降低死亡率。胃肠外营养（TPN）分为两类：一类是作为营养支持，针对一些不能进食、不想进食、不允许进食、进食不足的病人；另一类是作为治疗的重要手段，对于术后胃肠道需要休息、减少胃肠道消化液分泌的病人，可促进胃肠道伤口愈合和炎症消退。TPN能使病人不需要经消化即能得到营养，亦是治疗危重病人的重要措施。主要适用于：①胃肠道功能不良、肠瘘（尤其是高位高流量）、短肠综合征、克隆病、溃疡性结肠炎、严重腹部创伤、腹膜炎、麻痹性肠梗阻等。②超高代谢状态、严重创伤、广泛烧伤。③患其他各种病症时对病人的营养补充，如肿瘤、营养不良病人的术前准备和术后支持等。随着TPN在临床上的应用，并发症的出现逐渐为医护人员所关注，如导管的感染、空气栓塞、高渗性利尿及代谢性酸中毒等，其总的发生率约为7%左右。因此，提高护士的认识水平和知识水平，医护配合是预防或减少并发症的重要环节。

胃肠外营养的并发症可根据其性质和发生的原因归纳为机械性、感染性和代谢性。常发生的机械性并发症有气胸、血气胸、血肿形成、继发血栓形成、导管阻塞、空气栓塞、胸腹腔积液、心包填塞、导管折断等，感染性并发症有感染、导管性败血症等，这些并发症的发生原因、临床表现、预防及处理与中心静脉置管操作并发症基本相同，本节不予重复叙述。现将代谢性并发症进行详细叙述。

一、糖代谢紊乱

（一）发生原因

1. 葡萄糖或高渗溶液输注过多或过快，超越机体能耐受的限度，促发高渗性无酮高糖血症，严重者导致高渗性非酮性高血糖性昏迷。

2. 糖尿病患者进行静脉营养治疗时，未及时给予足量的外源胰岛素。

3. 应用胃肠外营养治疗一段时间后，体内胰岛素分泌增加，机体对糖的耐受也增加，未及时停用或调整外源性胰岛素的用量。

4. 由于胰岛素的作用可维持数小时，静脉营养液静滴速度过慢、静脉输注管道堵塞或突然停用含糖的静脉营养液，改用无糖的液体，有可能导致血糖急骤下降，发生低血糖反应，严重者可致昏迷，甚至死亡。

（二）临床表现

1. 高糖血症：早期或轻者没有特殊的临床表现，只是在监测血糖时发现血糖异常，大于11.1mmol/L（200mg/dl）；后期或症状较重者，出现大量尿糖、恶心、呕吐、腹泻、精神迟钝、意识障碍、头痛、嗜睡等；严重者出现抽搐、昏迷，甚至死亡。

2. 高渗性非酮性高血糖性昏迷：神志改变，如烦躁、嗜睡、定向力障碍甚至昏迷；脱水征明显，血压下降，病理反射阳性。高血糖 > 33.3mmol/L；有效血浆渗透压 > 320moSm/L；尿酮体（－）或（＋）－（＋＋）。

3. 低血糖：肌肉无力、焦虑、心悸、饥饿、软弱、出汗、心动过速、收缩压升高、舒张压降低、震颤，一过性黑朦，意识障碍，甚至昏迷。血糖 < 2.8mmol/L（50mg/dl）。

（三）预防及处理

1. 所有静滴的高渗液体应均匀分配在24小时内输入，输入一般从少量开始，可根据葡萄糖总量调节其摄入速率，开始阶段应控制在0.5g/kg/h以内，并测定血糖和尿糖进行监测。在机体产生适应后，逐步增加到1～1.2g/kg/h。

2. 可使用输液泵控制输液速度。一般标准静脉营养液，以125ml/h的时速输入，即可供给患者3000ml/d液体和1800～3000焦耳/d热量的需要，但一般不超过200ml/h。

3. 在输注过程中，严密观察导管是否通畅，如不通畅立即寻找原因。每次输注结束先注入生理盐水冲洗导管，再推入3～5ml肝素，防止返流血凝块结堵管。指导患者避免做静脉压增高的动作，如用力憋气、曲腿、低头等。翻身时注意不要压迫血管，导管内不宜输血、血浆及抽取血标本。每班抽回血1次，以检查管道是否畅通，严格交接班。

4. 在胃肠外营养的实施中，切忌突然换用无糖溶液。如果暂不需要静脉营养液，可用20%葡萄糖液替代输入，当需停止TPN治疗时，输液速度应在48小时内逐渐减慢。

5. 在TPN实施过程中，密切观察血糖的变化，并根据血糖的变化来调节胰岛素的用量。

6. 若葡萄糖总量较大，超越能自然耐受的限度，则需加用外源胰岛素协助调节。为避免输液袋及输液管道对胰岛素的吸附而致剂量偏差，胰岛素应以皮下注射为妥。

7. 对糖尿病患者则应及时给予足量的外源胰岛素，防止高血糖和高渗性非酮性高血糖性昏迷的发生。

8. 严格掌握葡萄糖的使用，密切注意出入水量，防止造成脱水。当血糖高于

22.2mmol/L，或持续多尿大于100ml/h，需积极纠正失水，停用高渗葡萄糖液并加用适量胰岛素治疗，以防止高渗性昏迷的发生。

9. 对于已经发生高渗性非酮性高血糖性昏迷的患者，治疗以纠正脱水为主，降低血糖为辅。给予大量低渗盐水纠正高渗透压状态，同时加用适量的胰岛素。

10. 发生低血糖者，仔细查找原因，如因营养液输注速度过慢引起，立即加快输液，迅速补充葡萄糖。如胰岛素使用过量，则调整胰岛素用量。

11. 及时、积极治疗，以防止中枢神经系统发生不可逆的改变。但也应注意防止水分摄入过多过快，以致走向另一极端，出现脑水肿。

二、代谢性酸中毒

（一）发生原因

氨基酸制剂含有赖氨酸和精氨酸的盐酸盐。TPN过程中，氨基酸用量过大，在体内代谢后释放的盐酸将导致代谢性酸中毒。酸中毒时肾小管上皮细胞排H^+增多，竞争性地抑制排K^+，是高钾血症的机制之一。代谢性酸中毒引起神经系统功能障碍其发病机制可能与下列因素有关：①酸中毒时脑组织中谷氨酸脱羧酶活性增强，故γ-氨基丁酸生成增多，该物质对中枢神经系统有抑制作用。②酸中毒时生物氧化酶类的活性减弱，氧化磷酸化过程也因而减弱，ATP生成也就减少，因而脑组织能量供应不足。

（二）临床表现

病人口唇呈樱桃红、呼吸加深加快、心率较快、心音较弱、血压偏低、头痛、头晕、嗜睡等症状，严重者可发生昏迷。血pH值低于7.35，二氧化碳结合力降低，尿呈强酸性。

（三）预防及处理

1. 根据病人的病情，合理配制TPN营养液。输液过程中，密切监测水电解质及酸碱平衡情况，防止酸中毒的发生。

2. 积极防治引起代谢性酸中毒的原发病，纠正水、电解质紊乱，恢复有效循环血量，改善组织血液灌流状况，改善肾功能等。

3. 严重酸中毒危及生命，要及时补充碱性溶液治疗。临床上常用5%碳酸氢钠以补充HCO_3^-，去缓冲H^+。乳酸钠也可用，不过在肝功能不全或乳酸酸中毒时不用，因为乳酸钠经肝代谢方能生成$NaHCO_3$。三羟甲基氨基甲烷近来常用，它不含Na^+、HCO_3^-或CO_2。

4. 酸中毒常伴有高钾血症，酸中毒纠正后常可恢复正常，如血钾升高严重，应在给碱纠正酸中毒的同时处理高钾血症。可静脉输入高渗葡萄糖液及胰岛素，可使K^+随糖原合成进入细胞。

三、电解质紊乱

（一）发生原因

多是由于需要量增加而供应量不足或过量导致，以低钾血症最常见。另外胃肠外营养制剂一般不含磷酸盐和钙，长期进行胃肠外营养支持治疗易发生低磷、低钙的情况。

（二）临床表现

低钾血症表现为肌肉软弱无力、肠道功能减弱、心动过速、心悸、血压下降等。低磷血症时早期症状为四肢无力和关节痛、区域性或肢端麻木，言语模糊不清，最后可发生到神志不清和昏迷，氧离曲线左移。低钙血症表现为下肢肌肉痉挛或抽搐等。化验钾、磷、钙均低于正常。

（三）预防及处理

1. 经常定期监测电解质、血糖、血微量元素的变化。由于高渗糖的代谢和蛋白质的合成都需要钾的参与，所以必须补充足够的钾。但也要注意防止过量，造成高钾血症，威胁生命。

2. 电解质需要量应根据机体丢失量及摄取不足量补充。一般每天应补钠 40～160mmol、钾 60～100mmol、钙 4～5mmol、镁 2～10mmol、磷 4～9mmol。微量元素和多种维生素也可在每日的全营养混合液（TNA）中补充。

3. 由于胃肠外营养制剂一般不含磷酸盐和钙，使用 TPN 10 天后就可出现低磷血症，因此需补充更多磷酸盐，同时给予浓维生素 A、D。低钙在临床上较易发现，可静滴或静推 10% 葡萄糖酸钙或氯化钙纠正。因钙与磷混合易发生沉淀反应，故两者不可混在一起输入。

4. 准确记录 24 小时出入水量，收集 24 小时内的尿及其他排泄物标本，及时送检验。

四、必需脂肪酸缺乏

（一）发生原因

1. 全营养混合液配制不当，长期使用未加脂肪乳剂的静脉营养，造成必需脂肪酸摄入不足。

2. 持续输注大量葡萄糖而引起高胰岛素血症，发生肝内糖原和脂肪的蓄积过多，导致肝功损害及脂肪肝，同时抑制脂肪分解，阻碍脂肪组织中储存的必需脂肪酸释放入血。

（二）临床表现

婴幼儿可见到皮肤脱屑、毛发稀疏、免疫力下降、血小板减少等症状。成人则多表现为血液生化方面的改变，如血中出现甘油三烯酸，以及三烯酸与花生四烯酸的比值升高（正常为0.4）等。

（三）预防及处理

1. 医务人员配制全营养混合液时，注意处方中各成分配比。由脂肪和糖提供的“双能源”，其热量一般为1：1，血脂偏高者可适当降低脂肪占有比例。

2. 因阳离子可中和脂肪颗粒上磷脂的负电荷，使脂肪颗粒相互靠近，发生聚集和融合，导致水油分层，影响吸收。

3. 持续输注葡萄糖时，可给予小剂量胰岛素，以促进糖的利用。

4. 在静脉营养中注意给予补充脂肪乳，至少每周给予脂肪乳剂 500～1000ml。

附　完全胃肠外营养操作规程

1. 用物

（1）用物准备同深静脉置管术。

（2）一次性静脉营养袋（3L 袋）及根据医嘱配制营养液所需的药液。

（3）空气净化工作台或层流空气罩；或专门 TPN 配液室。

2. 步骤

（1）洗手，戴口罩，备齐用物。洗手后不再接触其他物品，穿灭菌工作服，戴无菌手套。

（2）认真检查药液有无过期，安瓿有无裂缝等。锯安瓿后用2%碘酊、70%乙醇擦拭后掰开（严禁用镊子敲击安瓿），然后抽吸药液，加入3L袋，在瓶签上注明姓名、床号、加入药物名称、剂量及加药时间并签名。

（3）准备输液架，核对床号与姓名，向清醒病人解释输液的目的及注意事项，嘱病人先解大小便。

（4）排除空气：抬高滴管下端的输液管，挤压滴管使溶液迅速流至滴管1/3～1/2满时，稍松调节器，手持针栓部，使液体顺输液管缓慢下降直至排尽导管和针头内的空气，关闭调节器。

（5）选择静脉进行穿刺置管，同深静脉置管术操作2～8。

（6）调节输液速度：将每日输液总量按24小时计算滴速，一般40～60滴/分，每小时输200ml左右，使液体于24小时内持续、均匀滴入。

（7）同深静脉置管术操作9～10。

3. 注意事项

（1）配制营养液必须严格遵守无菌技术操作，现配现用。（图6－6）

（2）配制好的营养液尽量及时输注，如不能及时输注，要求保存于4℃的冰箱内。

（3）输注营养液前，严格检查液体的质量，发现异常及时更换，绝对不用浑浊及有问题的液体。（图6－7）

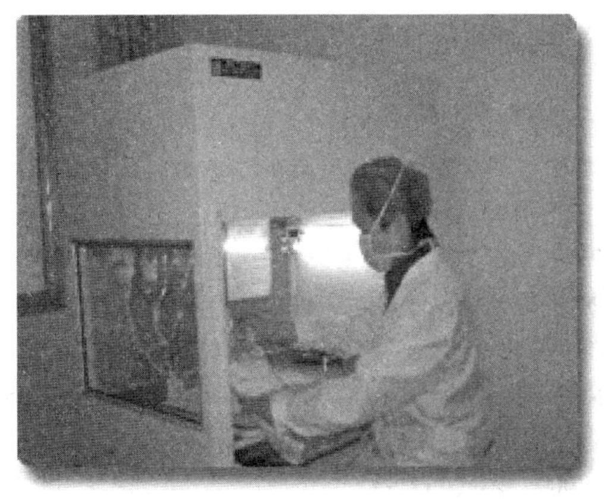

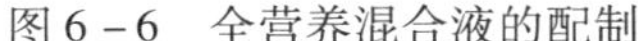

图6－6　全营养混合液的配制

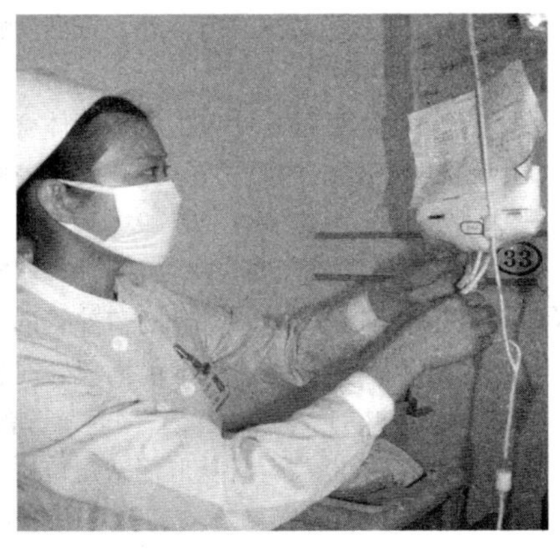

图6－7　全营养混合液的输注

（4）做好静脉置管的护理。导管处3M敷贴每24～48小时更换一次，如发现置管处有渗血及敷贴污染时应及时用5% PVP－I液消毒穿刺处皮肤并更换敷贴。

（5）观察T、P、R、BP的变化，准确记录出入量，及时发现药物的不良反应，做好基础护理，预防口腔、肺、泌尿系统及皮肤并发症，每班护士对患者进行全面评估2次。

（6）营养液输注通道，严禁输入其他药物，以免影响营养液的稳定性。

（李　威　罗伟香　蔡月英）

参考文献

1 邝国军，黄东健．重症脑损伤早期鼻饲方法的改进及并发症防治．衡阳医学院学报，1999，27（3）：304～305.

2 冯云香，李芳．鼻饲患者并发症的观察及护理．齐鲁护理杂志，2000，6（2）：143～144.

3 张瞿路，吕健，戴芳德．颅脑损伤昏迷病人鼻饲并发症的预防及护理．中华护理杂志，2000，35（3）：164～165.

4 沈梅芬，张海英，李月琴．重型颅脑外伤患者鼻饲并发症原因及防治．苏州医科大学学报，2002，22（1）：116～117.

5 李蕴博，荆涛．急性脑血管病患者及早鼻饲减少并发症的观察及护理体会．黑龙江医药科学，2002，25（3）：96.

6 张梅灵，张平．颅脑损伤昏迷病人鼻饲营养并发症的预防及护理．河南诊断与治疗杂志，2002，16（3）：221.

7 张慧瑛．颅脑损伤昏迷病人鼻饲并发症的预防与护理．吉林医学，2002，23（6）：363～364.

8 周平，曹瀚中，陈桂英，等．给药镇静后插胃管的临床观察．实用护理杂志，1999，15（6）：37.

9 岳振琴，谢延香，赵晓丽．脑血管病病人鼻饲并发症的预防及护理．承德医学院学报，2001，18（2）：45.

10 邓颖珍．胃肠减压致败血症的临床分析．护士进修杂志，1995，10（8）：46.

11 金菊芳．胃肠减压置管异常原因分析及处理．山西护理杂志，1995，9（6）：273～274.

12 唐玉平．腹部外科应用胃肠减压的护理概述．桂林医学院学报，1996，10（5）：675～676.

13 王素萍．行胃肠减压插管引起猝死1例．实用乡村医生杂志，2000，7（6）：41.

14 陈鹊汀，王振东，胡庚坤，等．术中改造胃管预防吻合口水肿引发胃肠减压失效36例报告．河北职工医学院学报，2002，19（4）：16.

15 朱伟杰，陈义军，曹卫东，等．重型颅脑损伤胃肠减压防治应激性溃疡效果观察．人民军医，2002，45（4）：193～194.

16 黄瑾华．留置胃管症见呃逆的护理体会．镇江医学院学报，1997，7（4）：519.

17 赵殿银，刘玉文，孙增芳，等．混合液咽部喷雾防止留置胃管并发症的临床观察．中国煤炭工业医学杂志，2000，11（3）：1169.

18 李友珠．留置胃管的研究进展．护理研究，2002，16（7）：386～387.

19 王继军，许景云，卞莉．鼻肠营养管的使用护理．实用护理杂志，1999，15（4）：25.

20 王英，姚兰，吴顺香．手术前插胃管时机的探讨．护士进修杂志，2001，16（6）：413～414.

21 黄建萍，黄叶莉，魏冰，等．国内留置胃管术的研究进展．实用护理杂志，2001，17（4）：48～49.

22 朱秋明．21cm断裂胃管从肛门造瘘口排出教训．实用护理杂志，2000，16（4）：39.

23 阮秀敏．肠内营养简易方法．实用护理杂志，2000，16（4）：27.

24 沈眉，李淑兰，周云珍．肠内营养对吞咽困难患者并发症的影响．实用护理杂志，2000，16（3）：40～41.

25 刘阳，段秋音．重症病人机械通气时的肠内营养支持．实用护理杂志，1999，15（8）：48.

26 陈冬梅，邵义明．胃肠内要素膳滴注法用于危重病人的临床观察及护理．实用护理杂志，1999，15（2）：39～40.

27 林丽琴，陈凤萍．重型颅脑损伤早期肠内营养疗效观察及护理．护士进修杂志，2001，16（3）：200～201.

28 金芙萍，谭有娟，徐霞．青藏高原颅脑损伤患者早期肠内营养的观察及护理．实用护理杂志，2000，16（9）：37～38.

29 胡丽娟，卢静霞，沈琼，等．家庭经肠营养病人的健康教育．护士进修杂志，2001，16（4）：308～309.
30 逮桂兰，代景兰．急性脑血管病的胃肠障碍与喂养．实用护理杂志，2000，16（5）：44～45.
31 辛卫朝，周长荣．胃管误入气管1例．实用护理杂志，2001，17（1）：46.
32 王霞，王红美，杨建英，等．改良胃管的临床应用观察．实用护理杂志，2000，16（12）：31～32.
33 罗洪．胃肠术后早期肠内营养支持对肠功能恢复的临床观察．实用护理杂志，2001，17（5）：38～39.
34 赵京霞，李春，向丛恕，等．全胃切除术后早期肠内营养的观察与护理．实用护理杂志，1999，15（5）：44～45.
35 吴红丽．一例胃肠减压胃管打2个死结的教训分析．实用护理杂志，1999，15（7）：464.
36 吴亚珍，杨颖，丁素华．洗胃并发症及洗胃机操作的护理技术．实用护理杂志，1995，11（1）：17～18.
37 张朝佑．人体解剖学．第二版．北京：人民卫生出版社，1998.
38 王建荣，张稚君．基本护理技术操作规程与图解．北京：人民军医出版社，2003.
39 殷磊．护理学基础．北京：人民卫生出版社，2003.
40 韦文贞．空肠造瘘术后营养饮食的护理．广西医科大学学报，2002，7（1）：19.
41 汪志明．经肠营养的管饲技术．江苏临床医学杂志，2002，6（2）：54.
42 顾玉英．食管胃贲门癌术后经空肠造瘘胃肠减压及管饲效果观察．护理学杂志，2000，15（9）：142.
43 林晓洁．空肠造瘘流质营养在重症腹部术后的护理．现代中西医结合杂志，2001，10（14）：158.
44 陈强谱，边风国，裴象昌，等．胆道术后肠内营养置管方法的改进．中国临床营养杂志，1994，2：87～88.
45 陈强谱，边风国，裴象昌，等．胰十二指肠切除术后经双腔T管行胃肠道营养的体会．实用外科杂志，1993，13：159～160.
46 吴文溪，许勤，华一兵，等．结直肠切除术后早期肠内营养的前瞻性研究．世界华人消化杂志，1999，7：1024～1028.
47 何国平，喻坚．实用护理学．北京：人民卫生出版社，2002.
48 徐丽．对胃肠减压中存在的问题和胃管固定的改进．护士进修杂志，1994，9（11）：45.
49 唐玉平．腹部外科应用胃肠减压的护理概述．桂林医学院学报，1995，10：675～676.
50 刘丽芬．浅谈外科病人胃肠减压的护理．福建医药杂志，1999，5（21）：109 ～110.
51 何书萍．胃肠减压管的使用及护理体会．护士进修杂志，2002，7（17）：549.
52 孙丽娟．胃肠减压引流不畅的原因及防护．黑龙江护理杂志，1998，6（4）：9～10.
53 金菊芳．胃肠减压置管异常原因分析及处理．山西护理杂志，1995，6（9）：273～274.
54 裘法祖．外科学．北京：人民卫生出版社，1995.
55 陈劲松，陈永红，刘俊．完全胃肠外营养在临床使用中的护理体会．川北医学院学报，2001，16（3）：96～97.
56 陈天艳，汤瞖，黄新茹．完全胃肠外营养治疗的护理．大理医学院学报，2001，10（2）：63～65.
57 颜晓．完全胃肠外营养在临床使用中的护理体会．武警医学，1998，9（2）：110～111.
58 贾雨虹．全胃肠外营养导管感染并发症及其护理．国外医学护理学分册，1995，6：274.
59 张思源，陈亭苑，吴蔚然．肠外营养的并发症及其预防．中国实用外科杂志，1995，15（6）：333.
60 张雷华，王俊义，宋维亮．完全胃肠外营养对肠道免疫功能的影响．第四军医大学学报，1996，17（1）：30～32.
61 王晓玲．完全胃肠外营养的输液监护．实用护理杂志，1996，12（4）：185.
62 李光新，肖刚，田虎，等．ICU患者完全胃肠外营养支持治疗的体会．中国危重病急救医学，1996，8（1）：47～48.
63 杭燕南，金定炼．重症监护治疗手册．上海：上海科学技术出版社，1997.

第七章　氧气吸入法操作并发症

氧为生命活动所必需，如组织得不到足够的氧或不能充分利用氧，组织的代谢、功能，甚至形态结构都可能发生异常改变，这一过程称为缺氧。氧气吸入法是通过给病人吸入高于空气中氧浓度的氧气，来提高病人肺泡内的氧分压，达到改善组织缺氧为目的的一种治疗方法。因此，氧气吸入法常用于纠正各种原因造成的缺氧状态，提高动脉血氧分压（PaO_2）和动脉血氧饱和度（SaO_2），增加动脉血氧含量（CaO_2），促进组织的新陈代谢，维持机体生命活动。氧气吸入法分为鼻导管吸氧法、鼻塞吸氧法、面罩吸氧法、氧气头吸氧罩法、氧气枕吸氧法五种，可根据病人的病情选择不同的吸氧方法。氧疗虽然作为一种治疗手段已广泛应用于临床实践中，但由于供氧装置问题、医务人员的操作及病人自身原因，常可出现无效吸氧、氧中毒、肺不张、呼吸道分泌物干燥及肺组织损伤等一系列的并发症，本章分别予以详细叙述。

一、无效吸氧

（一）发生原因

1. 中心供氧站或氧气瓶气压低，吸氧装置连接不紧密。
2. 吸氧管扭曲、堵塞、脱落。
3. 吸氧流量未达病情要求。
4. 气管切开病人采用鼻导管（鼻塞）吸氧，氧气从套管溢出，未能有效进入气管及肺。
5. 气道内分泌物过多，而未及时吸出，导致氧气不能进入呼吸道。

（二）临床表现

病人自感空气不足、呼吸费力、胸闷、烦躁、不能平卧。查体：呼吸急促，胸闷，缺氧症状无改善，氧分压下降，口唇及指（趾）甲床紫绀、鼻翼煽动等。呼吸频率、节律、深浅度均发生改变。

（三）预防及处理

1. 检查氧气装置、供氧压力、管道连接是否漏气，发现问题及时处理。
2. 吸氧前检查吸氧管的通畅性，将吸氧管放入冷开水内，了解气泡溢出情况。吸氧管要妥善固定，避免脱落、移位。在吸氧过程中随时检查吸氧导管有无堵塞，尤其是对使用鼻导管吸氧者，鼻导管容易被分泌物堵塞，影响吸氧效果。
3. 遵医嘱或根据病人的病情调节吸氧流量。
4. 对气管切开的病人，采用气管套管供给氧气。
5. 及时清除呼吸道分泌物，保持气道通畅。分泌物多的病人，宜取平卧位，头偏向一侧。

6. 吸氧过程中，严密观察病人缺氧症状有无改善，如病人是否由烦躁不安变为安静、心率是否变慢、呼吸是否平稳、发绀有无消失等。并定时监测病人的血氧饱和度。

7. 一旦出现无效吸氧，立即查找原因，采取相应的处理措施，恢复有效的氧气供给。

二、气道黏膜干燥

（一）发生原因

1. 氧气湿化瓶内湿化液不足，氧气湿化不充分，尤其是病人发热、呼吸急速或张口呼吸，导致体内水分蒸发过多，加重气道黏膜干燥。

2. 吸氧流量过大，氧浓度 >60%。

（二）临床表现

出现呼吸道刺激症状：刺激性咳嗽，无痰或痰液黏稠，不易咳出。部分病人有鼻衄或痰中带血。

（三）预防及处理

1. 及时补充氧气湿化瓶内的湿化液。对发热病人，及时做好对症处理。对有张口呼吸习惯的病人，做好解释工作，争取其配合改用鼻腔呼吸，利用鼻前庭黏膜对空气有加温加湿的功能，减轻气道黏膜干燥的发生。对病情严重者，可用湿纱布覆盖口腔，定时更换。

2. 根据病人缺氧情况调节氧流量，轻度缺氧 1～2L/min，中度缺氧 2～4L/min，重度缺氧 4～6L/min，小儿 1～2L/min。吸氧浓度控制在 45% 以下。

3. 加温加湿吸氧装置能防止气道黏膜干燥。

4. 对于气道黏膜干燥者，给予超声雾化吸入，超声雾化器可随时调节雾量的大小，并能对药液温和加热。

三、氧中毒

（一）发生原因

氧治疗中发生氧中毒临床上极为少见。一般认为在安全的“压力－时程”阈限内是不会发生氧中毒的，但患者在疲劳、健康水平下降、精神紧张等情况下对氧过敏或耐力下降时可发生。

吸氧持续时间超过 24 小时、氧浓度高于 60%，高浓度氧进入人体后产生的过氧化氢、过氧化物基、羟基和单一态激发氧，能导致细胞酶失活和核酸损害，从而使细胞死亡。这种损伤最常作用于肺血管细胞，早期毛细血管内膜受损，血浆渗入间质和肺泡中引起肺水肿，最后导致肺实质的改变。

（二）临床表现

氧中毒的程度主要取决于吸入气的氧分压及吸入时间。氧中毒的特点是肺实质改变，如肺泡壁增厚、出血。一般情况下连续吸纯氧 6 小时后，病人即可有胸骨后灼热感、咳嗽、恶心、呕吐、烦躁不安、面色苍白、胸痛；吸氧 24 小时后，肺活量可减少；吸纯氧 1～4 天后可发生进行性呼吸困难。有时可出现视力或精神障碍。

（三）预防与处理

1. 严格掌握吸氧指征、停氧指征。选择恰当给氧方式。

2. 严格控制吸氧浓度，一般吸氧浓度不超过45%。根据氧疗情况，及时调整吸氧流量、浓度和时间，避免长时间高流量吸氧。

3. 对氧疗病人做好健康教育，告诫病人吸氧过程中勿自行随意调节氧流量。

4. 吸氧过程中，经常做血气分析，动态观察氧疗效果。一旦发现病人出现氧中毒，立即降低吸氧流量，并报告医生，对症处理。

四、晶体后纤维组织增生

仅见于新生儿，以早产儿多见。是一种增殖性视网膜病变，其特征为视网膜新生血管形成、纤维增殖以及由此产生的牵引性视网膜脱离，最终导致视力严重受损甚至失明。

（一）发生原因

新生儿，尤其是早产低体重儿，长时间高浓度氧气吸入会引起此并发症。

（二）临床表现

视网膜血管收缩，视网膜纤维化，临床上可造成视网膜变性、脱离、继发性白内障、继发性青光眼、斜视、弱视，最后出现不可逆的失明。

（三）预防及处理

1. 对新生儿，尤其是早产低体重儿勿长时间、高浓度吸氧，吸氧浓度小于40%。

2. 对于曾长时间高浓度吸氧后出现视力障碍的患儿应定期行眼底检查。

3. 已发生晶体后纤维组织增生者，应早日行手术治疗。

五、腹胀

（一）发生原因

1. 多见于新生儿，鼻导管插入过深，因新生儿上呼吸道相对较短，易误入食道。

2. 全麻术后患者咽腔收缩、会厌活动度、食道入口括约肌松弛，舌体后移，咽腔因插管而水肿，使气体排出不畅，咽部成为一个气体正压区。此时氧气的吸入流量大，正压更加明显，迫使气体进入消化道。

（二）临床表现

缺氧症状加重。病人烦躁、腹胀明显，腹壁张力大，呼吸急促表浅，胸式呼吸减弱，口唇青紫，脉搏细速，呈急性表现，严重者危及生命。

（三）预防及处理

1. 正确掌握鼻导管的使用方法。插管不宜过深，成人在使用单鼻孔吸氧时鼻导管插入的深度以2cm为宜。新生儿鼻导管吸氧时，必须准确测量长度，注意插入方法、插入鼻导管时可将患儿头部稍向后仰，避免导管进入食道，插入不可过深。

2. 用鼻塞吸氧法、鼻前庭或面罩吸氧法能有效地避免此并发症的发生。

3. 如发生急性腹胀，及时进行胃肠减压和肛管排气。

六、感染

（一）发生原因

1. 吸氧终端装置污染：吸氧管道、氧气湿化瓶、湿化瓶内湿化液等容易发生细菌生长。

2. 插管动作粗暴导致鼻腔黏膜破损，而病人机体免疫力低下，抵抗力差易发生感染。

（二）临床表现

病人出现局部或全身感染症状，如畏寒、发热、咳嗽、咳痰、败血症等。

（三）预防及处理

1. 每日更换吸氧管、氧气湿化瓶及湿化瓶内湿化液，湿化瓶每日消毒。

2. 湿化瓶内液体为灭菌处理的冷开水、蒸馏水。

3. 每日口腔护理二次。

4. 插管动作宜轻柔，以保护鼻腔黏膜的完整性，避免发生破损。

5. 如有感染者，去除引起感染的原因，应用抗生素抗感染治疗。

七、鼻衄

（一）发生原因

1. 插鼻导管动作过猛或反复操作所致；部分患者鼻中隔畸形，而操作者按常规方法插管，使鼻黏膜损伤，引起鼻衄。

2. 鼻导管过粗或质地差。

3. 长时间吸氧者，鼻导管与鼻咽部分泌物粘连、干涸，在更换鼻导管时，鼻咽部的黏膜被外力扯破导致出血。

4. 长时间较高浓度吸氧，且湿化不足，导致鼻黏膜过度干燥、破裂。

（二）临床表现

鼻腔黏膜干燥、出血，血液自鼻腔流出。

（三）预防及处理

1. 正确掌握插管技术，插管时动作轻柔。如有阻力，要排除鼻中隔畸形的可能，切勿强行插管。必要时改用鼻塞法吸氧或面罩法吸氧。

2. 选择质地柔软、粗细合适的吸氧管。

3. 长时间吸氧者，注意保持室内湿度，做好鼻腔湿化工作，防止鼻腔黏膜干燥。拔除鼻导管前，如发现鼻导管与鼻黏膜粘连，应先用湿棉签或液体石蜡湿润，再轻摇鼻导管，等结痂物松脱后才拔管。

4. 如发生鼻衄，及时报告医生，进行局部止血处理。如使用血管收缩剂或局部压迫止血。对鼻衄出血量多，上述处理无效者，请耳鼻喉科医生行后鼻孔填塞。

八、肺组织损伤

（一）发生原因

给病人进行氧疗时，在没有调节氧流速的情况下，直接与鼻导管连接进行吸氧，导致大量高压、高流量氧气在短时间内冲入肺组织所致。

（二）**临床表现**

呛咳、咳嗽、严重者产生气胸。

（三）**预防及处理**

1. 在调节氧流量后，供氧管方可与鼻导管连接。

2. 原面罩吸氧病人在改用鼻导管吸氧时，要及时将氧流速减低。

九、烧伤

（一）**发生原因**

吸氧装置连接不紧密，导致氧气外漏，室内使用明火，如进行艾灸、拔火罐等操作，或病人用腈纶质地的衣物摩擦易产生静电，导致火灾发生。

（二）**临床表现**

根据烧伤严重程度，分为不同的临床表现。Ⅰ度：达角质层，轻度红、肿、热、痛，感觉过敏，不起水泡，表面干燥。浅Ⅱ度：达真皮层，剧痛，感觉过敏，温度增高，有水泡，基底潮湿，均匀发红，水肿明显。深Ⅱ度：达真皮深层，有附件残留，可有或无水泡，基底湿润苍白，有出血小点，水肿明显，痛觉迟钝，拔毛时痛。Ⅲ度：损伤至皮肤全层，甚或包括皮下组织、肌肉、骨骼，皮革样，蜡白或焦黄，炭化，感觉消失，无水泡，干燥，干后可见栓塞静脉呈树枝状，痂下水肿，拔毛不痛。

（三）**预防及处理**

1. 注意安全用氧，严禁烟火。

2. 为病人吸氧时要妥善固定吸氧装置，防止氧气外漏。

3. 病人吸氧时要着棉质外衣。勿穿着用腈纶材料做的枕巾和衣服，避免由衣服或头发与枕巾摩擦产生静电火花而引起火灾。

4. 一旦发生火灾，要保持冷静，及时关闭氧气来源。并用床单保护病人，将火扑灭。

5. 如病人烧伤，按烧伤处理。

十、过敏反应

（一）**发生原因**

1. 并发急性肺水肿时，使用20% ~30%酒精进行氧气湿化，而患者对酒精过敏。

2. 对吸氧管材料或胶布过敏。

（二）**临床表现**

呼吸困难加重，病人球结膜充血，皮肤瘙痒。或接触吸氧管的鼻腔肿胀、疼痛。面部贴胶布的皮肤发红、起水泡，甚至皮肤溃烂。

（三）**预防及处理**

1. 详细询问病人过敏史，包括药物、用物等。

2. 酒精过敏者，湿化液禁用酒精。

3. 发生过敏反应者，及时去除过敏源，给予抗过敏及对症治疗。

十一、二氧化碳麻醉

（一）发生原因

1. 慢性缺氧病人高浓度给氧。因慢性缺氧病人长期二氧化碳分压高，其呼吸主要靠缺氧刺激颈动脉体和主动脉弓化学感受器，沿神经上传至呼吸中枢，反射性地引起呼吸。高浓度给氧，则缺氧反射性刺激呼吸的作用消失，导致呼吸抑制，二氧化碳滞留更严重。

2. 吸氧过程中，病人或家属擅自调节吸氧装置，加大氧气流量。

（二）临床表现

神志模糊，嗜睡，脸色潮红，呼吸浅、慢、弱，皮肤湿润，情绪不稳，行为异常。

（三）预防及处理

1. 对缺氧和二氧化碳潴留并存者，应以低流量、低浓度持续给氧为宜。

2. 对慢性呼衰病人采用限制性给氧，常用低流量持续鼻导管（或）鼻塞吸氧。氧浓度 24% ~33%，氧流量控制在 1 ~3L/min。

3. 加强对病人及家属说明低流量吸氧的特点和重要性。避免病人或家属擅自调大吸氧流量。

4. 加强病情观察，将慢性呼衰病人用氧情况列为床边交班内容。

5. 在血气分析动态监测下调整用氧浓度，以纠正低氧血症，不升高 $PaCO_2$ 为原则，一般用氧浓度以 24% 为宜，若在连续用呼吸兴奋剂时，给氧浓度可适当增大，但不超过 29%。

6. 一旦发生高浓度吸氧后病情恶化，不能立即停止吸氧，应调整氧流量为 1 -2L/min 后继续给氧，同时应用呼吸兴奋剂。加强呼吸道管理，保持呼吸道通畅，促进二氧化碳排出。

7. 经上述处理无效者应建立人工气道进行人工通气。

附　鼻导管吸氧法操作规程

1. 用物

（1）管道氧气装置或氧气筒及氧气压力表装置（见图 7 -1），必要时备扳手一把。

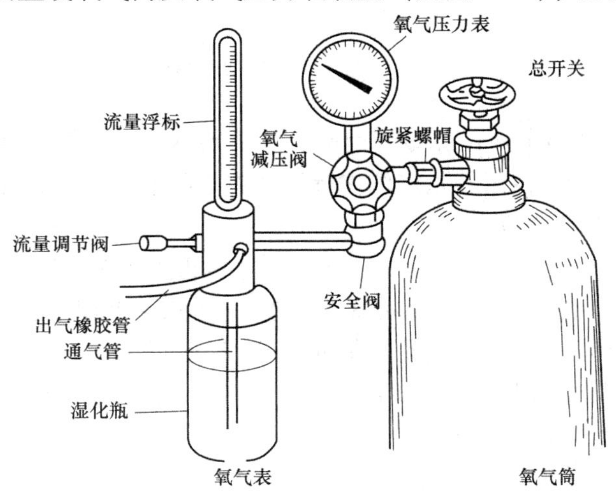

图 7 -1　氧气筒及氧气压力表装置

（2）治疗盘内备小药杯（内盛冷开水）、纱布、鼻导管、镊子、弯盘、玻璃接头、棉签、胶布、别针、橡皮筋。

（3）用氧记录单、笔。

（4）松节油、乙醇。

2. 操作方法

（1）安装氧气表：将氧气筒置于氧气架上，打开总开关，使小量氧气从气门流出，将气门处灰尘吹净，随即迅速关好，然后将表向后倾斜，接于气门上，先用手初步旋好，再用扳手旋紧。使氧气表直立于氧气筒上。检查有无漏气。

（2）将橡皮管一端接湿化瓶，一端接氧气表。

（3）接上鼻导管，关紧流量开关，打开总开关，再开流量表开关，检查氧气有无漏气及鼻导管是否通畅和全套装置是否完好适用。最后关上流量开关，取下鼻导管放于弯盘内。

（4）将氧气及备齐的用物携至床旁，放于便于操作位置，核对，向病人做好解释，以取得合作。

（5）检查鼻腔有无分泌物堵塞及异常，用棉签蘸冷开水清洗鼻腔（图 7－2）。

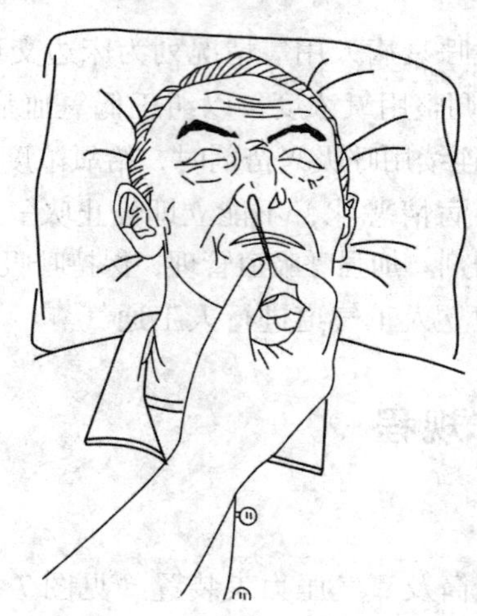

图 7－2　蒸馏水棉签清洁鼻腔

（6）操作者右手持镊子夹住鼻导管前端，左手用纱布夹托鼻导管，测量鼻尖至耳垂的 2/3 长度（8～10 厘米），用胶布定位作标记，将鼻导管前端用清水湿润后，自鼻孔向上后方向轻轻插入至病人鼻咽部。

（7）如无呛咳现象，即用胶布固定于上唇或鼻翼两侧及面颊部。

（8）视病情轻重调节流量：轻度缺氧者一般每分钟 1～2 升，中度缺氧者每分钟 2～4 升，严重缺氧者每分钟 4～6 升，婴幼儿每分钟 1～2 升。

（9）连接鼻导管，用别针将输氧管固定于枕上。记录给氧开始时间及流量。操作者签名。

（10）整理病人床单位。清理用物。

（11）观察病情及吸氧效果。

（12）停用氧气时，带小治疗盘，内置纱布、弯盘，必要时备棉签、松节油。

3. 注意事项

（1）注意安全，切实做好四防：防震、防火、防高热及防油。氧气筒内氧气是以150个大气压灌入的，筒内压力很高，在搬运及放置氧气筒时要稳当，避免撞击、倾倒，防止爆炸。氧气筒应放于阴凉处。在氧气筒周围严禁烟火及放置易燃物品，至少距离火炉5米，暖气1米，以防引起氧气助燃，导致爆炸。氧气压力表、减压阀绝对禁油，也不能在氧气筒的螺旋或扳手上抹油。否则，高压氧通过时会引起燃烧爆炸。筒上应挂有安全标记。

（2）使用氧气前必须检查输氧管与湿化瓶的连接是否正确，各衔接有无漏气。

（3）严格遵守操作规程，使用时，先调节好氧流量再插入鼻导管。吸氧过程中需调节氧流量或停止给氧时，均应先分离导管，然后调节流量再连接或关闭氧气。以免由于调节不当致使大量氧气骤然进入呼吸道而损伤肺组织。

（4）吸氧过程中，应严密观察病人病情及氧疗效果。若呼吸变慢，精神抑制或烦躁不安，应注意有无二氧化碳潴留；缺氧症状无改善，则应检查有无漏气、导管是否松脱、流量是否足够。对持续缺氧病人还须注意有无恶心、烦躁不安、面色苍白、进行性呼吸困难等氧中毒症状，以便及时处理。

（5）长期吸氧的病人，每天更换导管1～2次，左右鼻孔交替插入。进食、饮水时可暂停吸氧。

（6）防止交叉感染：鼻导管、面罩、鼻塞用后应立即洗净消毒（若用鼻塞法最好用一次性塑料鼻塞全套装置），湿化瓶每天消毒及更换灭菌蒸馏水（更换病种使用氧气时，湿化瓶也须消毒），否则可成为传染源，造成交叉感染。

（7）筒内氧气切勿用尽，当压力降至0.5mPa（5kg/cm^2），应停止使用。以防止灰尘进入筒内，再次充气时引起爆炸的危险，并以“空”字标明，便于更换及避免急用时搬错而影响抢救。

（8）对未用完的氧气筒，应悬挂“满”或“未用完”标记，定点放置。

（吴惠平　李　威　张小娟）

参考文献

1 张朝佑．人体解剖学．第二版．北京：人民卫生出版社，1998.

2 殷磊．护理学基础．第三版．北京：人民卫生出版社，2003.

3 胡跃华，孙金苹，米红丽，等．持续正压吸氧过度湿化致肺水肿2例．实用儿科临床杂志，2001，16（4）：214.

4 杨勇，赵刚．早产儿视网膜病与早产低体重和吸氧的关系．新生儿科杂志，2000，5（1）：41.

5 宋艳华，全美霞，段桂芳．两种不同深度鼻导管吸氧方式对血氧饱和度的影响．护理学杂志，1995，10（5）：295.

6 闫丽娥，马进，张莉，等．加温加湿吸氧装置的临床使用观察．护士进修杂志，1996，11（1）：33.

7 余香梅，王年丑．用乙醇湿化液吸氧致过敏1例．中华护理杂志，2001，36（4）：268.

8 徐凤，欧阳兆兰．新生儿鼻导管吸氧误入食道致腹胀1例．齐鲁护理杂志，1998，4（4）：57.

9 施雁，钱引娣．慢性呼衰病人吸氧不当致病情恶化3例报告．护理学杂志，1994，9（4）：190.

10 尚玉才，孙斌，田双庆．静电致吸氧鼻导管燃烧烧伤病人鼻黏膜1例．宁夏医学杂志，2002，24

（2）：127.
11 孔雷，王为群，王艳云．慢性呼吸功能衰竭氧疗中存在的某些问题．泰山医学院学报，2000，21（1）：64.
12 王红粉，周健，张超先，等．鼻导管吸氧法导管插入深度的临床研究．护理研究，2002，16（8）：443.
13 万焕云，黄念棠．基础护理技术操作规程．武汉：湖北科学技术出版社，1993.
14 司尚荣，崔宝珠，沈淑清．呼吸治疗中氧中毒的护理．齐鲁护理杂志，2000，6（1）：48.
15 薛玉文，于钦风，李玉，等．支气管肺泡灌洗并局部给药治疗炎性肺不张及支气管扩张28例报告．泰山医学院学报，1997，18（3）：106.
16 庄思齐，陈玮琪，李晓瑜，等．早产儿视网膜病高危因素及治疗随访分析．中国实用儿科杂志，2001，16（12）：723.
17 朱守营，赵玉良．氧中毒所致视力障碍3例报告．急诊医学，1997，4（4）：207.

第八章　雾化吸入法操作并发症

目前临床雾化吸入方式主要有超声雾化吸入法和氧气雾化吸入法。超声雾化吸入法是利用超声的空化作用，使液体在气相中分散，将药液变成雾状颗粒（气溶胶），通过吸入直接作用于呼吸道病灶局部的一种治疗方法。氧气雾化吸入法是利用高速氧气气流，使药液形成雾状，再由呼吸道吸入，达到治疗的目的。吸入一定的雾化剂，可解除支气管痉挛，减少黏膜水肿和液化支气管分泌物，使其利于自呼吸道排出及刺激呼吸道的自身清洁机制和改善通气功能；促进支气管炎症过程的控制。其优点是，药物可直接作用于呼吸道局部，使局部药物浓度高，药效明显，对呼吸道疾病疗效快，用药省，全身反应少。但是由于病人自身、医务人员的操作等原因，常可出现缺氧、感染、过敏反应等一系列的并发症，本章分别予以详细叙述。

一、过敏反应

（一）发生原因

雾化吸入药物在使用的过程中会出现过敏，过敏的原因与其他途径给药一致。

（二）临床表现

在雾化吸入的过程中患者出现喘息，或原有的喘息加重，全身出现过敏性的红斑并伴有全身的寒战，较少会出现过敏性休克。

（三）预防及处理

1. 在行雾化吸入之前，询问患者有无药物过敏史。
2. 患者出现临床症状时，马上中止雾化吸入。
3. 观察生命体征，建立静脉通道，协助医生进行治疗，应用抗过敏药物，如地塞米松等。

二、感染

（一）发生原因

1. 最常见的是雾化器消毒不严格，雾化治疗结束后没有将口含嘴（或面罩）、治疗罐及管道及时清洗和消毒。
2. 年老体弱的患者自身免疫功能减退，较长时间用抗生素雾化吸入，可诱发口腔的真菌感染。

（三）临床表现

1. 雾化器消毒不严格引起的感染主要是肺部感染，表现为不同程度的高热；肺部听诊有啰音；肺部 X 光片有炎症的改变；痰细菌培养可见细菌生长。

2. 如为患者自身免疫力下降引起的口腔感染，则多为真菌感染，舌头和口腔内壁可能会出现乳黄色或白色的斑点；患者自觉口腔疼痛，甚至拒绝进食。

（三）预防及处理

1. 每次雾化治疗结束后，将雾化罐、口含嘴及管道用清水洗净，并用500PPM的含氯消毒剂浸泡消毒后晾干备用。

2. 口含嘴最好专人专用；如行氧气雾化治疗，雾化器专人专用，每天更换。

3. 如口腔真菌感染需注意口腔卫生，加强局部治疗：① 用2% ~4%碳酸氢钠溶液漱口，使口腔呈碱性，抑制真菌生长。② 用2.5%制霉菌素甘油涂于患处，每日3~4次，有抑制真菌的作用。此外，亦可用1%龙胆紫水溶液、10%八烷酸钠溶液、1%双氧水或复方硼砂液、10%碘化钾溶液含漱，一般无需全身使用抗真菌药。

4. 给予富含大量维生素或富有营养的食物。

5. 肺部感染者选择适当的抗菌药物治疗。

三、呼吸困难

（一）发生原因

1. 由于黏稠的分泌物具有吸水性，长期积聚支气管内的黏稠分泌物因雾化吸入吸水后膨胀，使原部分堵塞的支气管完全堵塞。

2. 雾化吸入水分过多，引起急性肺水肿的发生，导致了呼吸困难（见于儿童雾化引起的溺水反应）。

3. 雾化吸入时间较长使机体处于慢性缺氧状态，组织细胞代谢障碍，供给肌肉运动的能量不足，呼吸肌容易疲劳，而雾化吸入又需要患者做深慢吸气快速呼气，增加了呼吸肌的负担。

4. 高密度均匀气雾颗粒可分布到末梢气道，若长时间吸入（超过20min）可引起气道湿化过度或支气管痉挛而导致呼吸困难。

5. 药物过敏或雾化药物刺激性大导致的支气管痉挛。

（二）临床表现

雾化吸入过程中出现胸闷、呼吸困难、不能平卧，口唇、颜面紫绀，表情痛苦，甚至烦躁，出汗等。

（三）预防及处理

1. 选择合适的体位，让患者取半卧位，以使膈肌下降，静脉回心血量减少，肺淤血减轻，增加肺活量，以利于呼吸。帮助病人拍背，鼓励其咳嗽，必要时吸痰，促进痰液排出，保持呼吸道通畅。

2. 持续吸氧，以免雾化吸入过程中血氧分压下降。

3. 加强营养，以增加患者的呼吸肌储备能力。

4. 选择合适的雾化吸入器，严重阻塞性肺疾病患者不宜用超声雾化吸入，可选择射流式雾化器，吸入时间应控制在5~10分钟，及时吸出湿化的痰液，以免阻塞呼吸道，引起窒息。

5. 对于某些病人，如，慢阻肺的病人或哮喘持续状态的病人等湿化量不宜太大，一般氧气流量 1～1.5 升/分即可；不宜应用高渗的盐水。

四、缺氧及二氧化碳潴留

（一）发生原因

1. 超声雾化吸入雾的冲力比空气中氧的冲力大，加上吸入气体含氧量低于正常呼吸时吸入气体氧含量，容易导致缺氧。

2. 超声雾化雾滴的温度低于体温，大量低温气体的刺激，使呼吸道痉挛进一步加重，导致缺氧。

3. 大量雾滴短时间内冲入气管，使气道阻力增大，呼吸变得浅促，呼吸末气道内呈正压，二氧化碳排出受阻，造成缺氧和二氧化碳潴留。

4. 慢性阻塞性肺气肿患者的通气及换气功能障碍时，大量超声雾化不仅影响正常的氧气进入，也不利于二氧化碳的排出，加重了缺氧和二氧化碳潴留。

（二）临床表现

患者诉胸闷、气短等不适。查体示：呼吸浅快、皮肤、黏膜发绀，心率加快、血压升高；血气分析结果表明氧分压下降，二氧化碳分压升高。

（三）预防及处理

1. 使用以氧气为气源的氧气雾化吸入，氧流量 6～10 L/min，氧气雾化器的外面用热毛巾包裹，以提高雾滴的温度，避免因吸入低温气体引起呼吸道痉挛。

2. 对于缺氧严重者（如慢性阻塞性肺气肿患者）必须使用超声雾化吸入时，雾化的同时给予吸氧。

3. 由于婴幼儿的喉及气管组织尚未发育成熟，呼吸道的缓冲作用相对较小，对其进行雾化时雾量应较小，为成年人的 1/3～1/2，且以面罩吸入为佳。

五、呼吸暂停

（一）发生原因

1. 雾量过大使整个呼吸道被占据，氧气不能进入呼吸道而导致缺氧状态。

2. 大量低温气体突然刺激呼吸道，反应性引起患者呼吸道血管收缩导致呼吸道痉挛，使有效通气量减少，加重了缺氧而窒息。

3. 蛋白溶解酶的应用和气体湿度增加使气道内黏稠的痰液溶解和稀释，体积增大，如不能及时排出，可造成气道阻塞。

（二）临床表现

雾化过程中突然出现呼吸困难、皮肤、黏膜紫绀，严重者可致呼吸、心跳暂停。

（三）预防及处理

1. 使用抗生素及生物制剂做雾化吸入时，应注意因过敏引起支气管痉挛。

2. 正确掌握超声雾化吸入的操作规程，首次雾化及年老体弱患者先用低档，待适应后，再逐渐增加雾量。雾化前机器需预热 3 分钟，避免低温气体刺激气道。

3. 出现呼吸暂停及时按医嘱处理。

六、呃逆

（一）发生原因

1. 超声雾化吸入时，吞入的大量气雾微粒通过食管时刺激膈肌。

2. 气雾颗粒刺激迷走神经、膈神经，反射性或直接诱发膈肌痉挛。

（二）临床表现

病人出现顽固性呃逆。

（三）预防及处理

1. 雾化时雾量可适当放小。

2. 发生呃逆时，可在患者胸锁乳突肌上端压迫膈神经或饮冷开水 200ml，亦可颈部冷敷。

3. 经上述处理无效者，可服用丁香柿蒂汤缓解症状。

七、哮喘发作和加重

（一）发生原因

1. 患者对所吸入的某种药物发生过敏反应。

2. 原有哮喘的病人，吸入低温气体诱发支气管痉挛。

3. 哮喘持续状态的病人，因超声雾化气体氧含量较低，缺氧而诱发病情加重。

（二）临床表现

雾化吸入过程中或吸入停止短时间内，患者出现喘息或喘息加重，口唇颜面发绀，双肺听诊有哮鸣音。

（三）预防及处理

1. 哮喘持续状态的病人，湿化雾量不宜过大，一般氧气雾量 1～1.5 升/分即可；雾化的时间不宜过长，以 5 分钟为宜。

2. 湿化液的温度以 30～60℃为宜。

3. 一旦发生哮喘应立即停止雾化，予以半坐卧位并吸氧，严密观察病情变化；有痰液堵塞立即清理，保持呼吸道通畅。

4. 经上述处理病情不能缓解、缺氧严重者，应予气管插管，人工通气。

附一　超声雾化吸入法操作规程

1. 用物

（1）超声波雾化器 1 套，其结构：① 超声波发生器：通电后输出高频电能。雾化器面板上操纵调节器有电源开关、雾化开关、雾量调节旋钮。② 水槽：盛蒸馏水。水槽下方有一晶体换能器，接发生器发出的频电能，将其转化为超声波声能。③ 雾化罐（杯）：盛药液。雾化罐底部的半透明膜为透声膜。当声能透过此膜与罐内药液作用，产生雾滴喷出。④ 螺纹管和口含嘴（或面罩）。其原理：当超声波发生器输出高频电能，使水槽底部晶体换能器发生超声波声能，声能震动了雾化罐底部的透声膜，作用于雾化罐内的液体，破坏了药液的表面张力和惯性，使药液成为微细的雾滴，通过导管随病人吸气而进入呼吸道。

（2）药物：按医嘱备药，常用药物有：① 抗生素，以控制呼吸道感染，如卡那霉素、庆大霉素等。② 解痉药物，以解除支气管痉挛，如氨茶碱0.125～0.25g或沙丁胺醇0.1～0.2mg等。③ 稀化痰液帮助祛痰，如α－糜蛋白酶0.25mg、10%～20%1～3ml乙酰半胱氨酸溶液等。④ 减轻呼吸道黏膜水肿，如地塞米松2.5～5mg等。

（3）其他用物：治疗巾一块、弯盘、纸巾、冷蒸馏水、水温计；按需要备电源插座。

2. 步骤

（1）水槽内加冷蒸馏水250ml，液面高度约3cm要浸没雾化罐底的透声膜。

（2）雾化罐内放入药液，稀释至30～50ml，将罐盖旋紧，把雾化罐放入水槽内，将水槽盖盖紧。

（3）备齐用物携至床边，核对，向病人解释以取得合作。

（4）接通电源，先开电源开关，红色指示灯亮，预热3分钟，再开雾化开关，白色批示灯亮，此时药液成雾状喷出。

（5）根据需要调节雾量（开关自左向右旋，分3档，大档雾量每分钟为3ml，中档每分钟为2ml，小档每分钟为1ml），一般用中档。

（6）病人吸气时，将面罩覆于口鼻部，呼气时启开；或将“口含嘴”放入病人口中，嘱其紧闭口唇深吸气。

（7）在使用过程中，如发现水槽内水温超过60℃，可调换冷蒸馏水，换水时要关闭机器。

（8）如发现雾化罐内液体过少，影响正常雾化时，应继续增加药量，但不必关机，只要从盖上小孔向内注入即可。一般每次使用时间为15～20分钟，治疗毕，先关雾化开关，再关电源开关，否则电子管易损坏。

（9）治疗毕，取下口含嘴或面罩；关电源开关。

（10）帮助病人擦净面部，取舒适体位；整理用物，倒掉水槽内的水，擦干水槽，将螺纹管浸泡消毒。

（11）观察并记录治疗效果与反应。

3. 注意事项

（1）使用前，先检查机器各部有无松动，脱落等异常情况。机器和雾化罐编号要一致。

（2）水槽底部的晶体换能器和雾化罐底部的透声膜薄而质脆，易破碎，应轻按，不能用力过猛。

（3）水槽和雾化罐切忌加温水或热水。

（4）特殊情况需连续使用，中间须间歇30分钟。

（5）每次使用完毕，将雾化罐和“口含嘴”浸泡于消毒溶液内60分钟。

附二　氧气雾化吸入操作规程

1. 用物

（1）雾化吸入器原理与结构：雾化吸入器为一特制玻璃器，其1、2、3、4、5五个管口，在球形器内注入药液，3 管口接上氧气，气流自 3 管冲向 4 管口出来，不起喷作用，但用中指堵住 4 管口时，气流即被迫从 1 管口冲出，2 管口附近空气密度突然降低，形成负压，球内药液经 4 管吸出，当上升到 2 管口时，又被来自 1 管口的急速气流吹散，形成雾状微粒从管口喷出。

（2）其他用物：医嘱用药物、氧气吸入装置 1 套（不用温化瓶）或压缩空气机 1 套。

2. 步骤

（1）按医嘱抽药液，用蒸馏水稀释或溶解药物在 5ml 以内，注入雾化器。

（2）能起床者，可在治疗室内进行。不能下床者，则将用物携至床边，核对，向病人解释，以取合作，初次作此治疗，应教给病人使用方法。

（3）嘱病人漱口以清洁口腔，取舒适体位，将喷雾器的“1”端连接在氧气筒的橡胶管上，取下湿化瓶，再调节氧流量达 6～10L/min，便可使用。

（4）病人手持雾化器，把喷气管“5”放入口中，紧闭口唇，吸气时以手指按住“2”出气口，同时深吸气，可使药液充分达至支气管和肺内，吸气后再屏气 1～2 秒，则效果更好，呼气时，手指移出气口，以防药液丢失。如病人感到疲劳，可放松手指，休息片刻再进行吸入，直到药液喷完为止，一般 10～15 分钟即可将 5ml 药液雾化完毕。

（5）吸毕，取下雾化器，关闭氧气筒，清理用物，将雾化器放消毒液中浸泡 30 分钟，然后再清洁、擦干、物归原处，备用。

（6）在氧气雾化吸入过程中，注意严禁接触烟火及易燃品。

（7）观察并记录治疗效果与反应。

（吴惠平　李　威　张　杏）

参考文献

1 殷磊．护理学基础．第三版．北京：人民卫生出版社，2003.

2 王建荣，张雅君．基本护理技术操作规程与图解．北京：人民军医出版社，2003.

3 朱凤兰，海金秀，付淑凤．超声雾化吸入法及不良反应的预防与护理．河南医药信息，2001，9（9）：62～63.

4 刘志敏，王述平，李雪冬．超声雾化吸入效果的影响因素及护理．中华护理杂志，2000，36（6）：371～372.

5 白桂芬，马彦芬．庆大霉素超声雾化吸入引起窒息死亡 1 例．山西护理杂志，1995，9（2）：86.

6 李锦燕，张伟，张正霞．超声雾化吸入的疗效观察及护理．实用护理杂志，1998，14（11）：563～564.

7 王继玲．氧气雾化吸入疗法的临床应用和护理．福建医药杂志，2000，22（1）：106.

8 陈龙华，刘瓯兰．雾化吸入器临床应用的护理观察．护士进修杂志，1996，11（8）：36.

9 李彩霞．COPD 应用超声雾化与氧气雾化吸入过程的观察．实用护理杂志，1998，14（11）：576.

10 黄锐洁．糜蛋白酶氧气雾化吸入致过敏反应 1 例．黑龙江护理杂志，2000，13（2）：134.

11 蒋黎，郑玉萍，陈静．糜蛋白酶雾化吸入致过敏 1 例．医学文选，2000，19（5）：817.

12 刘爱香，杨瑞平，陈文丽．超声雾化吸入 a－糜蛋白酶引起过敏性支气管痉挛 1 例．菏泽医专学报，1996，8（1）：58.

13 宋丽英，勾淑艳．超声雾化吸入法的护理及不良反应的预防．黑龙江医药科学，2000，23（5）：88.

14 万秀兰，曾凤屏．超声与氧驱雾化吸入疗法临床效果监测及护理．右江民族医学院学报，2002，2：332～333.

15 黄丽霞，李小玲．高氧驱动雾化吸入的应用及护理．右江医学，2000，28（1）：67.

16　王可玲，王平，王晓丽，等．婴幼儿超声雾化吸入的护理体会．实用护理杂志，2001，18（6）：662.

17　卢雪芹．超声雾化吸入引起呼吸衰竭1例．齐鲁护理杂志，1997，3（6）：174.

18　黄连飞．老年人超声雾化吸入意外的分析．右江民医学院学报，1998，20（1）：36.

19　万庆福，陈先云．220例小儿雾化吸入疗法副反应原因分析及护理对策．黑龙江护理杂志，1997，3（5）：9～10.

第九章 备皮法及伤口换药法操作并发症

术前备皮与换药是外科最常见的操作，对外科病人的康复有着重要的影响。

术前皮肤准备包括去除手术野毛发和污垢，清洁或消毒等措施，是手术前皮肤无菌准备的重要措施，其目的是预防切口感染，最早于19世纪80年代由Bellevne医院提出。从20世纪20年代开始，将剃除手术野的毛发列为患者常规的皮肤准备。近年来许多临床工作者经过大量实验研究得出结论：手术前剃毛与术前适当清洁手术野皮肤，其预防伤口感染的效果相类似，因此主张手术前备皮时，一般不剃除长1cm以内的汗毛，妇产科分娩时也不剃除阴毛，仅对长1cm以上且可能进入切口形成异物的汗毛予以剃除。

伤口换药亦称更换敷料，是对经过初期治疗的伤口（包括手术切口）作进一步处理的总称。其目的是观察伤口变化，保持引流通畅，控制局部感染，保护并促进新生上皮和肉芽组织生长，使伤口顺利愈合。伤口换药是处理伤口十分重要的一环，若未予重视或处理不当，则影响伤口愈合，增加患者痛苦。换药包括检查伤口，清洁伤口，扩大引流，去除引流物及缝合等。

第一节 备皮法操作并发症

目前国内外常用的备皮方法有：剃毛备皮法、脱毛剂备皮法、推毛备皮法、不剃毛备皮法。备皮用具包括：刮胡须安全刀片、脱毛剂、电动剃毛器。备皮操作中可因操作不当或病人解剖生理的情况，导致皮肤损伤、切口感染、过敏反应等并发症。

一、皮肤损伤

（一）发生原因

操作中，刮胡须安全刀片刮破皮肤。特殊的备皮部位，如腹部手术时脐孔部，因脐孔较隐蔽且易积垢，寄生菌很多，且有较多致病菌。该部位皮肤皱折多，又较娇嫩，稍不注意易致皮肤损伤。

（二）临床表现

皮肤损伤，可见刮痕，严重者可有渗血。

（三）预防及处理

1. 操作中注意刀片与皮肤所成角度不能过大（$<30°$），动作轻柔。
2. 使用刮胡安全刀片备皮前，在备皮区域扑上爽身粉或用肥皂水湿润毛发。
3. 在皮肤松弛的部位操作时，注意绷紧皮肤。
4. 选用电动剃须刀备皮，可降低刮伤。

5. 若操作中不慎刮破皮肤，如有出血，先用无菌敷料压迫止血，再用碘酊消毒后进行包扎；如无出血则碘酊消毒后包扎处理。

二、切口感染及切口愈合不良

（一）发生原因

剃毛造成皮肤损伤，人体体表正常有细菌寄居，损伤的部位成为细菌生长繁殖的基地和感染源；公用剃毛刀架不洁还可引起交叉感染及传播疾病，如肝炎及性病等。

（二）临床表现

切口局部出现红、肿、热、痛现象，有渗液或脓，同时伴有体温升高，脉搏增快，白细胞增加等全身反应。

（三）预防及处理

1. 尽可能在备皮前洗澡，洗发和用温肥皂水将手术区的皮肤洗净；剃毛时间选在临手术前，可减少伤口感染机会。也可在备皮前用皮肤消毒剂消毒后再备皮可减少切口感染的机会。

2. 有条件的医院，尽量使用一次性备皮刀，以防交叉感染；没有条件的医院，要做好刀架的消毒，并且每个病人备皮后更换刀片。

3. 应用新型备皮刀避免损伤皮肤：有一种新型备皮刀可减少皮肤的损伤，该备皮刀带导向爪，对于平坦、不平坦、不规则部位的皮肤均可使用，且不会损伤病人皮肤。该新型备皮刀是在原剃须刀的结构基础上进行改进的，即把原备皮刀压力板两边的保护框去掉，使压力板的形状小于刀板和刀片，致压力板与刀片之间配合紧密无间隙、在备皮时为了使刀片与病人皮肤能够保持一定的角度，在压力板两个边的其中一边上设有导向爪，另一边没有导向爪。备皮刀带导向爪的一边，能保持刀片活动的角度，适用于平坦皮肤的备皮；不带导向爪的一边适用于不平坦、不规则部位的皮肤备皮。

4. 应用剃刀推掉手术野毛发，由于残留毛发高于剃除毛发，因而可减少皮肤的损伤。

5. 在送病人入手术室时，严格检查病人的皮肤准备情况，如不符合外科术前皮肤护理常规，在病情许可的情况下，送回病区，并报告病区护士长。若发现病人术野皮肤有红肿及皮肤损伤，则及时报告医生，必要时延期手术，以防术后感染扩散。

三、过敏反应

（一）发生原因

备皮时应用化学脱毛剂，皮肤对某些化学物质产生变态反应。

（二）临床表现

脱毛部位有灼伤感，出现皮疹及发生过敏性皮炎。

（三）预防及处理

1. 使用化学脱毛剂以前需做皮肤过敏试验，即先在上臂小片皮肤上试用，如果有过敏现象禁止用化学脱毛剂。

2. 避免将化学脱毛剂用于眼睛和生殖器附近皮肤。

3. 如出现过敏现象立即停用，并报告医生处理。

附 备皮法操作规程

1. 用物

（1）托盘内盛剃毛刀架及刀片（或一次性备皮刀）、弯盘、橡皮布及专用巾、毛巾、汽油（松节油）、棉签、手电筒、治疗碗内有肥皂水及软毛刷，脸盆盛热水。

（2）骨科手术前的备皮还应备70%酒精、无菌巾、绷带。

2. 步骤

（1）病人接到备皮室，做好解释工作（如在病房备皮需用屏风遮挡），注意保暖及照明。

（2）铺好橡皮布专用巾以保护床单，暴露备皮部位。

（3）用软毛刷蘸肥皂水涂局部，一手用纱布绷紧皮肤，另一手持备皮刀剃毛，分区剃净毛发，注意勿剃破皮肤。

（4）完毕用手电筒照射，仔细检查是否剃净。

（5）用毛巾浸热水洗去局部毛发及肥皂。

（6）腹部手术，应用棉签蘸汽油或松节油清除脐部污垢。

（7）特殊部位备皮要求：① 颅脑手术病人，术前三日剃去毛发，每日洗头一次（急症手术例外），术前2小时剃净毛发，用肥皂水洗头，戴清洁帽子。②骨科无菌手术，术前三日开始准备皮肤，每日用肥皂水洗净，70%酒精消毒，术前一日剃净毛发，70%酒精消毒后用无菌巾包扎，术日清晨重新消毒包扎。③ 病灶在四肢的病人，入院后应指导病人浸泡手脚，如手掌、足趾、指（趾）端及指（趾）间较脏处，每日用温水泡20分钟并用肥皂水刷洗，剪去指（趾）甲，已浸软的胼胝应设法削去，注意勿损伤正常皮肤。④ 阴囊、阴茎部手术，病人入院后局部每日用温水浸泡，肥皂水洗净，术前一日剃毛。⑤ 对小儿备皮，一般不剃毛，只作清洁处理。

（8）整理用物，安排好病人，注意防止受凉感冒，做好记录。

3. 注意事项

（1）剃毛刀应锐利。

（2）剃毛时可先用温热肥皂水浸湿毛发（或扑上爽身粉）后再剃。

（3）剃毛时，应顺着毛发生长的方向以免损伤毛囊。

（4）皮肤松弛的地方应将皮肤绷紧，可避免损伤。

（曾 洪 田素萍）

第二节 伤口换药法操作并发症

换药是外科的一项基本技术操作，要求严格遵守无菌原则，操作熟练，动作细致。如操作不慎、无菌换药物品受污染、病人营养差以及患有某些疾病，常可引起交叉感染、伤口延迟愈合等并发症。

一、交叉感染

（一）发生原因

1. 环境污染：由于换药室内人员流动频繁，病种复杂，大量的各种致病微生物附着于微细的尘埃飞沫中，可使接受换药的病人受到感染，同时室内污物桶消毒不彻底，清扫卫生用具不洁也可导致环境污染。

2. 医源性感染：以医护人员的衣帽口罩，双手不洁而引起的最多。医护人员接触创面、伤口、感染性分泌物，若无菌观念不强，未严格按照无菌原则操作，在给有菌伤口换药后，未严格消毒双手，又给其他人治疗，致使医护人员自身携带的细菌传给他人，使无菌伤口发生感染。

3. 医疗器械消毒不彻底。

4. 自身感染：正常人皮肤上细菌在体表上一般不致感染，一旦转移到易感染部位，如伤口就可引起感染。

（二）临床表现

局部出现红、肿、热、痛和功能障碍等；可有发热、血象改变及头痛、精神不振、乏力、纳差等一系列全身不适症状。严重感染可出现代谢紊乱、营养不良、贫血，甚至发生感染性休克。

（三）预防及处理

1. 强化无菌观念。换药者应严格遵守各项规章制度和无菌技术操作原则，医护人员着装要整洁，在操作前后注意洗手，以减少病人交叉感染的机会。

2. 保持换药室环境的清洁，每日用紫外线灯消毒 1～2 次，每次 30～40 分钟。

3. 保持换药室内空气清洁，光线充足，温度适宜。换药时禁止家属及探视人员进入。

4. 严格区分无菌区和非无菌区，无菌物品与非无菌物品分类放置，摆放合理，无菌物品要注明灭菌日期或有效期，定期检查消毒日期。

5. 严格掌握换药原则：先换无菌伤口，后换感染伤口；先换缝合伤口，后换开放伤口；先换轻伤口，后换重伤口，特殊伤口最后换。

6. 伤口有感染时，应以无菌生理盐水或其他消毒溶液冲洗伤口，必要时将缝线拆除一部分，以引流脓液，或插入引流管引流脓液，观察引流液的性状和量，并根据伤口分泌物的培养结果，给予有效的抗生素治疗。

二、伤口延期愈合

（一）发生原因

1. 换药过勤或不正规的换药操作损伤肉芽组织，引起肉芽水肿，不健康的肉芽组织高出于皮肤，造成伤口愈合困难。

2. 清创不彻底，异物存留：① 医务人员对伤情不重视，未详细了解和分析病史，忽视伤口内有异物存在的可能。② 坏死组织或异物残留于伤口内，尤其是细小异物或透 X 线的异物，如木屑、碎玻璃等。③ 手术后伤口感染，深部缝合线或引流物就成了异物。

3. 引流不畅：① 脓肿切口位置不当，脓液难以排尽。② 引流口过小或经多次换药后伤口周围皮肤生长较快，瘢痕收缩致伤口狭窄，腔内脓液不能排尽。③ 伤口缝合后留有死腔，积液不能排出。

4. 过敏反应：常为用药不合理，浓度过高，对伤口刺激性大或用药时间长，引起组织过敏，而出现伤口难以愈合。

5. 结核感染：如误将结核性寒性脓疡或淋巴结结核切开，伤口可长期不愈。

6. 营养补充不足：糖类、蛋白质为伤口愈合所必需的物质；病人术前有营养摄取和代谢方面的问题（如糖尿病、溃疡性结肠炎等）而导致术后营养不足，影响伤口愈合。

（二）临床表现

伤口延期愈合可表现为伤口愈合时间延长，创面苍白水肿，色暗有苔，肉芽萎缩或生长过盛等。如深部伤口分泌物排出不畅，线头反应，伤道内肉芽组织增生可形成窦道或瘘。

用药不合理所致的过敏反应，主要表现为伤口渗出增多，皮肤湿疹，并有疼痛。

（三）预防及处理

1. 首先要提高对伤口处理工作重要性的认识，正确的诊断和处理是缩短疗程、减少病人痛苦、改善预后的关键。

2. 对各类伤口要详细了解病史，认真检查，外伤伤口应严格执行清创原则。

3. 应在换药的同时积极治疗原发病。

4. 换药时间依伤口情况和分泌物多少而定。脓液较多的伤口，每日换药至少一次或多次，以保持表层敷料不被分泌物渗透。分泌物不多，肉芽生长较好的伤口，可2~3天换药一次。清洁伤口一般在缝合后第三天换药一次，至伤口愈合或拆线。

5. 对愈合不良的伤口，应视具体情况给予相应的处理：

（1）对窦道或瘘形成的伤口应根据手术种类、排出物的性质和实验室检查、超声波及造影结果进一步明确诊断，确定治疗方案。

（2）用药不合理所致的过敏反应所致的伤口愈合不良，处理方法是停止用药，用生理盐水清洗湿敷，重者可用高渗盐水加氢化可的松湿敷，效果显著。

（3）结核性寒性脓疡或淋巴结结核切开所致伤口长期不愈的病人，应作进一步检查，确诊后在换药的同时应行抗结核治疗，并防止伤口混合感染。

（4）脓肿引流不畅所致伤口长期不愈的病人，其引流口应处于最低位，切口要足够大，切忌瓶颈式引流，必要时行对口引流，有分隔的深部脓肿应彻底分离脓腔间隔，选择恰当的引流物。

附　换药法操作规程

1. 用物

（1）治疗盘内盛：消毒镊子或血管钳、换药碗、消毒棉球、引流条、无菌敷料、绷带、胶布、弯盘。

（2）必要时备隔离服、无菌手套、生理盐水、无菌剪刀。

2. 步骤

（1）通知病人：做好解释，缓和紧张情绪。换药应在治疗室内或有遮挡的病房内进行。协助患者尽量取舒适体位，注意遮盖与保暖。

（2）操作准备：严格无菌技术。换药前洗手，必要时穿隔离服；带无菌手套；铺无菌盘，准备好物品。

（3）取下敷料：若内层敷料与创面粘贴，应用盐水浸湿后轻柔揭去，以避免引起疼痛、创面出血或撕掉新生上皮组织。

（4）皮肤消毒：消毒范围稍大于敷料范围。常用70%酒精棉球擦拭2～3遍，避免消毒液流入伤口内。

（5）清理伤口：用盐水棉球或其他药物棉球沾拭创面，清除分泌物、脓液、纤维素膜等；坏死组织、痂皮等予以剪除，并酌情取标本送细菌培养检验。

（6）创面用药：据创面感染和细菌培养药敏培养试验结果，酌用抗生素，或用3%过氧化氢液冲洗伤口。

（7）置引流物：以伤口深度和创面情况选用适宜的引流物。

（8）包扎伤口：据伤口分泌物量，加盖纱布，至少6～8层以上，用贴膏粘牢后酌用绷带等包扎。

（9）换药后处理：安置好病人，妥善处理污物，消毒或焚烧。器械类予以消毒液浸泡消毒后洗涤，高压灭菌备用。

（10）洗手后记录换药情况。

3. 注意事项

换药时换药盘或碗、镊必须每人一套，用两把镊子，其中一把夹持无菌棉球、纱条，另一把夹持接触伤口的敷料，两者不可接触或混用。沾染分泌物的棉球，不应再接触其他部位，必须放入专用容器内，最后倒入污物桶内，统一处理。

（曾　洪　田素萍）

参考文献

1　裘法祖，孟承伟．外科学．第四版．北京：人民卫生出版社，1999.

2　陆以佳，刘咸璋，刘淼．外科护理学．北京：人民卫生出版社，2001.

3　张春兰．换药过程中伤口愈合困难的几种情况及处理．实用护理杂志，1994，10（2）：21.

4　张学安．谈谈换药．实用乡村医生杂志，1996，1：35.

5　刘根生．换药与拆线．中国临床医生，1999，4：35.

6　卢美秀．现代护理务实全书．深圳：海天出版社，1998.

7　岳志林．伤口换药不愈的原因分析．临床误诊误治，1999，12（1）：67.

8　范旭畅，朱宝凤，朱建伟．备皮刀污染调查分析．中华医院感染医学杂志，1998，4：233.

9　王菊吾．剃毛与不剃毛在术前备皮中的作用研究．中华护理杂志，1999，34（2）：83.

10　王菊吾．手术前备皮方法的研究进展．中华护理杂志，2000，35（12）：741.

11　陆以佳，刘咸璋，刘淼．外科护理学．北京：人民卫生出版社，2001.

12　党世民．外科护理学．北京：人民卫生出版社，1999.

13　李爱峰，曹桂霞．新型医用备皮刀的应用．中华护理杂志，2002，37（3）：238.

14　钟秀琼．预防手术切口感染的体会．黑龙江医学，2002，26（2）：123.

15　张爱环．KX超强消毒剂备皮对术后切口愈合的影响．黑龙江护理杂志，2000，6（4）：1.

16　李会斌，丁国红．从两组细菌培养谈脐部备皮方法的改进．江苏医药，1995，21（8）：532.

第十章　冷敷法与热敷法操作并发症

冷与热对身体都是一种温度刺激，是临床上常用的物理治疗方法。当机体接受寒冷或温热的刺激时，通过皮肤内大量神经末梢传导到大脑皮质，反射性地引起皮肤和内脏器官血管的收缩或扩张，从而改变机体各系统的体液循环和新陈代谢活动，以达到治疗目的。同时还可使病人感到身体舒适、情绪稳定。

冷敷可使局部血管和毛细血管收缩，减轻局部充血或出血，控制炎症扩散；可抑制细胞活动，使末梢神经的敏感性降低，而减轻疼痛；冷敷直接接触皮肤，通过物理作用，降低体温；热敷可使局部血管扩张，改善血循环，促进炎症的消散或局限；温热能降低痛觉神经的兴奋性，有解除疼痛作用；还可使局部血管扩张，减轻深部组织充血；对老年人、婴幼儿、体温过低、末梢循环不良者，可用热敷进行保暖，使患者舒适。

第一节　冷敷法操作并发症

一、局部冻伤

（一）发生原因

1. 末梢循环不良，低温下维持血供的小动脉容易发生痉挛，造成局部组织缺血，坏死。

2. 冰袋温度低，持续冰敷用冷时间过长，使局部营养、生理功能及细胞代谢均发生障碍，严重者会发生组织坏死。多见于老年和幼小感觉迟钝患者及昏迷患者。

（二）临床表现

局部冻伤可表现局部皮肤颜色变青紫，感觉麻木，局部僵硬，变黑，甚至组织坏死。

（三）预防及处理

1. 冷敷时间不能过长，每 3 ~ 4 小时冷敷一次，每次 20 ~ 30 分钟。

2. 对进行冷敷的患者要经常巡视，观察冷敷局部皮肤情况，如肤色变青紫、感觉麻木，表示静脉血淤积，必须停止冷敷，及时处理，以防组织坏死。

3. 刺激、过敏或末梢血管功能有异常（如雷诺病）时，应禁止使用冷敷。

4. 冷敷部位一般选择在头、颈、腋窝、腹股沟、胸（避开心前区）、腹或四肢，一般不选择手、足、枕后、耳廓、阴囊等处。

5. 一旦发现局部冻伤，立即停止冷敷，轻者予保暖可逐渐恢复，重者按医嘱对症治疗。

二、全身反应

（一）发生原因

冰敷温度过低，持续时间过长。多见于年老体弱患者及婴幼儿。

（二）临床表现

寒战、面色苍白、体温降低。

（三）预防及处理

定时观察并询问冷敷患者，如有不适及时处理。一旦出现全身反应，立即停止冷敷，给予保暖等处理。对感染性休克、末梢循环不良患者，禁止使用冷敷，尤其对老幼患者更应慎用。

三、局部压疮

（一）发生原因

翻身时不慎将冰块、冰袋压在身体下，而冰块、冰袋硬度高、有棱角，与体表面积接触少，受压时间过长，可引起局部压疮。

（一）临床表现

局部压痕，疼痛不适。

（二）预防及处理

1. 注意避免将冰块冰袋压在身体下，可将冰袋吊起，使其底部接触所敷部位，以减轻压力。
2. 缩短冰敷时间，经常更换冰敷部位。
3. 改用化学冰袋或盐水冰袋。

四、化学制冷袋药液外渗损伤皮肤

（一）发生原因

化学制冷袋药液外渗。

（二）临床表现

皮肤潮红或水疱形成。

（三）预防及处理

1. 使用前确保制冷袋完好无渗漏。
2. 使用过程中注意观察，如嗅到氨味立即更换。
3. 皮肤潮红处用食醋外敷；出现水疱者在水疱基底部用70%酒精消毒后，无菌注射器抽空水疱渗出液，加盖无菌纱块或按外科换药处理。

附 冰袋冷敷法操作规程

1. 用物

冰袋（囊，帽）、布套、冰块、木槌、帆布袋、盆、勺。

2. 步骤

（1）查看医嘱，核对患者，洗手。

（2）将冰放于帆布袋中用木槌敲成核桃大小，倒入盆中用水冲去棱角。

（3）用勺将冰块装入冰袋至1/2或1/3满，排出袋内空气。

（4）将冰袋口扎好，擦干外壁水迹，倒提冰袋检查无漏水后即可装入布套内或以毛巾包好。

（5）将用物携至病人处，再次核对病人后将冰袋置于所需部位，常放于身体皮肤薄且有大血管流经处，如腋下、腹股沟。

（6）用后将冰袋袋口朝下晾干，吹气，夹紧袋口放阴凉处；袋套清洁晾干后备用。

（7）洗手，记录。

3. 注意事项

（1）局部血液循环明显不良时，慢性炎症或深部有化脓病灶时，以及在枕后、耳廓、阴囊处忌用冷疗法。

（2）对冷敏感、心脏病及体质虚弱者应慎用。

（曾　洪　田素萍）

第二节　热敷法操作并发症

一、烫伤

烫伤是热敷最常见的并发症。

（一）发生原因

1. 可因局部温度过高引起局部烫伤。在实际工作中，医护人员没有准确测量水的温度，只凭手的感觉，易使温度失控；热敷器具与皮肤直接接触或用太薄的布包裹热敷器具与皮肤相隔，特别是使用玻璃瓶盛装热水，其导热效果强更易发生烫伤。

2. 末梢循环不良者、老人、小孩、知觉迟钝者、麻醉未清醒者和昏迷患者感知反应差，由于患者肢体移动后不经意直接接触热敷器具，很易导致局部烫伤。

（二）临床表现

局部皮肤发红，出现大小不等的水疱。

（三）预防及处理

1. 治疗中应向患者解释目的、意义、注意事项，保证热疗安全。

2. 保持严谨科学的工作作风，热水灌入前准确测量水的温度，不能凭感觉；根据病人的体质状态、局部组织对热的耐受力不同，选择适宜的水温，一般在60～70℃，知觉迟钝及昏迷患者不超过50℃。

3. 应用热水袋时，隔一层毛毯或外包一层厚毛巾，避免热水袋直接接触皮肤。

4. 医护人员要加强责任心，严格执行交接班制度，热疗过程严密观察皮肤及生命体征变化、定时检查皮肤，如有皮肤发红，及时予处理，避免烫伤的发生。

5. 皮肤发红者，立即停止热敷，并在局部涂凡士林以保护皮肤，可给予冷敷，有水疱者按浅二度烧伤治疗。

二、其他并发症

由于对热敷的适应证掌握不当出现一些并发症，如肌注青霉素后，因注射局部发生硬结，为促进药物吸收，进行局部热敷或理疗导致局部过敏反应；化疗药物外漏后误用热敷致使发生皮肤大面积坏死等。

（一）发生原因

肌注青霉素后局部热敷或理疗导致过敏反应的现象，其过敏原可能是青霉素加热后的分解产物。青霉素的分解产物有青霉烯酸、青霉胺和青霉酸等。这些分解产物并无抗菌作用，但却有一定程度的抗原性。而且青霉素的分解速度随温度的增高而加快。研究证明，温度每增高10℃，青霉素的分解速度约增加2～3倍，所以局部热敷加速了青霉素的分解，产生局部过敏反应。

化疗药物外漏后热敷致皮肤大面积坏死的原因是热刺激降低了痛觉神经的兴奋性，可减轻局部疼痛，但它使局部血管扩张，可增加局部血流和使血管通透性增加，加重药液外渗，还可使细胞内的溶酶弹性增高，加重局部组织损伤，致使发生大面积坏死。

（二）临床表现

热敷所致青霉素局部过敏反应表现为局部发红，外观酷似急性炎症表现，但不痛、不肿，仅感发痒。无感染化脓发生。停止热敷后3～5天，上述症状逐渐消退。

化疗药物外漏后热敷可表现为局部皮肤剧痛、发热、肿胀、变色，继之出现色素沉着，皮肤感觉麻木迟钝，严重者局部皮肤发黑、坏死、溃烂。

（三）预防及处理

1. 根据热敷的适应证正确选择热敷。

2. 热敷所致青霉素局部过敏反应一般较轻。如停止热敷，即可逐渐自行消退。如病情需要使用青霉素，应选择在更换部位进行注射。

3. 药液一旦渗漏于皮下，应立即停止输注。局部冷敷，使局部血管收缩，减少外渗药物的吸收，并灭活外渗液。局部肿胀疼痛明显者，可行1%普鲁卡因封闭或50%硫酸镁湿敷。若已形成坏死，可按外科常规进行清创、换药、理疗等，待新鲜肉芽组织形成后尽快植皮保护肢体功能。

附 热水袋热敷法操作规程

1. 用物

热水袋及布套，水罐内盛热水，水温计。

2. 步骤

（1）检查热水袋有无破损。

（2）检测、调节罐内水温至60～70℃，意识不清、老年人、婴幼儿、麻醉未清醒、末梢循环不良等患者水温调至50℃。

（3）将罐内热水倒入热水袋约1/2～2/3满，放平排气，旋紧塞子，擦干，倒提抖动无漏水，套上布袋。

（4）将热水袋携至床旁，核对医嘱与患者，向患者说明应用目的与注意事项，将热水袋放在所需部位，谨防烫伤。

（5）用毕热水袋应将水倒弃，晾干，吹气旋紧盖子，置阴凉处。

（6）洗手，记录。

3. 注意事项

（1）婴幼儿、老年人、昏迷、意识不清等患者，应用热水袋时需多包一层包布，或放于两层毯子中间，使热水袋不直接接触患者的皮肤。

（2）用热水袋要严格执行交接班制度，经常巡视观察皮肤颜色，如有皮肤潮红，应立即停止使用，并在局部涂凡士林以保护皮肤。

（3）需持续用热水袋时，应经常注意保持热水袋温度，及时更换热水。

（4）急性腹部疼痛尚未明确前、面部危险三角区感染时、各种脏器内出血时、软组织挫伤及挫伤3天内忌用热疗法。

（曾　洪　田素萍）

参考文献

1 应燕萍，吴芳兰，罗玉华．热敷致烫伤2例的教训．广西医科大学学报，2002，19.

2 王珊珍．化疗药液外漏后误用热敷的教训．实用护理杂志，1998，14（5）：260.

3 张秦初．不当冷敷致小儿指趾坏死脱落纠纷分析．中国临床医生，2002，30（2）：22.

4 殷磊．护理学基础．第三版．北京：人民卫生出版社，2003.

5 韩玉红．肌注青霉素后局部热敷导致过敏反应三例报告．西北药学杂志，1994，9（2）：95.

6 杨红梅，王明娟，张丽娟．化疗药物外漏后误用热敷的教训．长治医学院学报，1999，13（4）：307.

7 应燕萍，吴芳兰，罗玉华．热敷致烫伤2例的教训．广西医科大学学报，2002，19：170.

第十一章　导尿术操作并发症

导尿术是在严格无菌操作下，用无菌导尿管经尿道插入膀胱引出尿液的方法。其主要目的是为尿潴留病人放出尿液，以减轻痛苦；协助临床诊断，如留取不受污染的尿标本作细菌培养，测量膀胱容量、压力及检查残余尿，进行尿道或膀胱造影；为膀胱肿瘤病人进行膀胱腔内化疗等。导尿术是一项侵入性操作，由于患者自身、导尿材料及操作者的技术水平等原因可产生各种并发症，如：尿道黏膜损伤、尿道出血、尿路感染、虚脱、暂时性性功能障碍等等。本章将分别进行叙述。

第一节　导尿术操作并发症

一、尿道黏膜损伤

（一）发生原因

1. 男性尿道长，存在弯曲和狭窄部位，也存在着个体差异，不易掌握插管深度。

2. 操作者不熟悉气囊导尿管常识及病理情况下男性尿道解剖。

3. 患者因害羞、担心、焦虑、恐惧等不良心理，造成精神高度紧张，插尿管时可出现尿道括约肌痉挛。

4. 下尿路有病变时，尿道解剖发生变化，如前列腺增生症，由于前列腺各腺叶有不同程度的增生，使前列腺部尿道狭窄、扭曲变形，此时插入导尿管易致尿道损伤。

5. 病人难以忍受导尿管所致的膀胱、尿道刺激而自行拉扯导尿管甚至强行拔管。

6. 所使用的导尿管粗细不合适或使用质地僵硬的橡胶导尿管，导尿管置入时易引起尿道黏膜的损伤，反复插管引起尿道黏膜水肿、损伤出血。

7. 使用气囊导尿管时，导尿管末端未进入膀胱或刚进入膀胱，即向气囊内注水，此时，导尿管虽有尿液流出，但气囊部分仍位于后尿道部，胀大的气囊压迫后尿道。

（二）临床表现

尿道外口出血，有时伴血块；尿道内疼痛，排尿时加重，伴局部压痛；部分病例有排尿困难甚至发生尿潴留；有严重损伤时，可有会阴血肿，尿外渗，甚至直肠瘘；并发感染时，出现尿道流脓或尿道周围脓肿。

（三）预防及处理

为防止尿道黏膜损伤，术者除需熟悉男性尿道解剖特点和严格按常规操作外，还需注意以下各点：

1. 插管前常规润滑导尿管，尤其是气囊处的润滑，以减少插管时的摩擦力；操作时手法宜轻柔，插入速度要缓慢，切忌强行插管，不要来回抽插及反复插管。

2. 对于下尿路不全梗阻的病人，导尿前可先用右手取已备好的润滑止痛胶，挤出少许润滑软管尖端及尿道外口，再轻柔地将尖嘴插入尿道，拇指用力一次性推压，促使软管内胶液进入尿道并达到尿道膜部，退出软管尖嘴后，以左手拇指、食指、中指三指加压关闭尿道外口 1～2 分钟。亦可用去除针头的注射器将润滑剂注入尿道口，或在导尿管后端接润滑剂注射器，边插边注射润滑剂，易获成功。

3. 对于前列腺增生者，遇插管有阻力时，将预先吸入注射器的灭菌石蜡油 5～10ml，由导尿管末端快速注入，插管者用左手将阴茎提起与腹壁成 60°角，右手稍用力将石蜡油注入，同时借助其润滑作用将尿管迅速插入，即可顺利通过增生部位。

4. 选择粗细合适、质地软的导尿管。

5. 插管时延长插入长度，见尿液流出后继续前进 5cm 以上，充液后再轻轻拉回至有阻力感处，一般为 2～3cm，这样可避免导尿管未进入膀胱，球囊充液膨胀而压迫，损伤后尿道。

6. 耐心解释，如患者精神过度紧张，可遵医嘱插管前肌肉注射安定 10mg、阿托品 0.5～1mg，待患者安静后再进行插管。

7. 导尿所致的黏膜损伤，轻者无需处理或经止血镇痛等对症治疗即可痊愈。偶有严重损伤者，需要尿路改道、尿道修补等手术治疗。

二、尿路感染

（一）发生原因

1. 术者的无菌技术不符合要求，细菌逆行侵入尿道和膀胱。

2. 导尿术作为一种侵袭性操作常可导致尿道黏膜损伤，破坏了尿道黏膜的屏障作用。

3. 所采用的导尿管粗细不合适或质地太硬。

4. 技术不熟练，导尿管插入不顺利而反复多次插管。

5. 随着年龄的增加，男性常有前列腺肥大，易发生尿潴留，增加了感染的机会。

6. 所采用的导尿管受细菌污染。

（二）临床表现

主要症状为尿频、尿急、尿痛，当感染累及上尿道时可有寒战、发热，尿道口可有脓性分泌物。尿液检查可有红细胞、白细胞，细菌培养可见阳性结果。

（三）预防及处理

1. 用物必须严格灭菌，插管时严格执行无菌操作，动作轻柔，注意会阴部消毒，有认为可在置管前将 2% 碘酊溶液 3～5ml 从尿道口注入，以消毒尿道远端，同时可以起润滑作用。

2. 尽量避免留置导尿管，尿失禁者可用吸水会阴垫或尿套。

3. 应用硅胶和乳胶材料的导尿管代替过去的橡胶导尿管。用 0.1% 己烯雌酚无菌棉球作润滑剂涂擦导尿管，可减轻泌尿系刺激症状；导尿管外涂上水杨酸可抑制革兰氏阴性杆菌，阻止细菌和酵母菌粘附到硅胶导尿管，预防泌尿系感染。

4. 当尿路感染发生时，必须尽可能拔除导尿管，并根据病情采用合适抗菌药物进行治疗。

三、尿道出血

（一）发生原因

1. 前述各种导致尿道黏膜损伤的原因，严重时均可引起尿道出血。

2. 凝血机制障碍。

3. 药物引起尿道黏膜充血、水肿，使尿道易致机械性损伤。

4. 严重尿潴留导致膀胱内压升高的病人，如大量放尿，膀胱内突然减压，使黏膜急剧充血、出血而发生血尿。

（二）临床表现

导尿术后出现肉眼血尿或镜下血尿，同时排除血尿来自上尿道，即可考虑为导尿损伤所致。

（三）预防及处理

1. 因导尿所致的尿道出血几乎都发生在尿道黏膜损伤的基础上，所有防止尿道黏膜损伤的措施均适合于防止尿道出血。

2. 凝血机制严重障碍的病人，导尿术前应尽量予以纠正。

3. 对有尿道黏膜充血、水肿的患者，尽量选择口径较小的导尿管，插管前充分做好尿道润滑，操作轻柔，尽量避免损伤。

4. 插入导尿管后，放尿不宜过快，第一次放尿不超过1000ml。

5. 镜下血尿一般不需特殊处理，如血尿较为严重，可适当使用止血药。

四、虚脱

（一）发生原因

大量放尿，使腹腔内压力突然降低，血液大量滞留腹腔血管内，导致血压下降而虚脱。

（二）临床表现

病人突然出现恶心、头晕、面色苍白、呼吸表浅、全身出冷汗、肌肉松弛、周身无力、往往突然瘫倒在地，有的伴有意识不清。

（三）预防及处理

1. 对膀胱高度膨胀且又极度虚弱的病人，第一次放尿不应超过1000ml。

2. 发现病人虚脱，应立即取平卧位或头低脚高体位。

3. 给予温开水或糖水饮用，并用手指掐压人中、内关、合谷等穴位。或是针刺合谷，足三里等，都有助于急救病人。

4. 如经上述处理无效，应及时建立静脉通道，并立刻通知医生抢救。

五、暂时性性功能障碍

（一）发生原因

1. 患者可能有引起性功能障碍的原发病。

2. 所有其他导尿术并发症都可成为男性患者性功能障碍的原因。

3. 导尿术本身作为心理因素对男性性功能的影响。

（二）临床表现

男性性功能障碍如阳痿、早泄、不射精、逆行射精、男性性欲低下、男性性欲亢进等，均可见于导尿后，但属少见情况。

（三）预防及处理

1. 导尿前反复向患者做好解释工作，使患者清楚导尿本身并不会引起性功能障碍。

2. 熟练掌握导尿技术，动作轻柔，避免发生任何其他并发症。

3. 一旦发生性功能障碍，给予心理辅导，如无效，由男性科医生给予相应治疗。

六、尿道假性通道形成

（一）发生原因

多见于脊髓损伤病人，反复、间歇性插入尿管，损伤膜部尿道。

（二）临床表现

尿道疼痛、尿道口溢血。尿道镜检发现假性通道形成。

（三）预防及处理

1. 插入导尿管时手法要缓慢轻柔，并了解括约肌部位的阻力，当导尿管前端到达此处时，稍稍停顿，再继续插入，必要时可向尿道内注入2%利多卡因。

2. 严格掌握间歇的时间，导尿次数为4~6小时一次，每日不超过6次，避免膀胱过度充盈，每次导尿时膀胱容量不得超过500ml。

3. 已形成假性通道者，必须进行尿道镜检查，借冲洗液的压力找到正常通道，然后向膀胱内置入一导丝，在导丝引导下将剪去头部的气囊导尿管送入膀胱，保留2~3周，待假通道愈合后再拔除，以防尿道狭窄。

七、误入阴道

误入阴道是女病人导尿术特有的并发症。

（一）发生原因

女性病人导尿通常无困难，但在老年妇女也会出现导尿失败或误入阴道的情况。老年期由于会阴部肌肉松弛，阴道肌肉萎缩牵拉，使尿道口陷于阴道前壁中，造成尿道外口异位。

（二）临床表现

导尿管插入后无尿液流出，而查体患者膀胱充盈、膨胀。

（三）预防及处理

1. 如为找不到尿道外口引起的导尿失败，则应仔细寻找尿道外口。寻找方法：常规消毒外阴，戴手套，左手食指、中指并拢，轻轻插入阴道1.5~2cm时，将指端关节屈曲，而后将阴道前壁拉紧、外翻，在外翻的黏膜中便可找到尿道口，变异的尿道口一般不深。

2. 导尿管误入阴道，应换管重新正确插入。

附一　男病人导尿术操作规程

1. 用物

（1）治疗盘内备：无菌导尿包（内装 8 号和 10 号导尿管各 1 根、血管钳 2 把、小药杯内置棉球、液状石蜡棉球瓶、洞巾、弯盘 2 只、有盖标本瓶或试管）、无菌持物钳、无菌手套、苯扎溴铵酊溶液、治疗碗（内盛 0.1% 苯扎溴铵酊溶液棉球数只、血管钳 1 把）、消毒手套 1 只或指套 2 只、弯盘、小橡胶单及治疗巾（或一次性尿垫）纱布 2 块。

（2）毛毯、便盆及便巾、屏风。

2. 步骤

（1）备齐用物携至床边，向病人解释，以取得配合。关闭门窗，用屏风遮挡。

（2）协助病人取仰卧位，两腿平放略分开，露出外阴。

（3）将小橡胶单和治疗巾垫于臀部。用血管钳夹 0.1% 苯扎溴铵溶液棉球消毒阴囊及阴茎（自阴茎根部向尿道口擦拭）。接着用无菌纱布裹住阴茎将包皮向后推，以显露尿道口，自尿道口由内向外旋转擦拭消毒，并注意包皮和冠状沟的消毒，每只棉球限用一次。

（4）在治疗车上打开导尿包外层包布，置于病人两腿之间再打开导尿包内层包布，倒苯扎溴铵酊于小药杯内，戴无菌手套，铺洞巾，用液状石蜡棉球润滑导尿管。左手提起阴茎使之与腹壁成 60°角（图 11 -1），将包皮向后推以露出尿道口，用苯扎溴铵酊棉球如前法消毒尿道口及龟头。

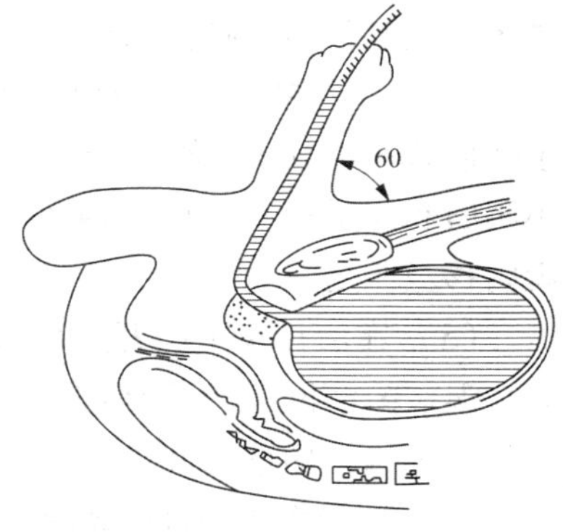

图 11 -1　男病人导尿术

（5）手持血管钳夹导尿管，对准尿道口轻轻插入约 20 ~ 22cm（相当于导尿管长度的1/2），见尿液流出后再插入约 2cm，用弯盘接取尿液。

（6）因膀胱颈部肌肉收缩而产生阻力，可稍停片刻，嘱病人张口缓慢深呼吸，再徐徐插入导尿管，切忌暴力。

3. 注意事项

（1）严格执行无菌技术操作及消毒制度，导尿管一经污染或拔出均不得再使用。

（2）插入、拔出导尿管时，动作要轻、慢、稳，切勿用力过猛。

（3）男病人用苯扎溴铵酊棉球擦净尿道口、龟头及包皮周围皮肤。

（4）包皮口、尿道口窄小、尿道狭窄以及尿道痉挛等常可引起置管困难，发生此种情况应：① 对包皮口、尿道口窄小的病人：先用注射器将 5ml 润滑油经包皮口、尿道口注入后试插导尿管；不进时，则更换小号规格导尿管或硅胶、乳胶管；还不进，则用尖嘴手术止血钳扩张再插管。②尿道狭窄的病人：操作前应先了解狭窄的原因、部位和程度。而后，先用注射器将 5ml 润滑油经外尿道口注入尿道后插导尿管；当导尿管前进受阻时，可再从导尿管口缓缓注入润滑油，边注，边插，边调整导尿管方位及阴茎的角度；还无效，则需更换小号规格导尿管或硅胶、乳胶管；若仍插不进，应改用动脉留置针金属导丝或尿道扩张器导引或扩张后再插导尿管。③对尿道痉挛的病人：对麻醉不全的病人应加强麻醉；对清醒病人要讲清导尿与治疗疾病的关系，消除病人的紧张心理，取得病人的合作；对高度紧张或敏感性很强的病人，可行尿道黏膜麻醉（0.5%地卡因或利多卡因5ml）或适量注入润滑油。

附二 女病人导尿术操作规程

1. 用物

（1）治疗盘内备：无菌导尿包（内装8号和10号导尿管各1根、血管钳2把、小药杯内置棉球、液状石蜡棉球瓶、洞巾、弯盘2只、有盖标本瓶或试管）、无菌持物钳、无菌手套、苯扎溴铵酊溶液、治疗碗（内盛0.1%苯扎溴铵溶液棉球数只、血管钳1把）、消毒手套1只或指套2只、弯盘、小橡胶单及治疗巾（或一次性尿垫）。

（2）绒毯、便盆及便巾、屏风。

2. 步骤

（1）将用物置治疗车上推至床边，解释和环境准备同男病人导尿。

（2）对能自理的病人嘱其清洗外阴；对不能起床者，应协助其洗净外阴。

（3）站病人右侧帮助脱去对侧裤脚，盖在近侧腿部，并盖上绒毯，对侧腿部用棉被遮盖，注意保暖。病人取仰卧屈膝位，两腿略向外展，露出外阴。

（4）将小橡胶单和治疗巾垫于臀下，治疗碗、弯盘置于外阴附近，左手戴手套，右手持血管钳夹0.1%苯扎溴铵溶液棉球消毒阴阜和大阴唇，接着以左手分开大阴唇，消毒小阴唇和尿道口，顺序为由外向内、自上而下，每只棉球限用一次。污棉球及手套放弯盘内移至床尾。

（5）在治疗车上打开导尿包外层包布，将包置于病人两腿之间，打开内层包布，倒苯扎溴铵酊溶液于小药杯内，戴无菌手套，铺洞巾，使洞巾和导尿包内层包布形成一无菌区。嘱病人勿移动肢体保持体位，以免污染无菌区。

（6）按操作顺序排列无菌用物。用液状石蜡棉球润滑导尿管前端，左手分开并固定小阴唇，右手用血管钳夹苯扎溴铵酊棉球自上而下、由内向外分别消毒尿道口及双侧小阴唇，尿道口再加强消毒一次。每只棉球限用一次。用过的血管钳、棉球置弯盘内移出无菌区。

（7）左手继续固定小阴唇，右手将另一无菌弯盘置于洞巾口旁，嘱病人缓慢深呼吸，用另一血管钳持导尿管对准尿道口轻轻插入尿道4～6cm，见尿液流出再插入1cm左右，松开左手，下移固定导尿管，将尿液引入弯盘内，如弯盘内尿液盛满后，可夹住导尿管末端，将尿液倒入便盆内（图11-2）。

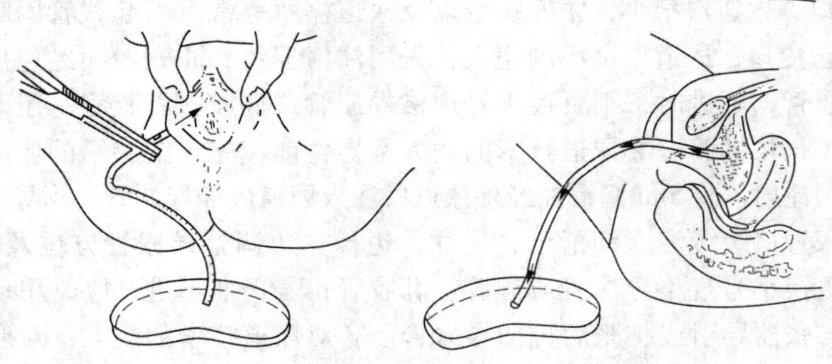

图11-2 女病人导尿术

（8）如需作尿培养，用无菌标本瓶或试管接取尿液 5mL，盖好瓶盖，置合适处。

（9）导尿毕，拔出导尿管，撤下洞巾，擦净外阴，脱去手套置于弯盘内。协助病人穿裤，整理床单位。

（10）清理用物，记录，将尿标本贴标签后送验。

（吴惠平　罗伟香　程万鸿）

第二节　导尿管留置法操作并发症

导尿管留置法是在导尿后，将导尿管保留在膀胱内，引流出尿液的方法。其目的是抢救危重、休克病人时正确记录尿量，测尿比重，借以观察病情；盆腔内器官手术前引流尿液，排空膀胱，避免术中误伤；某些泌尿系统疾病手术后留置导尿管，便于持续引流和冲洗，并可减轻手术切口的张力；有利于愈合；昏迷、截瘫或会阴部有伤口者保留导尿管以保持会阴部清洁干燥。导尿管留置后会发生一系列并发症，在此作一详述。

一、尿路感染

（一）发生原因

1. 术者的无菌观念不强，无菌技术不合要求。
2. 留置导尿管期间尿道外口清洁、消毒不彻底。
3. 使用橡胶材料的、较硬的、劣质的、易老化的导尿管。
4. 引流装置的密闭性欠佳。
5. 尿道黏膜损伤。
6. 导尿管留置时间与尿路感染的发生率有着密切的关系，随着留置时间的延长，发生感染的机会明显增多。
7. 机体免疫功能低下。
8. 留置导尿管既影响尿道正常的闭合状态，易逆行感染；又刺激尿道使黏膜分泌增多，且排出不畅，细菌容易繁殖。
9. 导管和气囊的刺激，易引起膀胱痉挛发作，造成尿液从导管外排出，也是诱发尿路感染的重要因素。
10. 尿袋内尿液因位置过高导致尿液反流，也是造成感染的原因之一。

（二）临床表现

主要症状为尿频、尿急、尿痛，当感染累及上尿道时可有寒战、发热，尿道口可有脓性分泌物。尿液检查可有红细胞、白细胞，细菌培养可呈阳性结果。

（三）预防及处理

1. 尽量避免留置导尿管，尿失禁者用吸水会阴垫，阴茎套式导尿管等。必须留置导尿管时，尽量缩短留置时间。若需长时间留置，可采取耻骨上经皮穿刺置入尿管导尿或行膀胱造瘘。

2. 严格无菌操作，动作轻柔，避免损伤尿道黏膜，保持会阴部清洁，每天 2 次用 2‰醋酸氯苯双胍乙烷或 2% 碘酊清洗外阴，同时用碘酊纱布包绕导管与尿道口衔接处。每次大便后应清洗会阴和尿道口，避免粪便中的细菌对尿路的污染。鼓励病人多饮水，无特殊禁忌时，每天饮水量在2000ml以上。

3. 尽量采用硅胶和乳胶材料的导尿管。采用0.1%己烯雌酚无菌棉球作润滑剂涂擦导尿管，可降低泌尿道刺激症状；在导尿管外涂上水杨酸可抑制革兰氏阴性杆菌，阻止细菌和酵母粘附到硅胶导尿管，达到预防泌尿系感染的目的。

4. 采用封闭式导尿回路，引流装置最好是一次性导尿袋，引流装置低于膀胱位置，防止尿液的逆流。

5. 目前已生产出具有阻止细菌沿导尿管逆行功能的储尿器，初步应用认为可减少长期留置导尿管病人的尿路感染发生率，有条件者可采用。

6. 对需要长期留置导尿管的患者应定时夹管、开放，训练膀胱的功能。

7. 在留置导尿管中、拔管时、拔管后进行细菌学检查，必要时采用抗生素局部或全身用药，但不可滥用抗生素，以免细菌产生耐药性，引发更难控制的感染。环丙沙星预防与导尿有关的尿路感染效果较好。

二、后尿道损伤

（一）发生原因

多发生于前列腺增生患者，由于后尿道抬高、迂曲、变窄，导尿管不易插入膀胱，而导尿管头部至气囊的距离约有3cm，如果插管时一见尿液流出即向气囊注水，可因气囊仍位于前列腺部尿道而导致局部撕裂、出血；非泌尿专科人员使用金属导丝插管或者操作粗暴，均可导致膜部尿道穿透伤。

（二）临床表现

下腹部疼痛、血尿、排尿困难及尿潴留、导尿管堵塞等。

（三）预防及处理

1. 尿道长短变化较大，与身高、体型、阴茎长短有关，老年前列腺肥大者后尿道延长。因此导尿管插入见尿后应再前送8～10cm，注水后牵拉导尿管能外滑2～3cm比较安全。

2. 一旦发生后尿道损伤，如所采用为不带气囊导尿管，应尽早重新插入气囊导尿管，以便牵拉止血或作为支架防止尿道狭窄。后尿道损伤早期，局部充血、水肿尚不明显，在尿道黏膜麻醉及充分润滑下重新插管，一般都能顺利通过。

三、尿潴留

（一）发生原因

1. 长期留置导尿管开放引流，直到拔管前才训练膀胱充盈及排空一次，导致膀胱功能障碍。

2. 泌尿系感染时，尿路刺激症状严重者，可影响排尿致尿潴留。

3. 气囊充盈不充分，在外力作用下导尿管容易向外滑脱离开膀胱而不能引流尿液。

4. 由于导尿管对尿道黏膜的压迫，导致充血、水肿、排尿疼痛、括约肌敏感性增加，发生痉挛，导致导尿管拔除后出现排尿困难甚至尿潴留。

（二）**临床表现**

病人有尿意，但无法排出。严重时，下腹疼痛难忍，膀胱明显充盈胀大。

（三）**预防及处理**

1. 长期留置导尿管者，采用个体化放尿的方法：即根据患者的尿意和（或）膀胱充盈度决定放尿时间。

2. 尽可能早地去除导尿管。

3. 对留置导尿管病人的护理，除观察尿色、尿量外，还应定时检查患者膀胱区有无膨胀情况。

4. 去除导尿管后及时做尿分析及培养，对有菌尿或脓尿的病人使用致病菌敏感的抗生素，对尿路刺激症状明显者，可予口服碳酸氢钠以碱化尿液。

5. 如病人两周后仍有尿潴留，可选用酚苄明、α_1 受体阻滞剂如哌唑嗪。

6. 经上述措施，病人尿潴留仍无法解决者，需导尿或重新留置导尿管。

四、导尿管拔除困难

（一）**发生原因**

1. 气囊导尿管变性老化。

2. 气囊及注、排气接头与埋藏于导尿管壁内的约 1.5mm 内径的细管相连，此细小通道经常可因脱落的橡皮屑或其他沉淀物堵塞而使气囊内空气或液体排出困难，易造成拔管困难。

3. 气囊的注、排气口是根据活瓣原理设计的，如导尿前未认真检查导尿管气囊的注、排气情况，将气囊排气不畅的导尿管插入，可造成拔管困难。

4. 患者极度精神紧张，尿道平滑肌痉挛。

5. 尿垢形成使导尿管与尿道紧密粘贴。

（二）**临床表现**

抽不出气囊内气体或液体，拔除导尿管时，患者感尿道疼痛，常规方法不能顺利拔出导尿管。

（三）**预防及处理**

1. 选择硅胶或乳胶材料导尿管，导尿前认真检查气囊的注、排气情况。

2. 女性病人可经阴道固定气囊，用麻醉套管针头刺破气囊，拔出导尿管。

3. 气囊腔堵塞致导尿管不能拔出，可于尿道口处剪断导尿管，如气囊腔堵塞位于尿道口以外的尿管段，气囊内的水流出后即可顺利拔出，用指压迫气囊有助于排净气囊内水；如气囊腔因阀门作用，只能注入而不能回抽，则可强行注水胀破气囊，或在 B 超引导下行耻骨上膀胱穿刺，用细针刺破气囊拔出导尿管。

4. 采用输尿管导管内置导丝经气囊导管插入刺破气囊将导尿管拔出，这种导丝较细，可以穿过橡皮屑堵塞部位刺破气囊壁，囊液流出而拔出尿管，在膀胱充盈状态下对膀胱无损伤。

5. 对于极度精神紧张者，要稳定患者情绪，适当给予镇静剂，使患者尽量放松，或给予阿托品解除平滑肌痉挛后一般均能拔出。

6. 尽量让患者多饮水，每日 1500 ~ 2500ml；采用硅胶导尿管；每次放尿前要按摩下腹部或让病人翻身，使沉渣浮起，利于排出。还可使用超滑导尿管，减少尿垢沉积。

五、尿道狭窄

（一）发生原因

1. 多发生在男性，与其球部尿道的解剖结构有关，留置导尿管后，导尿管在耻骨下弯前壁、耻骨前弯后壁压迫，可导致尿道黏膜缺血坏死，而患者休克或体外循环时，血容量降低，尿道黏膜供血量亦显著降低，此时尿道上皮细胞对插管更为敏感，即使短时间留置导尿也极易引起尿道狭窄。

2. 导尿管过粗。

3. 尿路感染。

（二）临床表现

排尿不畅，尿流变细，排尿无力，甚至引起急性或慢性尿潴留。合并感染时出现尿频、尿急、尿痛。

（三）预防及处理

1. 长期留置导尿管应定期更换，每次留置时间不应超过3周。

2. 选择导尿管不宜过粗。

3. 患者尿道口用2%碘酊清洁1~2次/天，保持引流通畅，用1∶5000呋喃西林液冲洗膀胱，1~2次/天。鼓励病人多饮水，增加尿量冲洗膀胱，每天更换1次引流袋，及时倒尿，同时注意观察尿液颜色、性状，发现异常及时报告医生。

4. 已出现尿道狭窄者，行尿道扩张术。

六、引流不畅

（一）发生原因

1. 导尿管引流腔堵塞。

2. 导尿管在膀胱内“打结”。

3. 导尿管折断。

4. 气囊充盈过度，压迫刺激膀胱三角区，引起膀胱痉挛，造成尿液外溢。

5. 引流袋位置过低，拉力过大，导尿管受牵拉变形，直接影响尿液流畅。

（二）临床表现

无尿液引出或尿液引出减少，导致不同程度尿潴留。

（三）预防及处理

1. 留置尿管期间应指导病人活动，无心、肾功能不全者，应鼓励多饮水，成人饮水量每天1500~2000ml。

2. 长期留置导尿管者，每天用生理盐水500ml +庆大霉素16万U或1∶5000呋喃西林溶液250ml冲洗膀胱1次，每月更换导尿管1次。

3. 用导尿管附带的塑料导丝疏通引流腔，如仍不通畅，则需更换导尿管。

4. 引流袋放置不宜过低，导尿管不宜牵拉过紧，中间要有缓冲的余地。

5. 导尿管在膀胱内“打结”，可在超声引导下细针刺破气囊，套结自动松解后拔出导尿管。亦可于尿道口处剪断导尿管，将残段插入膀胱，在膀胱镜下用 Wolf 硬异物钳松套结取出。

6. 导尿管折断者，可经尿道镜用异物钳完整取出。

7. 有膀胱痉挛者，给口服普鲁本辛或颠茄合剂等解痉药物。

七、血尿

（一）发生原因

1. 持续放尿使膀胱处于排空状态，增加了尿道顶端与膀胱内壁的接触，由于异物刺激，膀胱持续呈痉挛状态，造成缺血缺氧，形成应激溃疡。

2. 留置导尿管的患者如导尿管过紧，气囊内充液少，患者翻身时导尿管过度牵拉，气囊变形嵌顿于尿道内造成尿道撕裂。

3. 长期留置导尿管造成逆行感染，也是血尿的原因之一。

（二）临床表现

尿道疼痛，尿液外观为洗肉水样、血样或有血凝块从尿道流出或滴出；尿液显微镜检查红细胞数每高倍镜视野多于 5 个。

（三）预防及处理

1. 长期留置导尿管的患者，应采取间断放尿的方法，以减少导尿管对膀胱的刺激。

2. 气囊内注入液体要适量，以 5～15ml 为宜，防止牵拉变形进入尿道。

3. 引流管应留出足以翻身的长度，防止患者翻身时过于牵拉导尿管，致尿道内口附近黏膜及肌肉受损伤。

4. 定期更换导尿管和集尿袋，并行膀胱冲洗及使用抗生素以预防泌尿系感染。

八、膀胱结石

（一）发生原因

1. 主要原因是导尿管留置时间过长，特别是长期卧床患者更容易发生。

2. 使用劣质尿管或注水量超过标识，可导致气囊自发破裂，若有碎片残留形成结石核心，可形成膀胱结石。

（二）临床表现

排尿时疼痛，常有终末血尿，少见大量全血尿；排尿时尿流突然中断，尿频。

（三）预防及处理

1. 长期留置导尿管应定期更换，每次留置时间不应超过 3 周，长期卧床者应多喝水并定期行膀胱冲洗。

2. 插管前仔细检查导尿管及气囊，并注水观察气囊容量。

3. 导尿管滑脱时应仔细检查气囊是否完整，以免异物残留于膀胱，形成结石核心。

4. 因留置导尿管而形成的膀胱结石，多为感染性结石，其生长速度比较快，所以比较松散，运用各种方法碎石效果均良好。

5. 如结石大于 4cm 者，可行耻骨上膀胱切开取石术。

九、尿道瘘

（一）发生原因

偶发生于男性截瘫患者。长期留置导尿管使具有抑菌作用的前列腺液流入尿道受阻，致尿道黏膜免疫力下降；患者在脊髓损伤后，皮肤、黏膜神经营养障碍；有些患者在骶尾部压疮修补术后长期采用俯卧位，尿道易在耻骨前弯和耻骨下弯处形成压疮，并发感染后长期不愈，终致尿道瘘。

（二）临床表现

局部疼痛，尿液外渗至阴囊、皮下等。

（三）预防及处理

1. 截瘫病人尽早采用间歇导尿以预防尿道压疮的发生。

2. 对于俯卧位者，将气囊导尿管用胶布固定于下腹一侧，以避免在尿道耻骨前弯处形成压疮。

3. 已形成尿道瘘者，可采用外科手术修复。

十、过敏反应和毒性反应

（一）发生原因

1. 患者对乳胶过敏或过敏体质者。

2. 乳胶尿管中含有一种对人体有毒的物质。

（二）临床表现

全身反应有荨麻疹、鼻炎、哮喘、结膜炎、休克及支气管痉挛；局部反应表现为皮肤红斑、瘙痒、胶鳞屑、水疱及丘疹等。

（三）预防及处理

1. 选用硅胶气囊导尿管。

2. 发生过敏者，马上拔除导尿管，并换用其他材料导尿管。予以抗过敏的药物，如扑尔敏、克敏能等；出现休克者，按过敏性休克抢救。

十一、耻骨骨髓炎

（一）发生原因

偶见于骨盆手术或创伤后长期留置导尿管的病人。

（二）临床表现

全身表现：不明原因发热，脉快、乏力、纳差，可有寒战，严重者呈败血症表现。局部表现：早期患部疼痛、肿胀和压痛，骨质因炎症而变松，常伴有病理性骨折。病变部位常可发现窦道口，窦道口常有肉芽组织增生。

（三）预防及处理

1. 对于需长期留置导尿管者，采用间歇导尿法。

2. 在急性期，宜早期、大剂量、联合使用抗生素。

3. 改善全身营养状况，静脉输液补充营养，必要时少量多次输注新鲜血，提高机体抵抗力。

4. 病灶的处理：摘除死骨，封闭死腔，有效引流。

十二、梗阻解除后利尿

（一）发生原因

导尿后梗阻解除，大量的尿液丢失，可使血容量减少，电解质失衡。

（二）临床表现

偶发生于慢性尿潴留肾功能不全的患者，尿量明显增加，严重者可致低血压、昏迷、甚至死亡。

（三）预防及处理

导尿后应严密观察尿量及生命体征，根据尿量，适当补充水、电解质，以免发生低钠、低钾及血容量不足，但不宜按出入量对等补充以免延长利尿时间。

附　导尿管留置法操作规程

1. 用物

（1）同导尿术，为防止导尿管脱落，以选择硅胶橡胶气囊导尿管（16～18 号）为宜。

（2）备无菌引流袋（又称集尿袋）、胶布、橡皮圈及别针。

2. 步骤

（1）导尿前先剃去阴毛，以便于粘贴胶布固定导尿管。

（2）固定导尿管法：

① 胶布固定法：

女性：用宽 4cm、长 12cm 胶布一块，上 1/3 贴于阴阜上，下 2/3 剪成三条分别贴于导尿管及两侧大阴唇上。亦可用 2～3 条胶布分别将导尿管固定在一侧大阴唇和大腿内侧上 1/3 处（图 11－3）。

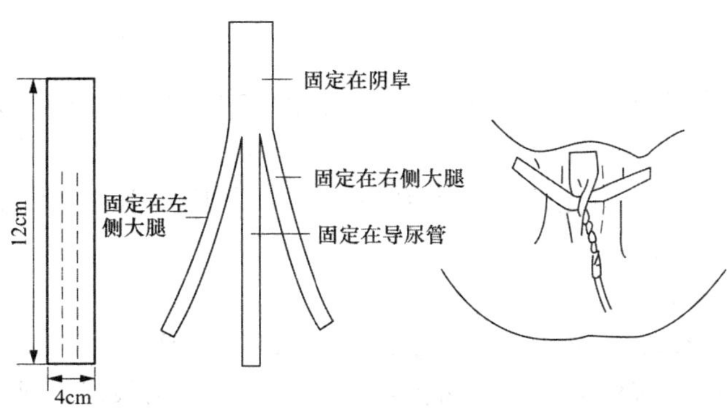

图 11－3　女病人胶布固定法

男性：用蝶形胶布粘贴于阴茎两侧，再用细长胶布作半环形（开口处向上）固定蝶形胶布，在距离尿道口 1cm 处用细绳将导尿管与蝶形胶布的折叠端扎住，剪去线头

(图 11 -4)。导尿管交替固定于大腿内侧或腹壁上（固定于腹壁可以比较自然地保持尿道的解剖位置，避免损伤）。

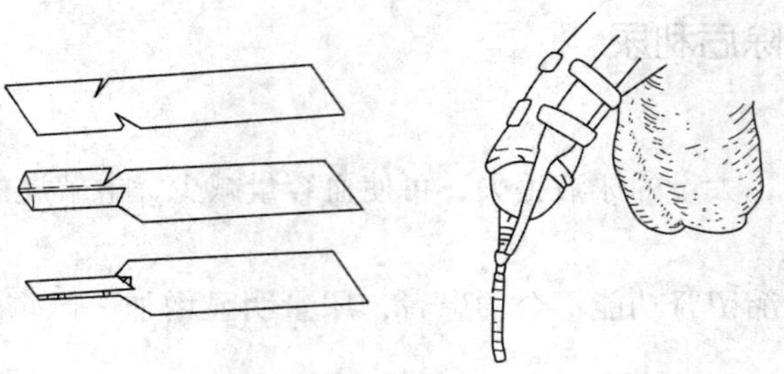

图 11 -4　男病人胶布固定法

② 带气囊导尿管固定法：将导尿管插入膀胱后，向气囊内注入无菌生理盐水 5ml，即夹紧气囊末端，轻拉导尿管以证实导管已固定（图 11 -5)。

③ 将导尿管末端与集尿袋相连。引流管应留出足以翻身的长度，用橡皮圈和安全别针固定在床单上，以防止翻身牵拉使导尿管滑脱（图 11 -6)。

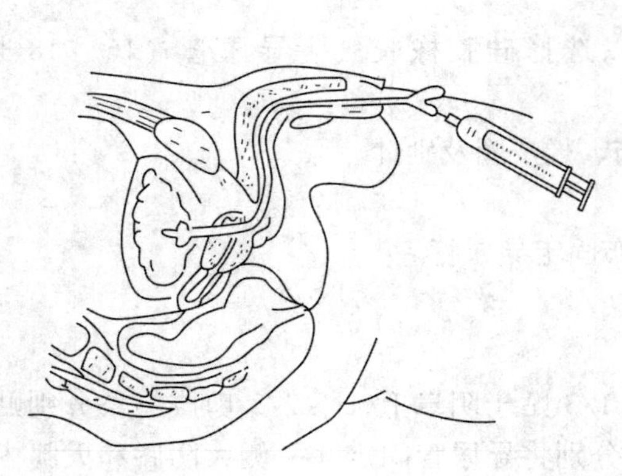

图 11 -5　气囊导尿管固定法

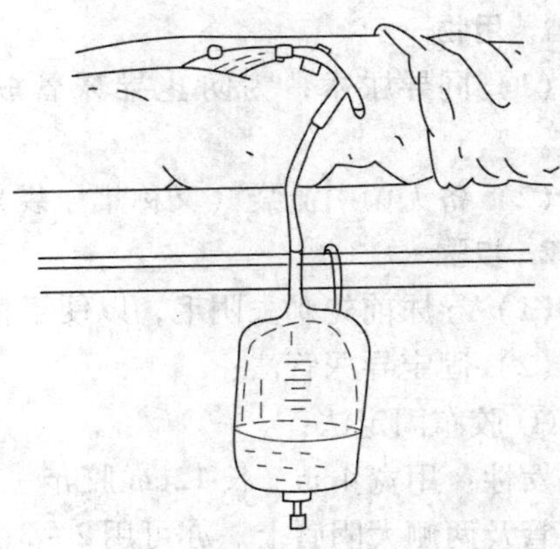

图 11 -6　集尿袋固定法

3. 注意事项

(1) 反复向病人及其家属解释留置导尿管目的和护理方法，使其认识到预防泌尿道感染的重要性。

(2) 保持引流通畅：引流管应放置妥当，避免受压、扭曲、堵塞等造成引流不畅，以致观察、判断病情失误。

(3) 防止逆行感染：

① 保持尿道口清洁，女病人用苯扎溴铵酊棉球擦拭外阴及尿道口，每日 1 ~2 次，如分泌物过多，可先用 0.02% 高锰酸钾溶液清洗，再用苯扎溴铵酊棉球擦拭；男病人用苯扎溴铵酊棉球擦净尿道口、龟头及包皮周围皮肤。

② 每日定时更换集尿袋，及时倾倒，记录尿量，集尿袋及引流管位置应低于耻骨联合，防止尿液反流。

③ 每月更换导尿管一次。

(4) 鼓励病人多饮水，并协助更换卧位。发现尿液混浊、沉淀、有结晶时应作膀胱冲洗，每周作尿常规检查一次。

(5) 训练膀胱反射功能：拔管前采用间歇性引流夹管方式，使膀胱定时充盈排空，促进膀胱功能的恢复。

(7) 病人离床活动时，导尿管及集尿袋应妥善安置。

（吴惠平 罗伟香 李翠薇）

第三节 膀胱冲洗法操作并发症

膀胱冲洗是应用无菌技术将无菌冲洗液冲入膀胱，并在膀胱内停留一定时间后将其排出体外。用于清洁膀胱，使尿液引流通畅；治疗某些膀胱疾病，如膀胱炎；泌尿外科的术前准备和术后护理。但如果操作不当或因患者自身疾病等原因，亦可引起一些并发症。

一、感染

（一）发生原因

1. 导尿破坏了泌尿系局部的防御机制，尿道分泌物无法排出，细菌在局部繁殖，逆行感染。

2. 膀胱冲洗破坏了引流系统的密闭状态，增加了逆行感染的机会。

3. 没有严格遵守无菌操作原则。

4. 引流管的位置过高，致使尿液倒流回膀胱，引起逆行感染。

5. 冲洗液被细菌污染。

（二）临床表现

排尿时尿道烧灼感，常有尿急、尿频、尿痛、排尿不畅、下腹部不适等膀胱刺激症状，急迫性尿失禁，膀胱区压痛，尿常规检查可见脓尿、血尿。尿培养细菌阳性。

（三）预防及处理

1. 安抚患者，加强心理护理。

2. 留置导尿管的时间尽可能缩短，尽可能不冲洗膀胱。

3. 如有必要冲洗膀胱时应在冲洗前，严格遵守无菌操作原则进行尿道口护理。

4. 密切观察冲洗情况，使冲洗管的位置低于病人膀胱位置约15～20cm。

5. 不使用过期的冲洗液，冲洗液使用前应仔细观察瓶口有无松动、瓶身有无裂缝及溶液有无沉淀等。

6. 必要时局部或全身使用抗生素。

二、血尿

（一）发生原因

1. 插导尿管损伤尿道。

2. 冲洗液灌入过多并停留时间过长后放出，导致膀胱内突然减压，使黏膜急剧充血而引起，一般常见于昏迷的病人。

3. 继发于膀胱炎。

（二）临床表现

尿外观呈洗肉水状，甚至有血凝块，尿常规每高倍镜视野红细胞多于5个。

（三）预防及处理

1. 预防及处理同导尿术并发症。

2. 每次灌注的冲洗液以200～300ml为宜，停留时间以5～10分钟为宜。

三、膀胱刺激症状

（一）发生原因

1. 泌尿系感染。

2. 冲洗液温度过低。

（二）临床表现

患者出现尿频、尿急、尿痛等症状。

（三）预防及处理

1. 如由感染引起，给予适当的抗感染治疗。

2. 碱化尿液对缓解症状有一定作用。

3. 遇寒冷气候，冲洗液应加温至38～40℃，以防冷刺激膀胱。

四、膀胱痉挛

（一）发生原因

1. 膀胱内有异物（如血凝块）阻塞导尿管致使引流不畅，导致膀胱压力过高。

2. 冲洗液选择错误：例如尿道前列腺电切术后的患者，由于手术部位疼痛，愈合不良，膀胱充盈欠佳，这时如选用无菌生理盐水冲洗会导致膀胱痉挛。

3. 膀胱手术后进行冲洗时速度过快（或温度过低）刺激手术伤口而引起。

4. 手术创伤。

5. 引流管的刺激。

6. 前列腺增生的患者由于长期膀胱出口部梗阻，膀胱逼尿肌代偿性增生、肥厚，膀胱内压增高，以致出现膀胱高敏性，不稳定膀胱以及顺应性降低，手术切除后易出现逼尿肌无抑制性收缩。

7. 患者的精神因素。

（二）临床表现

膀胱区或尿道阵发性痉挛性疼痛，肛门坠胀感，尿意强烈，导尿管旁有尿液涌出，病人焦躁不安。

（三）预防及处理

1. 做好心理护理，缓解患者的紧张情绪，术前对患者进行疾病的详细讲解，使患者对疾病有充分的认识，同时保持一个良好的心态；术后引导患者转移注意力，以减轻患者的紧张。

2. 在病情允许的情况下尽早停止膀胱冲洗，使病人减轻痛苦。

3. 冲洗时密切观察，保持管道的通畅，注意冲洗液的温度（以20℃较为合适）和速度（每分钟80～120滴，每15～30分钟快速冲洗半分钟为宜）以防对膀胱造成刺激而引起痉挛。

4. 必要时给予镇静剂、止痛剂以减轻患者的痛苦。

5. 操作动作要轻柔，技术过硬以减少对病人的刺激。

6. 酌情减少导尿管气囊内的气体（或液体），以减轻对膀胱三角区的刺激。

7. 教会患者应对膀胱痉挛的方法：如深呼吸法、屏气呼吸法等。

8. 术前选用光滑、组织相容性强、型号合适的硅胶导尿管。

五、膀胱麻痹

（一）发生原因

某些冲洗液如呋喃西林冲洗液被吸收后，可干扰神经组织的糖代谢，引起周围神经炎，导致膀胱麻痹。

（二）临床表现

既往无排尿困难，拔除导尿管后意识清醒的病人不能自行排尿，出现明显的尿潴留症状和体征，并能排除尿路梗阻。

（三）预防和处理

1. 重新导尿，必要时留置导尿管。

2. 停用某些膀胱冲洗液，如呋喃西林冲洗液，改用温生理盐水冲洗膀胱。

3. 局部热敷、针灸等治疗。

附 膀胱冲洗法操作规程

1. 用物

（1）冲洗药物：生理盐水，0.02%呋喃西林溶液，3%硼酸溶液，0.2%氯苯双胍乙烷，0.1%雷夫奴尔溶液，2.5%醋酸。药液量为250～500ml，或遵医嘱备药。

（2）消毒用碘酊、小止血钳或夹子、消毒棉枝、冲洗管或静脉输液管、薄膜手套、网套、启瓶器。

2. 步骤

（1）核对医嘱，将冲洗用药物启盖、套网套、消毒瓶口，插入静脉输液管。

（2）核对病人，挂药瓶，排气。

（3）排空膀胱，夹紧尿管近端后，用5%碘酊消毒尿管接口。

（4）开放输液管，输入冲洗液，如病人觉膀胱胀难以忍耐，则分次输入冲洗液。

（5）冲洗完毕，撤出冲洗输液管，保留30分钟后，开放引流管，放出膀胱内冲洗液。如需更换引流袋，按更换引流袋操作程序进行。

（6）冲洗过程中要注意观察病人的反应，如病人不适及时予以处理；如冲洗液引出有异常，应作详细记录（冲入量、引出量、引出液性状、颜色、病人的不适及处理）。

（7）整理用物，处理污物，在《治疗单》签名。

（吴惠平 李 威）

参考文献

1 吴阶平，马永江．实用泌尿外科学．北京：人民军医出版社，1993.
2 骆毅，于兰馥，骆曼林．女性泌尿科学．北京：人民卫生出版社，1987.
3 方玉美，徐祖豫．间歇导尿法的护理管理．中国康复理论与实践，1999，5（4）：166～167.
4 刘凤英，孔爱玲，王亚军．导尿和留置尿管的护理进展．实用护理杂志，1997，13（3）：161～162.
5 耿德祥．三基训练标准．山东省卫生厅，1997.
6 杜敏华，等．喷雾消毒法用于女病人导尿的研究．护理学杂志，1996，11（3）：144.
7 李先芳．女病人导尿常见问题处理．实用护理杂志，1995，11（1）：12.
8 杨希香．高龄女病人导尿术．实用护理杂志，1995，11（1）：13.
9 孙冬青，等．气囊导尿管在妇科手术中的应用．实用护理杂志，1996，12（4）：169.
10 黄大敏．临产妇导尿管插入长度的探讨．护理学杂志，1995，10（5）：294.
11 马连中，等．导尿术中尿管插入困难的处理．护士进修杂志，1994，9（5）：46.
12 宋晓琴．1 例尿道口隐形异位导致尿潴留．中华护理杂志，1996，31（6）：346.
13 林家馨，译．使用导尿管混乱现象．国外医学护理学分册，1993，12（4）：171～173.
14 杜淑婷，译．导尿管引发泌尿道感染及其处理．国外医学护理学分册，1995，14（3）：126.
15 王培华，赵敏珍．导尿法造成医院内感染的危险因素分析及评价．护士进修杂志，1992，7（1）：8～9.
16 姜彩莲．乙烯雌酚溶液做导尿管润滑剂的探讨．实用护理杂志，1993，9（10）：33.
17 张莉，等．缓释抗生素导尿管的临床实验与应用．实用护理杂志，1996，12（5）：198～199.
18 黄骊华，译．用环丙沙星预防与导尿有关的尿路感染．国外医学护理学分册，1993，12（3）：142.
19 吴阶平．泌尿外科．济南：山东科学技术出版社，1993.
20 杜彩云，张霞，任知良．导尿致男性尿道损伤 32 例分析．中国误诊学杂志，2002，2（1）：96～97.
21 杨秀琴．男性导尿困难的原因分析与处理．实用护理杂志，1996，12（10）：438.
22 雷铮，等．改良导尿术在前列腺肥大尿潴留导尿中的应用．实用护理杂志，1995，11（2）：21.
23 傅爱凤，等．利多卡因在老年男性病人导尿术中的应用．中华护理杂志，1996，31（2）：100.
24 赵彩丽，等．改良导尿管在前列腺肥大插管的应用．护理学杂志，1995，10（6）：361.
25 周凤昌．窥镜下尿道会师治疗尿道损伤 56 例报告．中华泌尿外科杂志，1999，20（4）：207.
26 唐谣．双腔气囊导管致男性尿道黏膜反复出血 1 例．实用护理杂志，1999，15（3）：40.
27 张鸿敏，王艳玲．双腔气囊导尿管致男性患者血尿的原因分析及护理．齐鲁护理杂志，2001，7（4）：299～300.
28 Gokalp A，Yildirim I，Aydur E，et al. How to manage acute urethral false passage due to intermittent catheterization in spinal cord injured patients who refused insertion of an indwelling catheter. J Urol，2003，169（1）：203～206.
29 陈晓莲，李玉霞，黄小玲．留置气囊导尿管并发症的分析及预防．护理学杂志，1995，10（5）：317.
30 丁俊琴，焦维红．气囊尿管导尿并发症的分析及防治．护士进修杂志，2002，17（12）：902～903.
31 魏常青．留置双腔气囊导尿管的并发症及处理．山西护理杂志，1996，10（5）：221.
32 陈育红．用双腔气囊尿管留置导尿注意的问题．实用护理杂志，1995，11（3）：47.
33 曹平，张淑平，金立辉．双腔气囊导尿管的留置及并发症的防治．实用乡村医生杂志，1998，5（3）：35.
34 蔡柔妹．气囊导尿管留置过程中存在的问题与护理对策．现代护理，2002，8（6）：421～422.
35 曹素云，李梅，郝秀荣．留置导尿若干问题探讨．护士进修杂志，1998，13（6）：3～4.

36 晋爱莲．留置气囊导尿管引起血尿的原因与预防．黑龙江护理杂志，1998，4（9）：71.
37 李信众，韦华玉，李继清．留置气囊导尿管并发症28例分析．广西医学，2001，23（3）：571～572.
38 曾祥福，魏守顺，朱宏建．留置导尿管后尿道狭窄的治疗．临床泌尿外科杂志，2000，15（2）：90.
39 李虹，魏强，石明，等．尿道狭窄的腔内处理．中华泌尿外科杂志，1998，19（1）：5.
40 刘秋玲，张乐平．预防留置尿管病人泌尿系感染措施的研究进展．实用护理杂志，1997，13（1）：11～13.
41 邹新娟，龚孝淑．留置尿管相关性泌尿系感染的研究进展．中华护理杂志，1995，30（6）：372.
42 Wyndaele JJ. Complications of intermittent catheterization：their prevention and treatment. Spinal cord，2002，40（10）：536～541.
43 Stern JA，Clemens JQ. Osteomyelitis of the pubis：a complication of a chronic indwelling catheter. Urology，2003，61（2）：462.
44 Anderson PJ，Walsh JM，Louey MA，et al. Comparing first and subsequent suprapubic catheter change：complications and costs. Urol Nurs，2002，22（5）：324～325.
45 钟小蓉，邓朝秀，谭佳秋．放尿方法对留置导尿患者膀胱功能影响的观察．中华护理杂志，1996，31（6）：327～328.
46 薛艳斌，译．导尿后及时恢复膀胱功能．国外医学护理学分册，1994，13（5）：225.

第十二章　洗胃法操作并发症

洗胃法是将胃管由鼻腔或口腔插入胃内，将大量溶液灌入或注入胃内以冲洗胃的方法。临床上常用来清除胃内毒物或刺激物，避免毒物吸收，利用不同灌洗液进行中和解毒；对于幽门梗阻的病人，通过洗胃能将胃内滞留食物洗出，同时给予生理盐水冲洗，可减轻胃黏膜水肿与炎症；还可用于手术或某些检查前的准备。但是，消化道溃疡、食管阻塞、食管静脉曲张、胃癌等病人一般不作洗胃，昏迷病人洗胃宜谨慎。目前，洗胃法有电动吸引洗胃法、漏斗洗胃法、注洗器洗胃法及自动洗胃机洗胃法四种，可根据病人的病情及医院的条件选用。由于洗胃法是一项侵入性操作，不论采取哪种方法洗胃，因患者自身、操作者的技术水平等原因均可产生一些并发症，如：急性胃扩张、上消化道出血、窒息、吸入性肺炎、电解质紊乱、急性水中毒等。本章将分别进行叙述。

一、急性胃扩张

（一）发生原因

1. 洗胃管孔被食物残渣堵塞，造成活瓣作用，使洗胃液体只进不出，多灌少排，进液量明显大于出液量，导致急性胃扩张。

2. 患者精神紧张、疲惫或意识障碍，反复洗胃造成大量溶液潴留在胃内。

3. 洗胃过程中未及时添加洗胃液，药液吸空或药管吸头一部分甚至全部浮出药液面，使空气吸入胃内，造成急性胃扩张。

（二）临床表现

腹部高度膨胀，呕吐反射消失，洗胃液吸出困难。

（三）预防及处理

1. 遇餐后中毒，洗胃前应先刺激咽喉部，加速催吐，以防食物阻塞胃管。

2. 对昏迷病人，小剂量灌洗更为安全可靠。

3. 洗胃过程中，保持灌入液量与抽出液量平衡。当抽吸无液体流出时，及时判断是胃管阻塞还是胃内液体抽空。如属前者，可上下移动或转动胃管，做适当调整；应用电动吸引法或自动洗胃机洗胃则关掉“自控”，打开“手冲” –“手吸”，反复几次，直至液体流出通畅。如系胃内液体抽空，及时换档，由“手吸”改为“手冲”。并严格记录出入洗胃液量。

4. 洗胃前备好足量药液，以防洗胃过程中因药液不足导致空气吸入胃内。

5. 正确掌握手术切开洗胃指征，对呕吐反射减弱或消失的昏迷病人，洗胃过程中只能灌入不能抽出者，应立即请外科会诊切开洗胃。

6. 洗胃过程中应严密观察病情变化，如神志、瞳孔、呼吸、血压及上腹部是否膨隆等。

7. 对于已发生急性胃扩张的患者，协助患者取半卧位，将头偏向一侧，并查找原因对症处理。如因洗胃管孔被食物残渣堵塞引起，立即更管重新插入将胃内容物吸出；如为洗胃过程中空气吸入胃内引起，则应用负压吸引将空气吸出等处理。

二、上消化道出血

（一）发生原因

1. 插管创伤。

2. 有慢性胃病经毒物刺激使胃黏膜充血、水肿、糜烂。

3. 病人剧烈呕吐造成食道黏膜撕裂。

4. 当胃内容物基本吸、排尽后，胃腔缩小，胃前后壁互相贴近，使胃管直接吸附于局部胃黏膜，极易因洗胃机的抽吸造成胃黏膜破损和脱落而引起胃出血。

5. 烦躁、不合作的患者，强行插管引起食道、胃黏膜出血。

（二）临床表现

洗出液呈淡红色或鲜红色，清醒病人主诉胃部不适、胃痛，严重者脉搏细弱、四肢冰凉、血压下降、呕血、黑便等。

（三）预防及处理

1. 插管动作要轻柔，快捷；插管深度要适宜，成人距门齿50cm左右。

2. 做好心理疏导，尽可能消除病人过度紧张的情绪，积极配合治疗，必要时加用适当镇静剂。

3. 抽吸胃内液时负压适度，洗胃机控制在正压0.04MPa，负压0.03MPa。对昏迷、年长者应选用小胃管、小液量、低压力抽吸（0.01～0.02MPa）。

4. 如发现吸出液混有血液应暂停洗胃，经胃管灌注胃黏膜保护剂、制酸剂和止血药，严重者立即拔出胃管，肌注镇静剂，用生理盐水加去甲肾上腺素8mg口服，静脉滴注止血药。

5. 大量出血时应及时输血，以补充血容量。

三、窒息

（一）发生原因

1. 清醒病人可因胃管或洗胃液的刺激引起呕吐反射，昏迷病人因误吸而窒息。

2. 口服毒物对咽喉部的刺激损伤造成喉头水肿，尤其是严重有机磷中毒的病人，有机磷毒物引起的毒蕈碱样症状主要表现为平滑肌痉挛及腺体分泌亢进，气道分泌物增多，流涎，易导致呼吸道阻塞，造成呼吸困难缺氧。

3. 胃管的位置判断错误，洗胃液误入气管引起窒息。

（二）临床表现

躁动不安、呼吸困难、紫绀、呛咳、严重者可致心跳骤停。

（三）预防及处理

1. 插管前在胃管上涂一层液体石蜡，以减少对喉头的摩擦和刺激。

2. 患者取侧卧位，及时清除口腔及鼻腔分泌物，保持呼吸道通畅。

3. 培训医务人员熟练掌握胃管置入技术，严格按照证实胃管在胃内的三种方法（① 用注射器抽取胃内容物，用试纸检查呈酸性。② 用注射器快速注入 10～20ml 空气，同时用听诊器在胃区听到气过水声。③ 置管末端于水中，看到无气泡逸出。）进行检查，确认胃管在胃内后，方可进行洗胃操作。

4. 备好氧气、吸引器、气管插管、呼吸机、心脏起搏等装置和设备。如发生窒息，立即停止洗胃，及时报告医生，进行心、肺复苏抢救及必要的措施。

四、咽喉、食管黏膜损伤、水肿

（一）发生原因

患者在插管过程中不合作，反复拔出后强行插管，致使咽部及食管黏膜损伤。

（二）临床表现

口腔内可见血性分泌物，洗胃后 1 天诉咽喉疼痛，吞咽困难。

（三）预防及处理

1. 清醒的病人做好解释工作，尽量取得其配合。

2. 合理、正确使用开口器，操作必须轻柔，严禁动作粗暴。

3. 咽喉部黏膜损伤者，可予消炎药物雾化吸入；食管黏膜损伤者可适当使用制酸剂及黏膜保护剂。

五、吸入性肺炎

（一）发生原因

轻中度昏迷患者，因意识不清，洗胃不合作，洗胃液大量注入未被吸出，引起反射性呕吐，洗胃液被吸入呼吸道；或拔除胃管时没有捏紧胃管末端，而使胃管内液体流入气管内导致吸入性肺炎。

（二）临床表现

病人表现为呛咳，肺部听诊湿啰音和水泡音。

（三）预防及处理

1. 洗胃时采用左侧卧位，头稍低偏向一侧。

2. 烦躁病人可适当给予镇静剂。

3. 昏迷病人洗胃前行气管插管，将气囊充气，可避免胃液吸入呼吸道。

4. 洗胃过程中，保持灌入液量与抽出液量平衡，严密观察并记录洗胃出入液量。

5. 一旦有误吸，立即停止洗胃，取头低右侧卧位，吸出气道内吸入物，气管切开者可经气管套管内吸引。

6. 洗胃毕，协助病人多翻身、拍背，以利于痰液排出，有肺部感染迹象者及时应用抗生素。

六、低钾血症

（一）发生原因

洗胃液量大、时间长，使胃液大量丢失，K^+、Na^+ 被排出，同时因脱水治疗及应用激素和输入过多葡萄糖等，可引起和加重低血钾。

（二）临床表现

低血钾患者可出现恶心、呕吐、腹胀、神志淡漠和低钾血症的心电图改变，如T波低平或倒置，S－T段降低，Q－T时间延长，U波出现等表现。

（三）预防及处理

1. 可选用生理盐水洗胃。

2. 洗胃后常规检查血清电解质，及时补充钾、钠等。

七、急性水中毒

临床上把脑细胞水肿、肺水肿、心肌细胞水肿统称为水中毒。

（一）发生原因

1. 洗胃时，食物残渣堵塞胃管，洗胃液不易抽出，多灌少排，导致胃内水贮存，压力增高，洗胃液进入肠内吸收，超过肾脏排泄能力，血液稀释，渗透压下降，从而引起水中毒。

2. 洗胃导致失钠，水分过多进入体内，使机体水盐比例失调，发生水中毒。

3. 洗胃时间过长，增加了水的吸收量。

（二）临床表现

早期患者出现烦躁，神志由清楚转为嗜睡，重者出现球结膜水肿，呼吸困难，癫痫样抽搐、昏迷。肺水肿者出现呼吸困难、紫绀，呼吸道分泌物增多等表现。

（三）预防及处理

1. 选用粗胃管，对洗胃液量大的患者常规使用脱水剂、利尿剂。

2. 对昏迷患者用小剂量灌洗更为安全。洗胃时每次灌注液限为300ml～500ml，并保持灌洗出入量平衡。

3. 洗胃过程中应严密观察病情变化，如神志、瞳孔、呼吸、血压及上腹部是否饱胀等。对洗胃时间相对较长者，应在洗胃过程中常规查血电解质，并随时观察有无眼球结膜水肿及病情变化等，以便及时处理。

4. 在为急性中毒患者洗胃时，如相应的洗胃液不容易取得，最好先用1000ml～1500ml温清水洗胃后，再换为0.9%～1%的温盐水洗胃至清亮无味为止，避免造成低渗体质致水中毒。

5. 一旦出现水中毒应及时处理，轻者经禁水可自行恢复，重者立即给予3%～5%的高渗氯化钠溶液静脉滴注，以及时纠正机体的低渗状态。

6. 如已出现脑水肿，及时应用甘露醇、地塞米松纠正。

7. 出现抽搐、昏迷者，立即用开口器、舌钳（纱布包缠）保护舌头，同时加用镇静药，加大吸氧流量，并应用床栏保护病人，防止坠床。

8. 肺水肿严重、出现呼吸衰竭者，及时行气管插管，给予人工通气。

八、胃肠道感染

（一）发生原因

洗胃物品、水不洁引起。

（二）临床表现

洗胃后1天内出现恶心、呕吐、腹泻、发热。

（三）预防及处理

1. 选用无菌胃管，避免细菌污染洗胃用物及洗胃液。

2. 发生胃肠炎后及时应用抗生素治疗。

九、虚脱及寒冷反应

（一）发生原因

洗胃过程中病人恐惧、躁动不安、恶心、呕吐，机械性刺激迷走神经，张力亢进，心动过缓加之保温不好，洗胃液过凉等因素造成。

（二）临床表现

病人面色苍白、口唇紫绀、周身皮肤湿冷、寒战、脉搏细弱。

（三）预防及处理

1. 清醒病人洗胃前做好心理疏导，尽可能消除病人紧张恐惧的情绪，以取得合作，必要时加用适当镇静剂。

2. 注意给病人保暖，及时更换浸湿衣物。

3. 洗胃液温度应控制在25～38℃之间。

十、顽固性呃逆

（一）发生原因

洗胃液温度过低刺激膈神经；胃部反复机械性冲吸影响膈肌功能。

（二）临床表现

喉间呃呃连声，持续不断，声短而频频发作，令人不能自制。轻者数分钟或数小时，重者昼夜发作不停，严重影响病人的呼吸、休息、睡眠。

（三）预防及处理

1. 洗胃液温度要适宜，以25～38℃为宜。

2. 一旦发生呃逆，轮流拇指重按患者攒竹穴，每侧一分钟，多能缓解，或舌下含服心痛定10mg。

3. 如上述措施仍不能缓解，可应用盐酸氯丙嗪25～50mg肌注。

十一、胃穿孔

（一）发生原因

1. 多见于误食强酸强碱等腐蚀性毒物而洗胃者。

2. 病人患有活动性消化道溃疡、近期有上消化道出血、肝硬化并发食道静脉曲张等洗胃禁忌证者。

3. 洗胃管堵塞出入量不平衡，短时间内急性胃扩张，继续灌入液体，导致胃壁过度膨胀，造成破裂。

4. 医务人员操作不慎，大量气体被吸入胃内致胃破裂。

（二）临床表现

腹部隆起，剧烈疼痛，腹肌紧张，肝浊音界消失，肠鸣音消失，脸色苍白，脉细速。腹部平片可发现膈下游离气体，腹部 B 超检查可见腹腔有积液。

（三）预防及处理

1. 误服腐蚀性化学品者，禁止洗胃。

2. 加强培训医务人员洗胃操作技术，洗胃过程中，保持灌入与抽出量平衡，严格记录出入洗胃液量。

3. 洗胃前详细询问病史，有洗胃禁忌证者，一般不予洗胃。有消化道溃疡病史但不处于活动期者洗胃液应相对减少，一般 300ml/次左右，避免穿孔。

4. 电动洗胃机洗胃时压力不宜过大，应保持在 100mmHg 左右。

5. 洗胃过程中应严密观察病情变化，如神志、瞳孔、呼吸、血压及上腹部是否饱胀，有无烦躁不安、腹痛等。

6. 胃穿孔者立即行手术治疗。

十二、中毒加剧

（一）发生原因

1. 洗胃液选用不当，如敌百虫中毒者，应用碱性洗胃液，使敌百虫转化为毒性更强的敌敌畏。

2. 洗胃液灌入过多，造成急性胃扩张，增加胃内压力，促进毒物吸收。

3. 洗胃液过热，易烫伤食道、胃黏膜或使血管扩张，促进毒物吸收。

（二）临床表现

清醒患者意识可逐渐变模糊，昏迷患者脉搏细速，血压下降等。

（三）预防及处理

1. 毒物的理化性质不明者，选用温清水洗胃。

2. 洗胃时先抽吸胃内浓缩的毒物后再灌注洗胃液，避免毒物被稀释后进入肠道内吸收。

3. 保持灌入与抽出量平衡，严格记录出入洗胃液量。

十三、急性胰腺炎

（一）发生原因

大量的洗胃液能促进胰腺分泌，十二指肠乳头水肿，胆道口括约肌痉挛，胰管梗阻致急性胰腺炎。

（二）临床表现

中上腹疼痛，发热、恶心、呕吐，血、尿淀粉酶增高。腹部 B 超或 CT 检查可发现胰腺水肿，严重者胰腺坏死液化，胸腹腔积液。

（三）预防及处理

1. 洗胃过程中，保持灌入与抽出量平衡，严格记录出入洗胃液量。

2. 如有急性胰腺炎症状者，及时给予禁食、胃肠减压，使用抑制胰腺分泌药物如善宁，解痉止痛药物如阿托品、654－2 等治疗。

十四、呼吸心跳骤停

（一）发生原因

1. 心脏病患者，可由于插管给病人带来痛苦、不适、呕吐甚至挣扎，情绪紧张，心脏负荷加重，诱发心衰。

2. 胃管从口腔或鼻腔插入经食管移行处时，刺激迷走神经，反射性引起呼吸心跳骤停。

3. 患者处于深昏迷、抽搐、呼吸衰竭状态，强行洗胃可致缺氧加重引起心跳骤停。

（二）临床表现

患者意识消失，大动脉搏动和心音消失，呼吸停止。

（三）预防及处理

1. 昏迷及心脏病病人洗胃宜慎重。

2. 出现呼吸心跳骤停应立即拔出胃管，给予吸氧，人工呼吸和胸外按压等方法进行抢救。

附一　电动吸引器洗胃法操作规程

1. 用物

（1）治疗车上置：治疗盘，内备鼻饲包一副、灌洗溶液（按需要准备）、夹子、液状石蜡、棉签、胶布、弯盘、塑料围裙。必要时备压舌板、开口器。治疗车下置：电动吸引装置一套（电动吸引器、输液瓶一套、“Y”形三通管、贮液瓶，图 12－1）。另备有输液架。

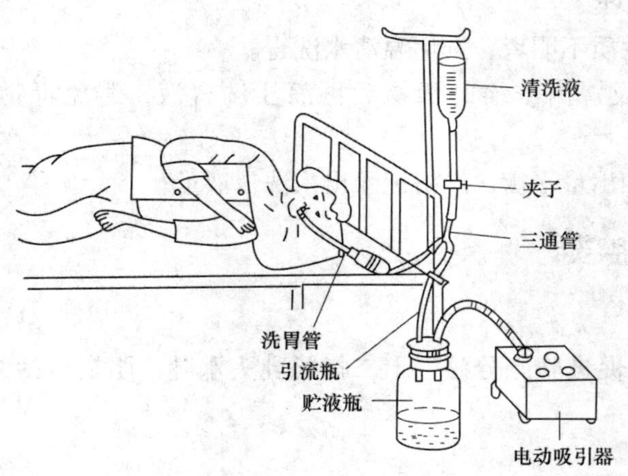

图 12－1　电动吸引器洗胃法

（2）灌洗管的安装法：① 输液瓶连接橡胶管，下接三通管的主干；② 洗胃管和三通管的一端连接；③ 三通管的另一端和贮液瓶的橡胶管相接；④ 吸引器上连接可容 5000ml 以上的贮液瓶。

2. 步骤

（1）接上电源，检查吸引器的功能。备齐用物，携至床边向病人解释，以取得合作。

（2）病人取坐位或半卧位，危重或昏迷者去枕取左侧卧位，将塑料围裙围在胸前，如有活动义齿应先取下，置弯盘于病人口角处。

（3）将灌洗溶液倒入输液瓶内，然后挂于输液架上，用夹子夹住输液瓶上的橡胶管。

（4）润滑胃管前端，插管。

（5）在插胃管过程中遇病人有恶心或呛咳，应立即将胃管拔出，休息片刻后再插，避免误入气管。

（6）证实胃管在胃内后，用胶布固定，开动吸引器，将胃内容物吸出。当中毒物质不明时，应将吸出物送验。

（7）吸尽胃内容物后，将吸引器关闭。夹住引流管，开放输液管，使溶液流入胃内约 300 ~ 500ml。（液量一次不可超过 500ml。）夹住输液管，开放引流管，开动吸引器，吸出灌入的液体。如此反复灌洗，直至吸出的液体呈澄清无气味为止。在洗胃过程中，随时观察病人面色、脉搏、呼吸和血压的变化，一旦出现异常，立即停止操作，与医生联系，采取相应的急救措施。

（8）洗胃完毕，反折胃管迅速拔出。

（9）协助病人漱口、擦脸，整理床单位，清理用物。

（10）观察并记录灌洗液名称、液量和洗出液的颜色、性质、液量、气味以及病人一般情况。

附二　漏斗胃管洗胃法操作规程

1. 用物

治疗车上置：治疗盘，内备大水罐和量杯（内盛洗胃液按需要准备）；漏斗洗胃管（图 12－2）、镊子、纱布（用无菌巾包裹）；塑料围裙、液状石蜡、棉签、弯盘。必要时备压舌板、开口器。治疗车下置：盛水桶。

2. 步骤

（1）备齐用物，携至病床边，向病人解释，以取得合作。

（2）病人取坐位或半坐位，中毒较重的取左侧卧位。取塑料围裙围在胸前。如有活动义齿，应先取下。盛水桶放床头下方。置弯盘于病人口角处。

（3）插胃管。

（4）证实胃管已在胃内后，即可洗胃。先将漏斗放置低于胃部的位置，挤压橡胶球，抽尽胃内容物，必要时留取标本送验。

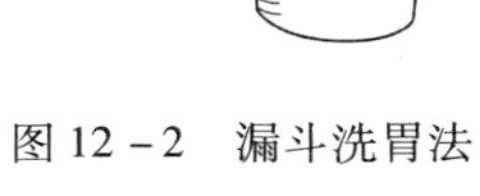

图 12－2　漏斗洗胃法

（5）举漏斗高过头部约 30 ~ 50cm，将洗胃液缓慢倒入漏斗约300 ~ 500ml，当漏斗内尚少量溶液时，迅速将漏斗降至低于胃的位置，倒置于盛水桶内，利用虹吸作用引出胃内灌洗液。若引流不畅时，可挤压橡胶球，再高举漏斗注入溶液。如此反复灌洗，直至流出液呈澄清无气味为止。

（6）洗胃完毕，反折胃管，迅速拔出。

（7）观察并记录灌洗液名称、液量和洗出液的颜色、性质、液量、气味以及病人一般情况。

附三　注洗器洗胃法操作规程

1. 用物

治疗车上置：治疗盘，内备胃管（14号以上，根据需要选择）、治疗碗、镊子、50ml注洗器、纱布（用无菌巾包裹）；以及橡胶单、治疗巾、弯盘、液状石蜡、棉签、水罐（内盛洗胃溶液）。治疗车下置：盛水桶。

2. 步骤

（1）备齐用物，携至病人床边，向病人解释，以取得合作。

（2）病人取坐位或半坐位，围橡胶单和治疗巾于胸前。

（3）插胃管方法同前。

（4）证实胃管在胃内后，用注洗器吸尽胃内容物，注入洗胃液约200ml，再抽出弃去。如此反复冲洗，直至洗净为止。

（5）冲洗完毕后反折胃管，迅速拔出，整理床单位，清理用物。

（6）观察并记录灌洗液名称、液量和洗出液的颜色、性质、液量、气味以及病人一般情况。

附四　自动洗胃机洗胃法操作规程

1. 用物

（1）自动洗胃机（图12-3）、治疗盘（内放胃管，用无菌巾包裹），其他用物同电动吸引洗胃法（电动吸引器装置除外），以及塑料桶2只（一盛灌洗液、一盛污水）、胃管（14号以上）。

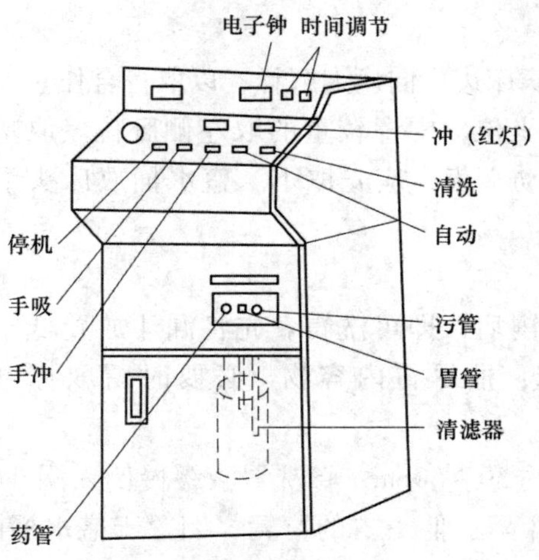

图12-3　自动洗胃机构造

（2）装置：洗胃机的操作面有电子钟，调节药量的开关，以及停机、手吸、手冲、自动和清洗键。机正面有药管、胃管和污管键。机内有滤清器（防止食物残渣堵塞管道）。机背面有电源插头。

2. 步骤

（1）备齐用物，携至床边，向病人解释，以取得合作。接上电源，按“电动吸引洗胃法”插入胃管。

（2）将配好的胃灌洗液放入塑料桶内。将三根橡胶管分别和机器的药管、胃管和污水管口连接。将药管的另一端放入灌洗液桶内（管口必须在液面以下），污水管的另一端放入空塑料桶内。胃管的一端和病人洗胃管相连接。调节药量流速。

（3）接通电源后按“手吸”键，吸出胃内容物，再按“自动”键。机器开始对胃进行自动冲洗。冲洗时“冲”红灯亮，吸引时“吸”红灯亮。待冲洗干净后，按“停机”键，机器停止工作。洗胃过程中，如发现有食物堵塞管道，水流减慢，不流或发生故障，即可交替按“手冲”和“手吸”两键，重复冲洗数次直到管路通畅后，再将胃内存留液体吸出，按“自动”键，自动洗胃即继续进行。

（4）洗毕，拔出胃管，帮助病人漱口、洗脸，整理用物。

（5）机器处理。将药管、胃管和污水管同时放入清水中，手按“清洗”键，机器自动清洗各管腔，待清洗完毕，将胃管、药管和污水管同时提出水面，待机器内的水完全排净后，按“停机”键，关机。

（6）观察并记录灌洗液名称、液量和洗出液的颜色、性质、液量、气味以及病人一般情况。

附五　各种药物中毒的灌洗溶液（解毒剂）和禁忌药物

表 12－1　各种药物中毒的灌洗溶液（解毒剂）和禁忌药物

毒物中类	灌洗溶液	禁忌药物
酸性物	镁乳、蛋清水[①]、牛奶	强酸药物
碱性物	5%醋酸、白醋、蛋清水、牛奶	强碱药物
敌敌畏	2%～4%碳酸氢钠、1%盐水、1∶15 000～1∶20 000 高锰酸钾	
1605、1059、4049（乐果）	2%～4%碳酸氢钠	高锰酸钾[②]
敌百虫	1%盐水或清水、1∶15 000～1∶20 000 高锰酸钾	碱性药物[③]
DDT、666	温开水或生理盐水洗胃，50%硫酸镁导泻	油性泻药
氰化物	1∶15 000～1∶20 000 高锰酸钾[④]洗胃	
苯酚（石炭酸）、煤酚皂溶液	用温开水、植物油洗胃至无酚味，并在洗胃后多次服用牛奶、蛋清，保护胃黏膜	液体石蜡
巴比妥类（安眠药）	1∶15 000～1∶20 000 高锰酸钾洗胃、硫酸钠[⑤]导泻	硫酸镁
异烟肼	1∶15 000～1∶20 000 高锰酸钾洗胃、硫酸钠导泻	
灭鼠类		
1. 抗凝血类（敌鼠钠等）	催吐、温水洗胃、硫酸钠导泻	碳酸氢钠溶液

续表

毒物中类	灌洗溶液	禁忌药物
除虫菊酯类	催吐、2%碳酸氢钠溶液洗胃、活性炭60～90g用水调成糊状注入胃内、硫酸钠或硫酸镁导泻	
2. 有机氟类（氟乙酰胺类）	0.2%～0.5%氯化钙或淡石灰水洗胃、硫酸钠导泻，饮用豆浆、蛋白水、牛奶等	
3. 磷化锌	1∶15 000～1∶20 000高锰酸钾洗胃、0.5%硫酸铜洗胃；0.5%～1%硫酸铜溶液[⑥]每次10ml，每5～10min口服一次，并用压舌板刺激舌根催吐	牛奶、鸡蛋脂肪及其他油类食物[⑥]
发芽马铃薯、毒蕈	1%～3%鞣酸	
河豚、生物碱	1%活性炭悬浮液	

说明：① 蛋清水、牛奶等可粘附于黏膜或创面上而起到保护作用，并可减轻病人疼痛；② 1605、1059、4049（乐果）等，禁用高锰酸钾洗胃，否则可氧化成毒性更强的物质；③ 美曲膦酯遇碱性药物可分解出毒性更强的敌敌畏，其分解过程随碱性的增强和温度的升高而加速；④ 氧化剂能将化学性毒品氧化，改变其性能，从而减轻或去除其毒性；⑤ 巴比妥类药物采用碱性硫酸钠导泻，是利用其在肠道内形成的高渗透压，阻止肠道水分和残存的巴比妥类药物的吸收，促使其尽早排出体外。硫酸钠对心血管和神经系统没有抑制作用，不会加重巴比妥类药物的毒性；⑥ 磷化锌中毒时，口服硫酸铜可使其成为无毒的磷化铜沉淀，阻止吸收，并促使其排出体外。磷化锌易溶于油类物质，故忌用脂肪性食物，以免促使磷的溶解吸收。

（罗伟香　庄艳云　曾　洪）

参考文献

1 殷磊．护理学基础．第三版．北京：人民卫生出版社，2003.

2 吴亚珍，杨颖，丁素华．洗胃并发症及洗胃机操作的护理技术．实用护理杂志，1995，111：17～18.

3 俞泉仙．急性中毒洗胃时常见并发症及其护理．宜春医学院学报，2001，12（5）：15.

4 贾瑞莲．急救洗胃过程易出现的并发症及护理．开封医专学报，2000，19（4）：70.

5 田晶，王丽杰．急性中毒插管洗胃42例并发症分析．华北煤炭医学院学报，2000，2（5）：580～581.

6 刘志华，王玉花，刘慧．中毒洗胃并发症及西医护理．中国中医急症，1997，6（4）：182.

7 段图雅．抢救服毒者洗胃的注意事项及其并发症的原因分析．内蒙古中医药，1998，12（2）：148.

8 关桂芝，马金花，石东玲．洗胃时出现的并发症和注意事项．河南医药信息，1995，3（5）：48～49.

9 王梅青，棠海荣．洗胃并发症的预防和处理．现代中西医结合杂志，1998，7（6）：981～982.

10 梁如流．安眠药中毒洗胃的护理体会．广西医科大学学报，1999，16（6）：327.

11 张月仙，郭金叩，张晓霞．67例小儿急诊洗胃的护理．河北中西医结合杂志，1998，7（7）：1122～1123.

12 付淑珍，潘燕萍．小儿中毒洗胃过程中的护理问题及对策．河北医学，2000，6（11）：1042～1043.

13 韦爱洁．12例小儿急诊行洗胃术抢救护理体会．右江医学，2000，28（1）：71～72.

14 王佑．洗胃引起急性水中毒致癫痫样抽搐昏迷的教训．实用护理杂志，1999，15（11）：42～43.

15 张斌．急性中毒洗胃并发症临床分析．青海医学院学报，1998，19（1）：41～49.

16 胡东梅．电动洗胃致胃破裂1例．实用护理杂志，2000，16（5）：40.

17 周忠娣．洗胃致急性胃穿孔1例．实用护理杂志，2001，17（10）：15.

18 牟灵英，谭桂兰．药物中毒洗胃造成洗出液血性改变的探讨．护士进修杂志，2001，16（8）：573～575.

19 黄淑绸．洗胃效果的影响因素及护理．护士进修杂志，2001，16（5）：381.

20 陈维英．基础护理学．第三版．江苏科学技术出版社，1997.

第十三章 灌肠法操作并发症

灌肠法是将一定量的液体通过肛管，由肛门经直肠灌入结肠，以帮助病人清洁肠道、排便、排气。也可借助输入的药物，达到确定诊断和进行治疗的目的。根据灌肠的目的可分为不保留灌肠和保留灌肠两种。不保留灌肠又根据灌入的液体量分为大量不保留灌肠和小量不保留灌肠。如果为了达到清洁肠道的目的，而反复使用大量不保留灌肠，至排出的灌肠液较清，无粪便残渣，则为清洁灌肠。大量不保留灌肠的目的是彻底清除肠道粪便解除便秘、肠胀气；清洁肠道，为肠道手术、检查或分娩作准备，防止术中污染和术后感染；灌入低温液体，为高热病人降温等。小量不保留灌肠适用于腹部或盆腔手术后的病人及危重病人、年老体弱、小儿、孕妇等。保留灌肠法是指自肛门灌入药物，保留在直肠或结肠内，通过肠黏膜吸收，达到治疗的目的。常用于镇静、催眠及治疗肠道感染等。因灌肠法是一项侵入性操作，由于患者自身、灌肠材料、操作者的技术水平等各种原因可产生相应的并发症，本章将对大量不保留灌肠法和保留灌肠法分别进行叙述。

第一节 大量不保留灌肠法操作并发症

一、肠道黏膜损伤

（一）发生原因

1. 肛门插管引起了肠道的摩擦，液体石蜡润滑不够，常会遇到插管困难，若强行插入，易造成肠道黏膜的损伤。

2. 使用的肛管粗细不合适或质地较硬，反复插管会引起肠道黏膜水肿、损伤出血。

3. 患者不配合，精神紧张可致提肛肌收缩和外括约肌痉挛，插入困难而致损伤。

4. 患者因不能忍受肛管在肠道的刺激，自行拔除，动作粗暴而致损伤。

（二）临床表现

肛门疼痛，排便时加剧，伴局部压痛；损伤严重时可见肛门外出血或粪便带血丝；甚至排便困难。

（三）预防及处理

1. 插管前，向病人详细解释其目的、意义，使之接受并配合操作。

2. 插管前常规用液体石蜡润滑肛管前端，以减少插管时的摩擦力；操作时顺应肠道解剖结构，手法轻柔，进入要缓慢，忌强行插入，不要来回抽插及反复插管。

3. 选择粗细合适、质地软的肛管。

4. 插入深度要适宜，不要过深。成人插入深度约7~10cm，小儿插入深度约4~7cm。

5. 肛门疼痛和已发生肠出血者遵医嘱予以止痛、止血等对症治疗。

二、肠道出血

（一）发生原因

1. 患者有痔疮、肛门或直肠畸形、凝血机制障碍等异常，插管时增加了肛门的机械性损伤。

2. 当患者精神紧张，不予以理解，配合时，出现肛门括约肌痉挛，插管时损伤了肠道黏膜。

3. 肛管未予润滑，插管动作粗暴。

（二）临床表现

肛门滴血或排便带有血丝、血凝块。

（三）预防及处理

1. 全面评估患者全身心状况，有无禁忌证。
2. 做好宣教工作，加强心理护理，解除患者的思想顾虑及恐惧心理。
3. 操作时，注意维持个人形象，保护病人自尊，屏风遮挡保护个人隐私。
4. 插管前必须用液体石蜡润滑肛管，插管动作要轻柔，忌暴力。
5. 发生肠道出血应根据病情应用相应的止血药物或局部治疗。

三、肠穿孔、肠破裂

（一）发生原因

1. 操作时动作粗暴，用力过猛，穿破肠壁。
2. 肛管质地粗硬或反复多次插管。
3. 灌入液量过多，肠道内压力过大。

（二）临床表现

灌肠过程中病人突然觉得腹胀、腹痛，查体腹部有压痛或反跳痛。腹部 B 超可发现腹腔积液。

（三）预防及处理

1. 选用质地适中，大小、粗细合适的肛管。
2. 插管时动作应轻缓，避免重复插管。
3. 若遇有阻力时，可少稍移动肛管或嘱病人变动一下体位。
4. 液体灌入速度适中，灌肠袋液面距病人肛门高度约 45 ~60cm。
5. 若病人发生肠穿孔、肠破裂，立即转外科行手术治疗。

四、水中毒、电解质紊乱

（一）发生原因

1. 反复用清水或盐水等灌肠液灌肠时，大量液体经大肠黏膜吸收。
2. 灌肠后排便异常增多，丢失过多的水、电解质致脱水或低钾、低钠血症。

（二）临床表现

水中毒者早期表现为烦躁不安，继而嗜睡、抽搐、昏迷，查体可见球结膜水肿；脱水患者诉口渴，查体皮肤干燥、心动过速、血压下降、小便减少、尿色加深；低钾血症者诉软弱无力、腹胀、肠鸣音减弱、腱反射迟钝或消失，可出现心律失常，心电图可见ST－T改变和出现U波。

（三）预防及处理

1. 全面评估患者的身心状况，对患有心、肾疾病、老年或小儿等病人尤应注意。

2. 清洁灌肠前，嘱病人合理有效的饮食（肠道准备前3～5天进无渣流质饮食），解释饮食对灌肠的重要性。使患者配合，为顺利做好肠道准备打好基础。

3. 清洁灌肠时禁用一种液体如清水或盐水反复多次灌洗。

4. 灌肠时可采用膝胸体位，便于吸收，以减少灌肠次数。

5. 腹泻不止者可给予止泻剂、口服补液或静脉输液。低钾、低钠血症可予口服或静脉补充。

五、虚脱

（一）发生原因

1. 年老体弱、全身状况差或患有严重心肺疾患者。

2. 灌肠液温度过低，致使肠道痉挛。

3. 灌肠次数过多，速度过快过量。

（二）临床表现

病人突然感恶心、头晕、面色苍白、全身出冷汗甚至晕厥。

（三）预防及处理

1. 灌肠液温度应稍高于体温，约39～41℃，不可过高或过低。（高热病人灌肠降温者除外）。

2. 灌肠速度应根据病人的身体状况、耐受力调节合适的流速。

3. 一旦发生虚脱应立即平卧休息。

六、排便困难

（一）发生原因

1. 由于排便活动受大脑皮层的控制，插管的不适，导致排便中枢受抑制。

2. 插管过程中，肛管插入粪便内，使肛管堵塞，导致灌肠失败。

3. 对于大便干结的病人，注入的灌肠液短时间内不能使粪便软化、溶解，因此尽管灌肠液进入病人肠腔，但直肠内干结的粪便堵塞肛门及直肠，病人仍感排便困难。

4. 插管过程中，肛管紧贴肠壁或进入粪块中，阻力增大，如强行插管，则病人不能耐受，导致插管失败。

（二）临床表现

病人常有头痛、乏力、食欲不佳、腹痛及腹胀等症状。

（三）预防及处理

1. 插管前常规用石蜡油润滑肛管前端，以减少插管时的摩擦力。

2. 根据灌肠的目的，选择不同的灌肠液和量，常用溶液有清水、生理盐水、肥皂水及为降温用的冷水或冰水。成人用量为500～1000ml，小儿用量不得超过500ml。

3. 灌肠时将肛管自肛门插入2～4cm后打开灌肠夹，在灌肠液流入肠腔的同时将肛管轻轻插入直肠内一定深度（15～10cm），使灌肠液缓缓流入肠腔。

4. 提供适当的排便环境和排便姿势以减轻病人的思想负担。

5. 指导病人顺应肠道解剖结构，腹部环形按摩，增加腹内压，促进排便。

6. 若为非器质性便秘，可协助病人建立正常排便习惯；在饮食中增加新鲜水果、蔬菜、粗粮等促进排泄的食物；增加液体摄入量；适当增加运动量及使用一些缓泻药物如开塞露等。

七、肠道感染

（一）发生原因

1. 肛管反复多次使用，易致交叉感染。

2. 灌肠术作为一种侵袭性操作常可致肠道黏膜的损伤，降低了其抵抗力。

3. 人工肛、肠造瘘口病人清洁肠道时易发生感染。

（二）临床表现

腹痛，大便次数增多，大便的量、颜色、性状有所改变。

（三）预防及处理

1. 灌肠时应做到一人一液一管，一次性使用，不得交叉使用和重复使用。

2. 临床上可使用一次性输液器插入装有灌肠液的液体瓶内，排气后一端接适宜的肛管，润滑肛管前端，然后插入肛门达灌肠所需深度即可。这样即可减少交叉污染，同时也避免对肠道黏膜的损伤。

3. 尽量避免多次、重复插管，大便失禁时注意肛门会阴部位的护理。

4. 肠造瘘口的病人需肠道准备时，可用美国生产的16号一次性双腔气囊导尿管，插入7～10cm，注气15～20ml，回拉有阻力后注入灌肠液，夹紧，保留5～10分钟，这样可避免肠道及造瘘口部位的感染。此法也适用于人工肛门的灌肠。

5. 将20%甘露醇与庆大霉素、甲硝唑联合应用于肠道清洁的准备。方法如下：术前3天口服庆大霉素4万U，每天三次，甲硝唑0.2g，每天三次，术前晚、术日早晨禁食，术前一天下午4时给予20%甘露醇500～1000ml+生理盐水500～1000ml口服，术前1小时静滴0.2%甲硝唑250ml。这样可避免清洁灌肠中反复多次插管导致的交叉感染。

6. 根据大便化验和致病微生物情况，选择合适的抗生素。

八、大便失禁

（一）发生原因

1. 长时间留置肛管，降低了肛门括约肌的反应，甚至导致了肛门括约肌永久性松弛。

2. 清洁灌肠时，病人心情紧张造成排便反射控制障碍。

3. 操作粗暴，损伤肛门括约肌或其周围的血管或神经。

（二）**临床表现**

大便不由自主地由肛门排出。

（三）**预防及处理**

1. 需肛管排气时，一般不超过20分钟，必要时可隔2～3小时后重复插管排气。

2. 消除病人紧张不安的情绪，鼓励病人加强意识以控制排便。

3. 帮助病人重建控制排便的能力，鼓励病人尽量自己排便，助病人逐步恢复其肛门括约肌的控制能力。

4. 必要时适当使用镇静剂。

5. 已发生大便失禁者，床上铺橡胶（或塑料）单和中单或一次性尿布，每次便后用温水洗净肛门周围及臀部皮肤，保持皮肤干燥。必要时，肛门周围涂搽软膏以保护皮肤，避免破损感染。

九、肛周皮肤擦伤

（一）**发生原因**

长期卧床或年老体弱病人灌肠后排便次数增多，或便器摩擦致使肛周皮肤损伤。

（二）**临床表现**

肛周皮肤破溃，红肿。

（三）**预防及处理**

1. 病人大便后肛周及时洗净擦干，保持病人肛周局部清洁、干燥。

2. 使用便盆时，应协助病人抬高臀部，不可硬塞、硬拉，必要时在便盆边缘垫以软纸、布垫或撒滑石粉，防止擦伤皮肤。

3. 皮肤破溃时可用TDP灯照射治疗，每天2次，每次15～30分钟，再以外科无菌换药法处理伤口。

附一 大量不保留灌肠法的操作规程

1. 用物

（1）治疗盘内备：一次性灌肠袋（橡胶管全长约120cm、玻璃接管、筒内盛灌肠液）、肛管、血管钳、润滑剂、棉签。

（2）治疗盘外备：卫生纸、水温计、弯盘、橡胶单、治疗巾，另备便盆、便盆布、输液架、屏风、绒毯。

（3）肛管及灌肠液：肛管型号及软硬度要合适，灌肠液温度应调至39～41℃。降温溶液用28～32℃，中暑用4℃。常用溶液有0.1%～0.2%的肥皂液，生理盐水，成人每次用量500～1000ml，小儿200～500ml。

2. 步骤

（1）洗手，备齐用物携至床边，对床号、姓名，嘱病人排尿。向病人解释，以取得合作。关闭门窗，用屏风遮挡。

（2）协助病人取左侧卧位，双膝屈曲，脱裤至膝部，臀部移近床沿，垫橡胶单与治疗巾于臀下，弯盘置于臀边。不能自我控制排便的病人可取仰卧位，臀下垫便盆。盖好绒毯，勿暴露肢体。

（3）灌肠筒挂于输液架上，液面距肛门约 40～60cm，润滑肛管前端，排出管内气体，夹住橡胶管。

（4）左手垫卫生纸分开臀部，显露肛门，右手持血管钳夹住肛管，嘱病人深呼吸，轻轻插入直肠约 7～10cm，松开血管钳和夹子，固定肛管，使溶液缓缓流入（图 13－1），密切观察筒内液面下降和病人的情况，如病人感觉腹胀或有便意，可嘱病人张口深呼吸放松腹部肌肉，并降低灌肠筒的高度以减慢流速或稍停片刻。

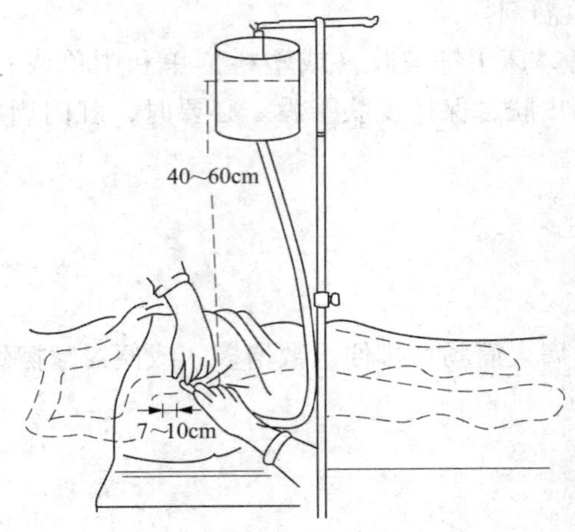

图 13－1　大量不保留灌肠

（5）待溶液将要灌完时，夹住橡胶管，用卫生纸包住肛管，拔出放入弯盘内，擦净肛门。协助病人取舒适的体位，嘱其尽可能保留 5～10 分钟后再排便。不能下床者给予便盆，协助病人排便。

（6）大便毕，及时取出便盆、橡胶单和治疗巾，擦净肛门，整理床单位及环境，清理用物，开窗通风。

（7）观察大便性状，必要时留取标本送检。

（8）洗手，将灌肠情况记录在《护理记录单》，并在当天体温单的“大便”栏内记录结果。

3. 注意事项

（1）灌肠途中如有腹胀或便意时，嘱做深呼吸。灌肠完毕，不宜立即排便，要让灌肠液保留 5～10 分钟。

（2）掌握溶液的温度、浓度、流速、压力和溶液的量。

（3）肝昏迷者禁用肥皂水灌肠，以减少氨的产生和吸收；充血性心力衰竭和水钠潴留病人禁用生理盐水灌肠；急腹症、消化道出血、妊娠、严重心血管疾病等病人禁忌灌肠。

（4）灌肠过程中，随时注意观察病人的反应，如病人出现脉速、面色苍白、出冷汗、剧烈腹痛，心慌气促，应立即停止灌肠，报告医生，予以及时处理。

（6）清洁灌肠成人插入长度 7～10cm，小儿约 4～7cm，高度约 40～60cm。伤寒病人灌肠时筒内液面不得高于肛门 30cm，液体量不得超过 500ml。

（7）降温灌肠时，液体要保留 30 分钟，排便后 30 分钟，测量体温并记录。

（8）如灌肠后解便一次为“1/E”。灌肠后无大便记为“0/E”。大便失禁记为“＊”。

附二　小量不保留灌肠法操作规程

1. 用物

（1）治疗盘内备：一次性灌肠袋、肛管、弯盘、血管钳、润滑剂、棉签、卫生纸、温开水 5～10ml、水温计、橡胶单及治疗巾。

（2）便盆、便盆布；输液架、屏风、绒毯。

（3）肛管及灌肠液：肛管型号及软硬度要合适，灌肠液温度应调至 38℃。常用溶液有“1∶2∶3”溶液（50%硫酸镁 30ml、甘油 60ml、温开水 90ml），甘油或液体石蜡 50ml 加等量温开水，各种植物油 120～180ml。

2. 步骤

（1）洗手，备齐用物携至床边，对床号、姓名，嘱病人排尿。向病人解释，以取得合作。关闭门窗，用屏风遮挡。

（2）协助病人取左侧卧位，双膝屈曲，脱裤至膝部，臀部移近床沿，垫橡胶单与治疗巾于臀下，弯盘置于臀边。不能自我控制排便的病人可取仰卧位，臀下垫便盆。盖好绒毯，勿暴露肢体。

（3）灌肠筒挂于输液架上，液面距肛门约 40～60cm，润滑肛管前端，排出管内气体，夹住橡胶管。

（4）左手垫卫生纸分开臀部，显露肛门，右手持血管钳夹住肛管，嘱病人深呼吸，轻轻插入直肠约 7～10cm（图 13－2），松开血管钳和夹子，固定肛管，使溶液缓缓流入，密切观察筒内液面下降和病人的情况，注毕再注入温开水 5～10ml，抬高肛管尾端，使管内溶液全部流入。

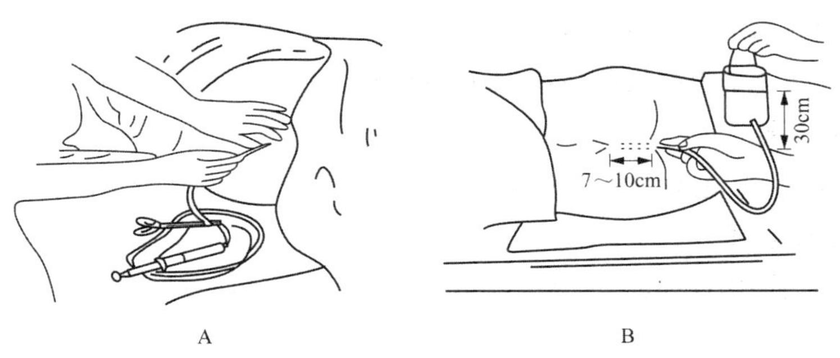

图 13－2　小量不保留灌肠

（5）夹住橡胶管，用卫生纸包住肛管，拔出放入弯盘内，擦净肛门。协助病人取舒适的体位，嘱其尽可能保留 10～20 分钟后再排便。不能下床者给予便盆，协助病人排便。

(6) 大便毕，及时取出便盆、橡胶单和治疗巾，擦净肛门，整理床单位及环境，清理用物，开窗通风。

(7) 观察大便性状，必要时留取标本送检。

(8) 洗手，将灌肠情况记录在《护理记录单》，并在当天体温单的“大便”栏内记录结果。

3. 注意事项

(1) 灌肠途中如有腹胀或便意时，嘱做深呼吸。灌肠完毕，不宜立即排便，要让灌肠液保留10~20分钟。

(2) 掌握溶液的温度、浓度、流速、压力和溶液的量。

(3) 急腹症、消化道出血、妊娠、严重心血管疾病等病人禁忌灌肠。

(4) 灌肠过程中，随时注意观察病情，如发现脉速、面色苍白、腹痛等症状时应立即停止操作并报告医生及时处理。

(5) 如灌肠后解便一次为“1/E”。灌肠后无大便记为“0/E”。大便失禁记为“*”。

(罗伟香　何　慧　曾　洪)

第二节　保留灌肠法操作并发症

保留灌肠法也可引起肠道黏膜损伤、肠道出血、肠穿孔等并发症，其发生原因、临床表现及预防处理与大量不保留灌肠基本相同，此处不予重复叙述。另外，保留灌肠还可引起腹泻，本节予以详细叙述。

腹泻

(一) 发生原因

1. 心理因素：病人因担心、焦虑、恐惧等不良心理，精神高度紧张，插管时致使肠道痉挛。

2. 灌肠时对肠道黏膜的机械性刺激。

3. 灌肠后病人不能忍受灌肠液的药物性刺激。

(二) 临床表现

腹痛、肠痉挛、疲乏或恶心、呕吐、大便次数增多，且粪便稀薄或不成形呈液体状。

(三) 预防及处理

1. 灌肠前全面评估病人的身心状况，有无禁忌证。耐心解释保留灌肠的目的、意义，解除其心理负担。

2. 保留灌肠前嘱病人排便，以减轻腹压及清洁肠道，便于灌肠液的保留和吸收。

3. 已发生腹泻者，卧床休息，腹部予以保暖。不能自理的病人应及时给予便盆。保持皮肤完整性，特别是婴幼儿、老人、身体衰弱者，每次便后用软纸轻擦肛门，温水清洗，并在肛门周围涂油膏保护局部皮肤。腹泻严重者，给予止泻剂或静脉输液。

附一　保留灌肠法操作规程

1. 用物

（1）治疗盘内备：一次性灌肠袋、肛管（20 号以下）、温开水 5～10ml，弯盘、血管钳、润滑剂、棉签、卫生纸、水温计、橡胶单及治疗巾。

（2）便盆、便盆布；输液架、屏风、绒毯。

（3）灌肠液：灌肠药液及剂量遵医嘱准备，药液量不超过 200ml，药液温度应调至 38℃。常用药液有：镇静用的 10% 水合氯醛、抗感染用的 0.5% ～1% 新霉素或其他抗生素溶液。

2. 步骤

（1）洗手，备齐用物携至床边，对床号、姓名，嘱病人排尿。向病人解释，以取得合作。关闭门窗，用屏风遮挡。

（2）根据病情选择不同的体位，臀部抬高 10cm，垫橡胶单与治疗巾于臀下，弯盘置于臀边。盖好绒毯，勿暴露肢体。

（3）灌肠筒挂于输液架上，液面距肛门不超过 30cm，润滑肛管前端，排出管内气体，夹住橡胶管。

（4）根据病人的体位一手垫卫生纸分开臀部，显露肛门，另一手持血管钳夹住肛管，轻轻插入肠道 15～20cm，松开血管钳和夹子，固定肛管，使药液缓缓流入，观察筒内液面下降和病人情况。

（5）待溶液将要灌完时，夹住橡胶管，注入温开水 5～10ml，抬高肛管尾端，使管内药液全部流入。用卫生纸包住肛管，拔出放入弯盘内，嘱病人平卧，尽可能保留药液 1 小时以上。

（6）整理床单位及环境，清理用物，开窗通风。

（7）将灌肠情况记录在《护理记录单》，并在当天体温单的“大便”栏内记录结果。

3. 注意事项

（1）肠道抗感染以晚上睡眠前灌肠为宜，此时肠道活动减少，药液易于保留吸收，达到治疗的目的。

（2）慢性细菌性痢疾，病变部位多在直肠或乙状结肠，取左侧卧位；阿米巴痢疾病变多在回盲部，取右侧卧位，以提高疗效。

（3）灌肠途中如有腹胀或便意时，嘱做深呼吸。灌肠完毕，要让灌肠药液尽可能地保留 1 小时以上。

（4）为保留药液，灌肠时要掌握溶液的温度、浓度、流速、压力和溶液的量，同时须肛管细、插入要深以减少刺激。液面距肛门不超过 30cm。

（5）灌肠过程中，随时注意观察病情，如发现脉速、面色苍白、腹痛等症状时应立即停止操作并报告医生及时处理。

附二　肛管排气法操作规程

1. 用物

治疗盘内备：肛管、玻璃接头、橡胶管、玻璃瓶（内盛水 3/4 满，瓶口系带）、弯盘、润滑剂、棉签、卫生纸、胶布（1×15cm）、别针、橡胶单及治疗巾、屏风、绒毯。

2. 步骤

（1）洗手，备齐用物携至床边，对床号、姓名，嘱病人排尿。向病人解释，以取得合作。关闭门窗，用屏风遮挡。

（2）协助病人取左侧卧位，双膝屈曲，脱裤至膝部，臀部移近床沿，垫橡胶单与治疗巾于臀下，弯盘置于臀边。不能侧卧的病人可取仰卧位，只暴露肛门。盖好绒毯，勿暴露肢体。

（3）将玻璃瓶系于床边，橡胶管一端插入玻璃瓶液面下，另一端与肛管相接。

（4）润滑肛管前端，嘱病人张口呼吸，将肛管轻轻插入直肠约 15～18cm，用胶布将肛管固定于臀部，橡胶管留出足够的长度用别针固定在床单上（图 13－3）。

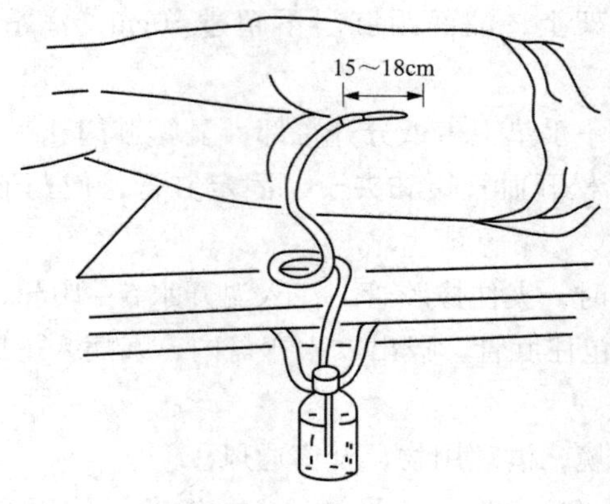

图 13－3　肛管排气法

（5）观察和记录排气情况，如排气不畅，帮助病人更换体位或按摩腹部。

（6）保留肛管不超过 20 分钟，拔出肛管，清洁肛门。

（7）协助病人取舒适的体位，询问病人腹胀有无减轻，整理床单位。

（8）清理用物，洗手，记录。

3. 注意事项

长时间留置肛管，会降低肛门括约肌的反应，甚至导致肛门括约肌永久性松弛。因此保留肛管不超过 20 分钟，需要时，2～3 小时后再行肛管排气。

（罗伟香　何　慧　曾　洪）

参考文献

1 吴在德．外科学．第五版．北京：人民卫生出版社，2001.

2 殷磊．护理学基础．第三版．北京：人民卫生出版社，2003.

3 楼方岑．灌肠法．医疗护理技术操作常规．北京：人民卫生出版社，1993.

4 胡志霞，宋心红．改进清洁灌肠法的临床观察与护理体会．齐鲁护理杂志，2001，7（6）：461～463.

5 姜淑富，曹秀丽，王文秀，等．新的成人保留灌肠法的临床应用．齐鲁护理杂志，2000，6（3）：177～179.

6 肖明秀．灌肠法的做法．桂林医学院报（医药应用与研究专辑），2000，9：14.

7 曾雪莲，刘玉兰，支炜玲．封闭式灌肠法在直肠癌术前准备中的应用．石河子医学院学报，1996，19：68.

8 Harrington，J. and Schuh，S：Comlications of Fleet enema administration and suggested guidelines for use in the pedistric emergency department. Pet. Emerg. Care，13：225，1997. .

9 Sheldon，Curtis A. Fatal hypernatremia associated with the antegrade continence enema procedure. The Journal of Urology，1999，162（4）：1433～1434.

10 尚艳，王湘莉．改进灌肠法的效果评价．西北国防医学杂志，1998，19（2）：146.

11 张玉萍．膝胸位清洁灌肠法．菏泽医专学报，1998，10（2）：30.

12 于洪鸾．两种灌肠法的比较．齐鲁护理杂志，1999，5（5）：13.

13 朱慧兰．直肠癌术前清洁灌肠不洁原因探讨．福建医药杂志，1994，16（4）：55.

14 计惠民，徐归燕，综述．对便秘病人的护理援助．国外医学护理学分册，2001，20（3）：101～102.

15 李天燕．保留灌肠肛管插入深度的探讨．护士进修杂志，2001，16（5）：328～329.

16 何荣华，代全武，唐梅，等．两种肛管用于人工肛门灌肠效果的比较．中华护理杂志，2001，36（7）：489～490.

17 李志英，苑华成，高俊华．一次性气囊导尿管用于肠造瘘病人灌肠．中华护理杂志，2001，36（5）：391.

18 金宗兰，冯光．甘露醇与庆大霉素、甲硝唑在肠道准备中的联合应用．护士进修杂志，2000，15（3）：234.

19 曹君秋，邹淑花．经灌肠引起水中毒1例的教训．齐鲁护理杂志，1997，4（3）：74.

20 李志华，潘锦婷．灌肠致水中毒1例．中国临床医生，2001，29（1）：42.

21 刘双凤．灌肠引起水中毒1例报告．井冈山医学学报，2001，1：91～92.

第十四章　吸痰法操作并发症

吸痰法（aspiration of sputum）是一项重要的急救护理技术，是指经口、鼻腔、人工气道将呼吸道的分泌物吸出，以保持呼吸道通畅，预防吸入性肺炎、肺不张、窒息等并发症的一种方法。临床上主要用于年老体弱、危重、昏迷、麻醉未清醒前等各种原因引起的不能有效咳嗽者。吸痰装置有中心负压装置（中心吸引器）、电动吸引器两种，利用负压吸引原理，连接导管吸出痰液。吸痰法是一种侵入性操作，由于操作者的技术水平、吸痰装置及病人自身等原因，常可引起一些并发症，如：低氧血症、呼吸道黏膜损伤、感染、心律失常、肺不张等，本章分别详细叙述。

一、低氧血症

（一）发生原因

1. 吸痰过程中供氧中断，导致缺氧或低氧血症。

2. 吸痰时负压抽吸将肺内富氧气体吸出，从吸痰管周围卷入的气体是氧浓度较低的空气，导致吸入氧浓度降低。

3. 吸痰时卷入气体量不足以及气道内注水易引起小气道阻塞和肺不张，导致低氧血症。

4. 吸痰操作过程反复，刺激咽喉部引起咳嗽，使呼吸频率下降，引起缺氧。

5. 患者原有缺氧性疾病，吸痰前未将吸氧浓度提高，吸痰时可带走氧气，致使吸痰后患者缺氧。

6. 吸痰时负压过高、时间过长、吸痰管外径过粗、置管过深等均可造成低氧血症。

7. 使用呼吸机的患者，在吸痰过程中脱离呼吸机的时间过长。

（二）临床表现

根据缺氧程度的不同，其临床表现也有差别。初期表现为呼吸加深加快，脉搏加强，脉率加快，血压升高，肢体协调动作差等；缺氧进一步加重时，表现为疲劳，精细动作失调，注意力减退，反应迟钝，思维紊乱似酒醉者；严重时，出现头痛、紫绀、眼花、恶心、呕吐、耳鸣、全身发热，不能自主运动和说话，很快出现意识丧失、心跳减弱、血压下降、抽搐、张口呼吸、甚至呼吸停止，继而心跳停止，临床死亡。

（三）预防及处理

1. 吸痰管口径的选择要适当，使其既能够将痰液吸出，又不会阻塞气道。

2. 吸痰过程中患者若有咳嗽，可暂停操作，让患者将深部痰液咳出后再继续吸痰。

3. 刺激气管隆突处易引起患者的咳嗽反射，不宜反复刺激。

4. 吸痰不宜深入至支气管处，否则易堵塞呼吸道。

5. 使用呼吸机的患者，在吸痰过程中不宜使患者脱离呼吸机的时间过长，一般应少于15秒。

6. 吸痰前后给予高浓度氧，可给予100%纯氧5分钟，以提高血氧浓度。

7. 尽量避免护士工作繁忙而未及时给患者吸痰导致的严重后果。

8. 吸痰时密切观察病人心率、心律、动脉血压和血氧饱和度的变化。

9. 已经发生低氧血症者，立即加大吸氧流量或给予面罩加压吸氧，酌情适时静注阿托品、氨茶碱、地塞米松等药物，必要时进行机械通气。

二、呼吸道黏膜损伤

（一）发生原因

1. 吸痰管质量差，质地僵硬、粗糙、管径过大，容易损伤气管黏膜。

2. 操作不当、缺乏技巧，例如动作粗暴、插管次数过多、插管过深、用力过猛、吸引时间过长、负压过大等，均可致使黏膜损伤。

3. 固有鼻腔黏膜柔嫩，血管丰富，如有炎症时充血肿胀，鼻腔更加狭窄，加上长时间吸入冷气（氧气），使鼻腔黏膜干燥，经鼻腔吸痰时易造成损伤。

4. 烦躁不安、不合作病人，由于头部难固定，在插吸痰管过程中，吸痰管的头部容易刮伤气管黏膜，造成黏膜损伤。

5. 呼吸道黏膜有炎症水肿及炎性渗出，黏膜相对脆弱，易受损。

（二）临床表现

气道黏膜受损可吸出血性痰；纤支镜检查可见受损处黏膜糜烂、充血肿胀、渗血甚至出血；口唇黏膜受损可见有表皮的破溃，甚至出血。

（三）预防及处理

1. 使用优质、前端钝圆有多个侧孔、后端有负压调节孔的吸痰管，吸引前先蘸无菌蒸馏水或生理盐水使其润滑。

2. 选择型号适当的吸痰管：成人一般选用12～14号吸痰管；婴幼儿多选用10号；新生儿常选用6～8号，如从鼻腔吸引尽量选用6号。有气管插管者，可选择外径小于1/2气管插管内径的吸痰管。

3. 吸痰管的插入长度：插入的长度为患者有咳嗽或恶心反应即可，有气管插管者，则超过气管插管1～2cm，避免插入过深损伤黏膜；插入时动作轻柔，特别是从鼻腔插入时，不可蛮插，不要用力过猛；禁止带负压插管；抽吸时，吸痰管必须旋转向外拉，严禁提插。

4. 每次吸痰的时间不宜超过15秒。若痰液一次未吸净，可暂停3～5分钟再次抽吸。吸痰间隔时间，应视痰液黏稠程度与痰量而定。

5. 每次吸痰前先将吸痰管放于无菌盐水中以测试导管是否通畅和吸引力是否适宜，以调节合适的吸引负压。一般成人40.0～53.3kPa，儿童<40.0kPa，婴幼儿13.3～26.6kPa，新生儿<13.3kPa。在吸引口腔分泌物时，通过手控制负压孔，打开、关闭反复进行，直至吸引干净。

6. 对于不合作的患儿，可告之家属吸痰的必要性，取得家长的合作，固定好患儿的头部，避免头部摇摆。对于烦躁不安和极度不合作者，吸痰前可酌情予以镇静。

7. 为患者行口腔护理时，仔细观察口腔黏膜有无损伤，牙齿有无松脱，如发现口腔黏膜糜烂、渗血等，可用口泰（或多贝尔氏液）、过氧化氢、碳酸氢钠洗口以预防感染。松动的牙齿及时提醒医生处置，以防脱落引起误吸。

8. 鼻腔黏膜损伤者，可外涂四环素软膏。

9. 发生气管黏膜损伤时，可用生理盐水加庆大霉素或阿米卡星等抗生素进行超声雾化吸入。

三、感染

（一）发生原因

1. 没有严格执行无菌技术操作：① 没有戴无菌手套。② 使用的吸痰管消毒不严格或一次性吸痰管外包装破裂致使吸痰管被污染。③ 吸痰管和冲洗液更换不及时。④ 用于吸口鼻咽与吸气管内分泌物的吸痰管混用等等。

2. 经口腔吸痰失去了鼻腔对空气的加温作用，特别是黏膜中的海绵状血管，当冷空气流经鼻腔时则发生热交换，将气流的温度提高，未加温的空气直接进入下呼吸道，致使黏膜血管收缩，血供减少，局部抵抗力下降导致感染；失去了鼻腔对空气的清洁作用，致使空气中的细菌进入到肺内；失去了鼻腔对空气的加湿作用，致使下呼吸道分泌物黏稠，使纤毛运动障碍，分泌物不易咳出、结痂，可致下呼吸道炎症改变。

3. 前述各种导致呼吸道黏膜损伤的原因，严重时均可引起感染。

（二）临床表现

口鼻局部黏膜感染时，出现局部黏膜充血、肿胀、疼痛，有时有脓性分泌物；肺部感染时出现寒战、高热、痰多、黏液痰或脓痰，听诊肺部有湿啰音，X 线检查可发现散在或片状阴影，痰液培养可找到致病菌。

（三）预防及处理

1. 吸痰时严格遵守无菌技术操作原则，采用无菌吸痰管，使用前认真检查有无灭菌，外包装有无破损等。准备两套吸痰管，一套用于吸气管内分泌物，一套用于吸口腔及鼻咽腔分泌物，两者不能混用。如用一条吸痰管，则应先吸气管内的痰后吸口、鼻腔分泌物。吸痰管及用物固定专人使用，放置有序。吸痰时洗手，戴无菌手套，吸痰管一次性使用，冲洗吸痰管液用生理盐水或灭菌蒸馏水，注明口腔、气道。冲洗液 8 小时更换一次。吸引瓶内吸出液应及时更换，不超过其高度的 70% ~80% 。

2. 痰液黏稠者，应用生理盐水 40ml 加庆大霉素 8 万 U 加糜蛋白酶 4000U 行雾化吸入，每日三次，必要时根据病人的症状给予地塞米松或氨茶碱，以便稀释痰液，易于排痰或吸痰。

3. 加强口腔护理，一般常规使用生理盐水和 1：2000 氯苯双胍乙烷溶液。当培养出致病菌时，可根据药敏试验结果，选择适当的抗生素局部应用。

4. 吸痰所致的感染几乎都发生在呼吸道黏膜损伤的基础上，所有防止呼吸道黏膜损伤的措施均适合于防止感染。

5. 发生局部感染者，予以对症处理。出现全身感染时，行血培养，做药物敏感试验，根据药敏试验结果选择抗生素静脉用药。

四、心律失常

（一）发生原因

1. 在吸痰过程中，吸痰管在气管导管内反复吸引时间过长，造成患者短暂性呼吸道不完全阻塞以及肺不张引起缺氧和二氧化碳蓄积。

2. 吸引分泌物时吸痰管插入较深，吸引管反复刺激气管隆突引起迷走神经反射，严重时致呼吸心跳骤停。

3. 吸痰的刺激使儿茶酚胺释放增多或导管插入气管刺激其感受器所致。

4. 前述各种导致低氧血症的原因，严重时均可引起心律失常甚至心跳骤停。

（三）临床表现

在吸痰过程中患者出现各种快速型或缓慢型心律失常。轻者可无症状，重者可影响血流动力学而致乏力、头晕等症状。原有心脏病者可因此而诱发或加重心绞痛或心力衰竭。听诊心律不规则，脉搏触诊间歇脉搏缺如；严重者可致心跳骤停，确诊有赖于心电图检查。

（三）预防及处理

1. 因吸痰所致的心律失常几乎都发生在低氧血症的基础上，所有防止低氧血症的措施均适合于防止心律失常。

2. 如发生心律失常，立即停止吸引，退出吸痰管，并给予吸氧或加大吸氧浓度。

3. 一旦发生心跳骤停，立即施行准确有效的胸外心脏按压，开放静脉通道，同时准备行静脉、气管内或心内注射肾上腺素等复苏药物。心电持续监测，准备好电除颤器，心脏起搏器，心搏恢复后予以降温措施行脑复苏。留置导尿管，采取保护肾功能措施，纠正酸碱平衡失调和水电解质紊乱。

五、阻塞性肺不张

（一）发生原因

1. 吸痰管外径过大，吸引时氧气被吸出的同时，进入肺内的空气过少。

2. 吸痰时间过长、压力过高。

3. 痰痂形成阻塞吸痰管，造成无效吸痰。

（二）临床表现

肺不张的临床表现轻重不一，急性大面积的肺不张，可出现咳嗽、喘鸣、咳血、脓痰、畏寒和发热，或因缺氧出现唇、甲紫绀。X 线胸片呈按肺叶、段分布的致密影。

（三）预防及处理

1. 根据患者的年龄、痰液的性质选择型号合适的吸痰管。有气管插管者，选用外径小于气管插管 1/2 的吸痰管，吸引前测量吸引管的长度，将吸引管插至超出气管插管末端 1 ~ 2cm 的位置进行浅吸引。

2. 采用间歇吸引的办法：将拇指交替按压和放松吸引导管的控制口，可以减少对气道的刺激。

3. 每次操作最多吸引 3 次，每次持续不超过 10 ~ 15 秒，同时查看负压压力，避免压力过高。吸引管拔出应边旋转边退出，使分泌物脱离气管壁，可以减少肺不张和气道痉挛。

4. 插入吸痰管前检测吸痰管是否通畅，吸痰过程中必须注意观察吸引管是否通畅，防止无效吸引。

5. 加强肺部体疗，每 1 ~ 2 小时协助患者翻身一次，翻身的同时给予自下而上，自边缘而中央的叩背体疗，使痰液排出。翻身时可以仰卧—左侧卧—仰卧—右侧卧来交替翻身，使痰液易于通过体位引流进入大气道，防止痰痂形成。还可利用超声雾化吸入法湿化气道，稀释痰液。

6. 吸痰前后听诊肺部呼吸音的情况，并密切观察病人的呼吸频率、呼吸深度、血氧饱和度、血气分析结果及心率的变化。

7. 肺不张一经明确，根据引起的原因采取必要的措施，如及时行气管切开，以保证进行充分的气道湿化和吸痰，有时需借助支纤镜对肺不张的部位进行充分吸引、冲洗，以排除气道阻塞，并嘱病人深呼吸以促进肺复张。

8、阻塞性肺不张常合并感染，需酌情应用抗生素。

六、气道痉挛

（一）发生原因

有哮喘病史长期发作的患者，因插管刺激使气管痉挛加重缺氧。

（二）临床表现

气道痉挛常表现为呼吸困难、喘鸣和咳嗽。

（三）预防及处理

为防止气道痉挛，对气道高度敏感的病人，可于吸引前用 1% 利多卡因少量滴入，也可给予组胺拮抗剂如氯苯那敏 4mg 口服，每日 3 次。气道痉挛发作时，应暂停气道吸引，给予 β_2受体兴奋剂吸入。

附　吸痰法操作规程

1. 用物

（1）中心吸引器（图 14 – 1）或电动吸引器（图 14 – 2），试管（内盛有消毒液，置于床头栏处，可消毒吸引器上玻璃接管）。

（2）治疗盘有盖罐 2 只（1 只盛无菌生理盐水，1 只盛放已消毒的吸痰管或一次性吸痰管数根）、弯盘、消毒纱布、棉签、无菌血管钳及镊子、无菌乳胶手套 1 ~ 2 副、治疗巾。

（3）250ml 生理盐水 2 瓶和清洁干燥空瓶 1 个、电插板，昏迷病人需准备压舌板、开口器、舌钳；气管切开或插管病人准备气管内滴药 1 瓶。

2. 步骤

（1）洗手、戴口罩，备齐用物携至床旁，核对，对清醒病人做好解释，取得合作。

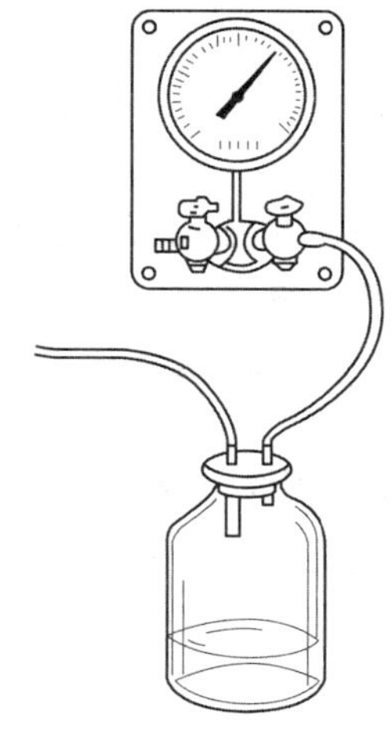

图 14－1 中心吸引示意图

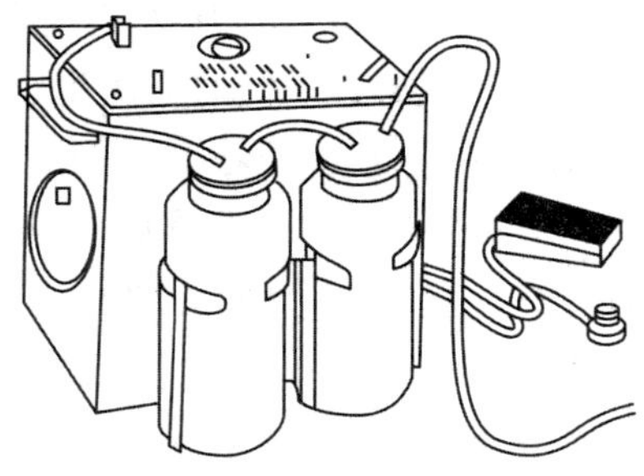

图 14－2 电动吸引器

（2）接通电源，打开吸引器开关，检查证实性能良好，各处连接紧密，调节负压，一般成人 40.0～53.3kPa，儿童＜40.0kPa。将吸引导管连接玻璃接管插入干燥空瓶内备用。

（3）开启生理盐水，注明开瓶时间与吸痰部位（如“口腔”、“鼻腔”、“插管”等字样）。

（4）检查病人口、鼻腔，取下活动义齿。

（5）根据病人情况采取舒适卧位或坐位，将病人头部转向一侧，面向操作者，铺治疗巾于颌下。若口腔吸痰有困难，可鼻腔吸引。昏迷病人可用压舌板或开口器帮助张口，必要时用舌钳拉出舌头。

（5）连接吸痰管，试吸少量生理盐水，检查吸痰管是否通畅，同时润滑导管前端。

（6）一手返折吸痰导管末端，另一手用无菌血管钳（镊）持吸痰管前端，插入口咽部，然后放松导管末端，先吸口咽部分泌物，其顺序是由口腔前庭→颊部→咽部，再吸气管内分泌物。口腔吸痰有困难时，可由鼻腔插入（颅底骨折患者禁用），其顺序由鼻腔前庭→下鼻道→鼻后孔→咽部→气管（约 20～25cm），将分泌物逐段吸尽。若气管切开吸痰，注意无菌操作，由套管内插入，先吸气管切开处，再吸口（鼻）部，将痰液吸出。

（7）手法：左右旋转，向上提出。气管内吸痰，待病人吸气时，快速将导管插入，自下而上边退边左右旋转导管，消除气道分泌物，并注意观察病人的呼吸。在吸引过程中，如病人咳嗽厉害，应稍等片刻后再行吸出。

（8）吸痰管退出时，用生理盐水抽吸冲洗。

（9）痰液黏稠，可配合叩击，蒸汽吸入、雾化吸入。

（10）吸痰完毕，关闭吸引器，取下吸痰管，吸痰管重新消毒或统一处理后丢弃，吸痰的玻璃接管插入盛有消毒液的试管中浸泡。

（11）拭净病人脸部分泌物，协助病人取舒适体位，整理用物。

（12）记录时间及吸出物性状、颜色、数量。

3. 注意事项

（1）吸痰应遵循无菌技术操作原则，每吸痰一次，更换一次吸痰管，以免引起感染。

（2）严格掌握吸痰时间，每次吸痰时间＜15s，连续吸引的总时间不得超过 3min，以免造成病人缺氧。

(3) 插管时不可有负压，以免引起呼吸道黏膜损伤。吸痰时，防止固定在一处或吸引力过大而损伤黏膜。

(4) 每次吸痰前后予以加大吸氧浓度。吸痰过程中，注意观察气道是否通畅；病人的反应如面色、呼吸、心率、血压等；吸出液的色、质、量。如发现有血性分泌物，病人呼吸异常或呛咳等现象，应及时与医生联系，同时检查气管套管位置有无不当等情况。

(5) 无菌盘或护理盒每24小时更换1次。

(6) 贮液瓶内吸出液 (＜2/3) 应及时倾倒，以免损坏机器，贮液瓶内应放少量0.1%含氯消毒液，使痰液不粘附于瓶底，便于清洗、消毒。每个病人用后的导管，贮液瓶应消毒后备用。

(吴惠平　李　威)

参考文献

1 陈维英．基础护理学．第三版．南京：江苏科学技术出版社，1997.

2 殷磊．护理学基础．第三版．北京：人民卫生出版社，2003.

3 王建荣，张稚君．基本护理技术操作规程与图解．北京：人民军医出版社，2003.

4 徐继君．吸痰应注意的几个问题．实用护理杂志，1999，15 (8)：176.

5 吕华，宋桂燕．小儿吸痰致黏膜损伤原因分析及对策．实用护理杂志，1998，14 (9)：476～477.

6 方玉芳，王爱敏，马玉桂，等．两种不同吸痰管对血氧影响的临床观察．中华护理杂志，1995，30 (1)：7.

7 朱艳萍，杨言诚，刘夕珍，等．预充氧对减少吸痰导致组织缺氧的临床观察．中华护理杂志，1999，34 (12)：714～716.

8 孟蕾，吕式瑗，灵爱真．尝试应用充氧吸痰双腔管预防吸痰诱发的低氧血症．护理学杂志，1995，10 (5)：293～294.

9 王桂珍，王春芹．食管癌术后纤支镜吸痰致呼吸心跳骤停1例的抢救．齐鲁护理杂志，2001，9 (7)：619～620.

10 罗绍伟，邱开封．气管切开患者吸痰导致心跳骤停15例报告．中国综合临床，2000，16 (4)：297.

11 窦少英．气管内全麻吸痰致呼吸心跳骤停1例．广东医学院学报，1997，15 (3)：282.

12 刘之英，刘之红，王颖．吸痰不当致心跳骤停1例的教训．实用护理杂志，1998，14 (11)：598.

13 徐进，郭钦佩，杨芳琴，等．气管内吸痰时存在问题及护理对策．泰山医学院学报，2000，21 (1)：62.

14 侯俭．呼吸道吸痰中并发症的预防与护理．河北医药，1994，16 (4)：250～251.

15 陈虹，李玉焕，郝风兰．吸痰不当致呼吸窘迫综合征患者窒息的教训．罕少见疾病杂志，2002，9 (1)：22.

16 赖愈炳．全麻术毕吸痰致呼吸抑制13例．人民军医，1999，(4294)：206～207.

17 王莉．吸痰器致两例铜绿假单胞菌交叉感染．中华医院感染杂志，2003，13 (7)：683.

18 徐毅君．32例经鼻气管内吸痰患者的护理．护士进修杂志，2001，16 (2)：147～148.

19 李敬芳，刘艳芬．口咽管吸痰的方法与护理体会．新乡医学院学报，2002，19 (3)：235～236.

20 崔英，庄稷，吴晓涛．对清理呼吸道无效患者采用口咽管吸痰的方法与护理．中华护理杂志，2001，36 (8)：588～589.

21 彭祝宪，左竹林．吸痰术．中国临床医生，2002，30 (4)：61～62.

PART 2

下 篇

专科护理技术操作并发症及处理

第十五章　胸外心脏按压术操作并发症

胸外心脏按压（circulation，C）是基础生命支持技术即现场急救技术中一项重要的抢救措施。其作用原理有以下三种学说：

（1）心泵学说：传统概念认为，在胸外心脏按压过程中，胸骨下陷，心脏左、右心室被挤在胸骨与脊柱之间，心室内压增高，瓣膜关闭，左、右心室内的血液分别被驱入主动脉和肺动脉并驱动血液流动，形成体循环和肺循环；胸骨按压一旦放松，支撑胸骨的肋骨反弹，胸廓恢复原形，左、右心室内压降低并得到重新充盈；配合人工呼吸，即可向心、脑等重要脏器供血。

（2）胸泵学说：近年来认为：① 在压胸期间，各心腔、主动脉根部、颈动脉及腔静脉内压普遍升高，几乎不存在压力差。② 凡能提高胸内压的措施（如正压通气）都能增高上述各处的压力和增多血流。③ 腔静脉在胸腔入口处有静脉瓣阻挡血液的返流和增高的压力传到外周静脉。④ 在胸外心脏按压周期中，二尖瓣并不关闭，左心室仅是血液从肺中挤出进入主动脉的“过道”。⑤ 心跳骤停病人若能用力咳嗽，有节奏地增高胸内压，收缩压可达 13.33kPa（100mmHg），能保持神志清醒 24～39s。

（3）联合作用学说：折中的观点认为可能两种机理都起作用，以何者为主则因人而异。如在大心脏、胸廓顺应性好的青年人和儿童中可能以心泵机理为主，在肺气肿、桶状胸则以胸泵机理为主。

胸外心脏按压适用于多种原因引起的心跳骤停，如意外事件（电击、溺水、窒息、自缢等）、器质性心脏病（急性广泛性心肌梗死、急性心肌炎等）、神经系统病变（脑炎、脑血管意外、脑部外伤等）、手术和麻醉意外、水电解质及酸碱平衡紊乱、药物中毒或过敏（洋地黄类、安眠药中毒、青霉素过敏）等。但对于胸廓严重畸形、广泛性肋骨骨折、心脏外伤、血气胸、心包填塞等患者，禁止胸外心脏按压。胸外心脏按压是一项潜在创伤性的操作，由于操作者的技术水平、病人自身体质等原因，可发生肋骨骨折、胸骨骨折、血气胸、肺损伤等并发症，需引起医务人员的高度重视。本章予以详细叙述。

一、肋骨骨折

（一）发生原因

1. 胸外心脏按压时，用力过大或用力不当，如冲击式猛压；按压位置不当，用力方向与胸壁不垂直，按压动作呈摇摆样，松开按压时双手离开胸壁等，均可引起肋骨骨折。

2. 病人本身年龄较大骨质疏松，肋骨弹性减弱，胸外心脏按压时，胸部受到前后挤压，使腋中线附近非受力部位的肋骨向外过度弯曲而发生折断（图 15－1）。骨折多在肋骨中段，断端向外移位，易刺伤胸壁软组织，产生胸壁血肿。

（二）临床表现

1. 局部疼痛是肋骨骨折最明显的症状，且随咳嗽、深呼吸或身体转动等运动而加重，有时病人可同时自己听到或感觉到肋骨骨折处有“咯噔咯噔”的骨摩擦感。

2. 胸壁血肿，胸部疼痛以及胸廓稳定性受破坏，可使呼吸幅度受限、呼吸浅快和肺泡通气减少，病人不敢咳嗽，痰潴留，从而引起下呼吸道分泌物梗阻、肺湿变或肺不张。

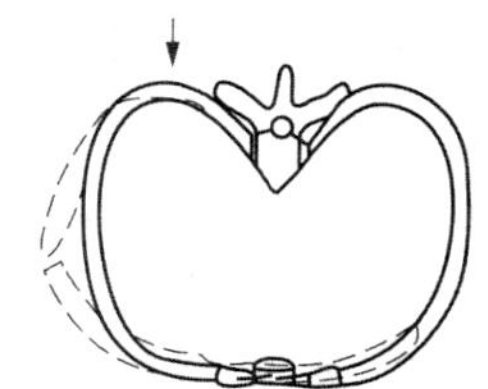

图 15－1　胸外心脏按压时胸腔受前后压力压迫造成的肋骨骨折

3. 多根肋骨骨折时出现连枷胸，当吸气时，胸腔负压增加，软化部分胸壁向内凹陷；呼气时，胸腔压力增高，损伤的胸壁浮动凸出，这与其他胸壁的运动相反，称为“反常呼吸运动”（图 15－2）。反常呼吸运动可使两侧胸腔压力不平衡，纵隔随呼吸而向左右来回移动，称为“纵隔摆动”，影响血液回流，造成循环功能紊乱，是导致和加重休克的重要因素之一。连枷胸时胸痛和胸廓稳定性破坏更为严重，反常呼吸运动更使呼吸运动受限，咳嗽无力，肺活量及功能残气量减少，肺顺应性和潮气量降低，常伴有严重的呼吸困难及低氧血症。

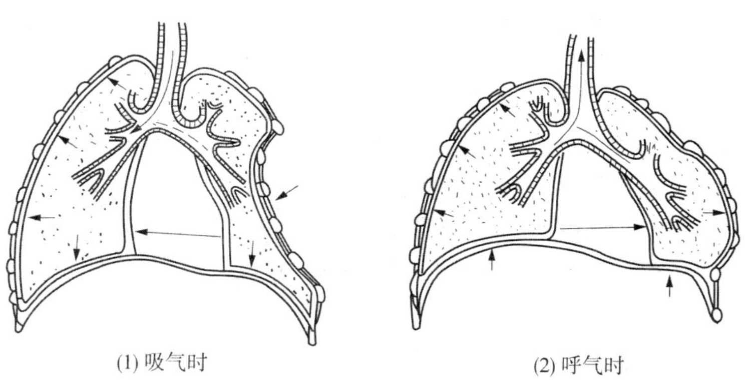

图 15－2　胸壁软化

4. 按压胸骨或肋骨的非骨折部位（胸廓挤压试验）而出现骨折处疼痛（间接压痛），或直接按压肋骨骨折处出现直接压痛阳性或可同时听到骨擦音、手感觉到骨摩擦感和肋骨异常幅度。

5. X 线胸片上大都能够显示肋骨骨折。

（三）预防及处理

1. 行胸外心脏按压时，按压应平稳、有规律地不间断地进行，不要左右摆动；不能冲击式猛压，放松时掌根不要离开胸骨定位点，以免造成下次按压部位错误。

2. 根据病人的年龄和胸部弹性施加按压力量。对于老年病人按压时酌情降低压力，幅度以胸骨下陷 3～4cm 为宜。

3. 单处肋骨骨折的治疗原则是止痛、固定和预防肺部感染。①止痛：可口服或注射止痛剂。对疼痛较剧者，肋间神经阻滞或痛点封闭有较好的止痛效果，且能改善呼吸和有效咳嗽机能。肋间神经阻滞可用 0.5% 或 1% 普鲁卡因 5ml 注射于脊柱旁 5cm 处的骨折肋骨下缘。痛点封闭是将普鲁卡因直接注射于肋骨骨折处，每处 10ml。必要时阻滞或封闭可 12～24 小时重复一次，也可改用长效镇痛剂。注意穿刺不可过深，以免刺破胸膜。

② 宽胶布固定胸壁：半环式胶布固定具有稳定骨折和缓解疼痛的功效，方法是用5～7厘米宽的胶布数条，在呼气状态下自后而前、自下而上作叠瓦式粘贴胸壁，相互重叠2～3厘米，两端需超过前后正中线3厘米，范围包括骨折肋骨上、下各一根肋骨（图15－3）。但是，因其止痛效果并不理想、限制呼吸且有皮肤过敏等并发症，故而除在转送伤员时才考虑应用外，一般不应用，或应用多头胸带或弹力束胸带，效果更好。③ 预防肺部并发症：鼓励病人早期下床活动、咳嗽、排痰，给予抗生素和祛痰剂。

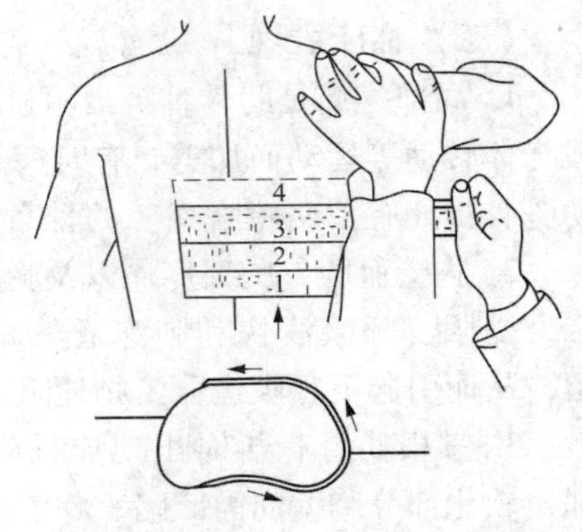

图15－3　肋骨骨折胶布固定法

4. 对于多根多处肋骨骨折（连枷胸）的处理，除了上述原则以外，尤其注意尽快消除反常呼吸运动、保持呼吸道通畅和充分供氧、纠正呼吸与循环功能紊乱和防治休克。当胸壁软化范围小或位于背部时，反常呼吸运动可不明显或不严重，可采用局部夹垫加压包扎。但是，当浮动幅度达3厘米以上时可引起严重的呼吸与循环功能紊乱，当超过5厘米或为双侧连枷胸（软胸综合征）时，可迅速导致死亡，必须进行紧急处理。首先暂时予以夹垫加压包扎，然后进行肋骨牵引固定。以往多用巾钳重力牵引，方法是在浮动胸壁的中央选择1～2根能持力的肋骨，局麻后分别在其上、下缘用尖刀刺一小口，用布钳将肋骨钳住，注意勿损伤肋间血管和胸膜，用牵引绳系于钳尾部，通过滑车用2～3公斤重量牵引约2周左右。目前，已根据类似原理设计出多种牵引器，是用特制的钩代替巾钳，用胸壁外固定牵引架（图15－4）代替滑车重力牵引，方法简便，病人能够起床活动且便于转送。

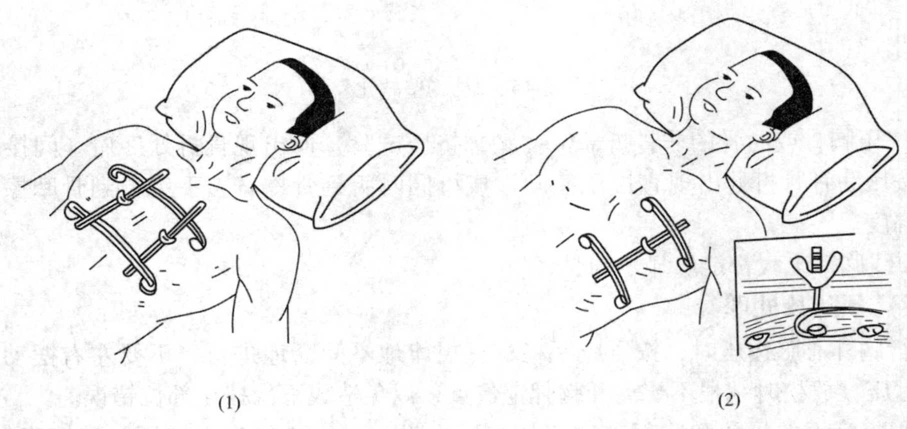

图15－4　胸壁外固定肋骨牵引架

5. 在需行开胸手术的病人，可同时对肋骨骨折进行不锈钢丝捆扎和缝扎固定或用克氏针作骨髓内固定。目前已不主张对连枷胸病人一律应用控制性机械通气来消除反常呼吸运动（呼吸内固定法），但对于伴有严重肺挫伤且并发急性呼吸衰竭的病人，及时进行气管内插管或气管切开后应用呼吸机治疗，仍有其重要地位。

二、损伤性血、气胸

（一）发生原因

胸外心脏按压时，用力过大过猛或用力不当，导致肋骨骨折，骨折端刺破胸膜腔，形成气胸；刺破胸部血管，引起血胸。

（二）临床表现

气胸主要表现：伤侧肺部分萎陷，萎陷在30%以下者，多无明显症状。超过30%可出现胸闷、气急、干咳；大量积气时可发生呼吸困难；体检可见伤侧胸部隆起，气管向健侧移位，呼吸运动和语颤减弱，叩诊呈过度回响或鼓音，听诊呼吸音减弱或消失；X现检查显示患侧肺萎缩，其外缘可见一条细线为肺组织与气胸的分界线，无肺纹理可见，呼气时肺脏体积缩小。伴有血胸时，少量出血多无明显症状；中等量以上的血胸（出血量超过500~1000ml）可表现为失血性休克及呼吸循环功能紊乱的症状，如面色苍白、口渴、血压下降、脉搏细速、呼吸急促、发绀、贫血等。X线检查可见伤侧胸膜腔积液阴影及液平面，纵隔向健侧移位。化验检查见血红蛋白、红细胞计数及压积减低。

（三）预防及处理

1. 同肋骨骨折预防及处理1~2。

2. 若为闭合性气胸：气体量小时无需特殊处理，气体可在2~3周内自行吸收；气体量较多时可每日或隔日行胸腔穿刺排气一次，每次抽气量不超过1升，直至肺大部分复张，余下的气体可自行吸收。

3. 若为张力性气胸：可安装胸腔闭式引流装置将气体持续引出；如果针尖在深部改变方向使破口扩大再加上正压机械通气，气胸会急剧加重形成的张力性气胸，这时应提醒外科医生应早行剖胸探查，处理肺部破裂口。

4. 患者由于气胸的存在往往会出现血氧饱和度的下降，所以要给患者吸氧，必要时行机械辅助通气。但需注意，气胸患者行机械通气必须常规进行闭式胸腔引流。

5. 血气胸在肺复张后出血多能自行缓解，若继续出血不止，除抽气排液和适当的输血外，应考虑开胸结扎出血的血管。

6. 在进行上述处理的同时，应用抗生素防治感染。

三、心脏创伤

（一）发生原因

胸外心脏按压时，前下胸壁直接受压力撞击，可在心脏接受压力的部位或其对侧产生创伤，一般伤情较轻，多为心脏挫伤。

（二）临床表现

心脏创伤的临床表现取决于创伤的部位和严重程度。心脏轻度挫伤可不呈现临床症状，少数伤员诉心前区痛。心电图检查可无异常征象。如挫伤引致心电图改变，表现也多种多样且时常改变，常见的为室性或室上性早搏，其他心律失常如房性或室性心动过速，结性心律，房室传导阻滞也可见到，偶见ST－T段异常和心肌梗死的征象。

实验室检查可有心肌酶增高，包括SGOT、CPK、CPK－MB、LDH等，一般升高超过正常上限两倍有临床意义。

（三）预防及处理

1. 同肋骨骨折预防及处理 1 ~2。

2. 伤员需卧床休息，做心电监护。

3. 给予相应的抗心率紊乱药物治疗，纠正低血钾。

4. 有充血性心力衰竭或心房颤动且心室率快的病员给予洋地黄。

四、胃、肝、脾破裂

（一）发生原因

通常由于胸外心脏按压时，按压位置过低，用力过重所致。

（二）临床表现

胃破裂临床上极为罕见，其临床表现以腹膜炎为主。伤后有恶心、呕吐伴持续性剧烈腹痛和明显腹膜刺激征，肝浊音界缩小，肠鸣音减弱或消失，稍后可有体温升高、脉快、呼吸深快、血压下降等。化验检查：白细胞计数增高，嗜中性粒细胞比例增高。直立位透视可发现膈下游离气体。腹腔穿刺可抽得混浊的液体。

肝、脾破裂也少见。其临床表现以腹腔内出血症状为主。病人面色苍白、出冷汗、脉搏细弱、血压下降、有时可有明显腹胀和移动性浊音。肝破裂伴有多量胆汁外溢。化验检查：红细胞、血红蛋白、红细胞压积下降，白细胞计数略有增高，腹腔穿刺抽出不凝固血液，对诊断有确定意义。但有时肝或脾损伤表现为中央型（肝、脾实质深部）或被膜下（肝、脾实质周边部分）破裂，可无明显腹腔内出血表现，而在伤后数日或数周，由于被膜下血肿继续增大或继发感染，致使被膜破裂发生急性大出血导致休克。肝破裂时血清谷丙转氨酶（SGPT）活性增高，在损伤后 12 小时达到伤前 4 ~5 倍。

（三）预防及处理

1. 同肋骨骨折预防及处理 1 ~2。

2. 严密观察病情，定时监测体温、脉搏、呼吸、血压，注意有无面色苍白、出冷汗、四肢发凉等休克症状，并了解腹痛、腹胀、呕吐以及腹部体征的变化。

3. 对疑有内脏破裂者，应禁食。禁食期间需输液维持水、电解质平衡及供应热量，并记录出入液体量。在未确定诊断前，禁用吗啡类药物，以免掩盖病情，延误诊断。

4. 发生胃破裂者，可行裂孔修补术或胃部分切除术。

5. 肝破裂的处理原则是彻底清创，确切止血、通畅引流。根据肝破裂范围，可采用不同的处理方法：① 裂口不深或在肝缘，创缘较整齐者，在清创后可将裂口直接缝合。② 裂口较大、较深，裂口内有不易控制的动脉出血，可考虑结扎肝固有动脉或其分支，结扎前先试行阻断该动脉血流，观察其止血效果，确有效时方可进行结扎。

6. 如脾破裂，争取做缝合修补术；破损严重不能做缝合修补时，行脾脏切除术。

五、栓塞

（一）发生原因

胸外心脏挤压发生肋软骨分离和肋骨骨折时骨髓内脂肪滴可进入体循环血管导致栓塞。

（二）临床表现

潜伏期约 12 ~36 小时，或更长。在潜伏期内病人可无症状。以后突然出现呼吸困难，心动过速、发热（体温可达39℃以上）、紫绀、烦躁不安、易激动、谵妄，继之昏迷。体检可见上胸部、腋窝及颈部有瘀斑，甚至也见于结膜及眼底视网膜。胸片显示正常，或有弥漫性小片状密度增高阴影，也有线样纹理增多，上述阴影似从肺门处向外辐射。实验室检查见贫血、血小板降低、血清白蛋白下降、显微镜下可发现外伤部位的静脉血内有脂肪颗粒、血沉增快、PaO_2 降低及一些凝血试验异常。静脉内的脂肪颗粒也可用冷冻法及滤过法测定。滤过法是使静脉血经 8μm 孔的 Millipore 过滤器，剩下的脂肪颗粒用苏丹Ⅲ染色即可显示出。

（三）预防及处理

1. 按压力量恰当，防止发生肋骨骨折。

2. 发生栓塞后，最重要的是吸氧，一般吸氧浓度达50%以上。必要时做气管插管，并用呼气末正压呼吸（PEEP）。

3. 应用肾上腺皮质激素，临床上激素首选甲泼尼龙，剂量为30mg/kg体重，于8小时内静脉滴入。及时使用激素后可防止低氧血症、凝血机制异常及血小板下降。

4. 必要时进行抗凝治疗。

附　胸外心脏按压术操作规程

1. 用物

（1）治疗盘内放血压计、听诊器。

（2）与病床同宽的硬木板、脚踏凳。

2. 操作步骤

（1）使病人仰卧于硬板床或地上，如为软床，身下应放一木板，去枕，头后仰，以保证按压有效，但不要为了找木板而延误抢救时间。

（2）解开病人的领扣、领带及腰带等束缚物。

（3）抢救者应紧靠病人胸部一侧，先在心前区拳击4～5次。左手掌根部置于病人胸骨下2/3中下1/3处，右手压在左手背上，供抢救者体重向脊柱方向按压（勿压在剑突上）。为保证按压时力量垂直作用于胸骨，抢救者可根据患者所处位置的高低采用跪式或用脚凳等不同体位。抢救者的上半身前倾，两肩要位于双手的正上方，两臂伸直，两肘关节不可弯曲。利用上半身的体重和肩、臂部肌肉的力量，垂直向下按压，不可偏向一侧或左右摇摆（图15－5，15－6）。

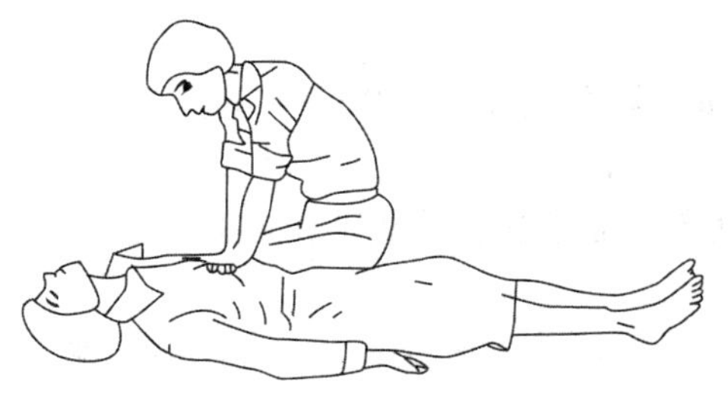

图15－5　胸外心脏按压

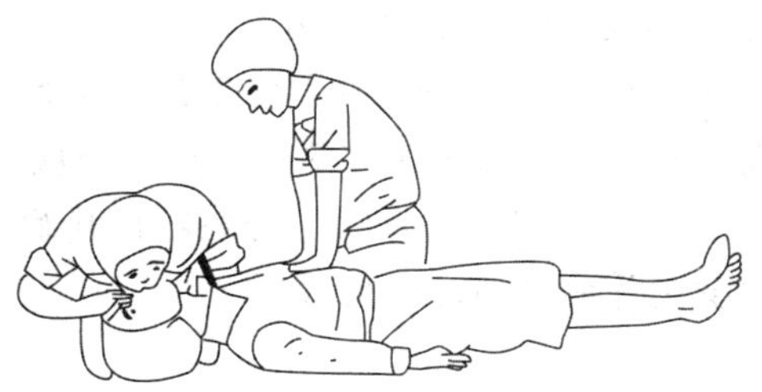

图15－6　双人配合心肺复苏

（4）每次下压要有冲击性，使胸骨下陷幅度为3～4cm，按压和放松时间大致相同（图15－7）。

（5）频率为80～100次/分。

（6）胸腹间歇按压，有助于提高舒张压，对冠脉供血有利。

（7）胸外按压的同时，施行呼吸道加压（大于44mmHg），可增加颈动脉血流达113%～643%。

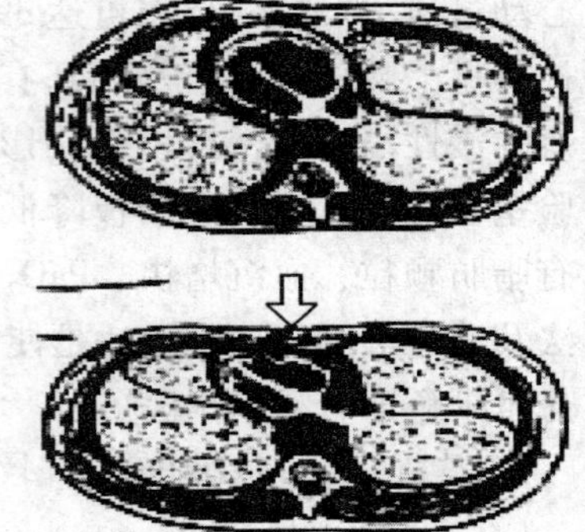

图15－7 解剖示意图

（8）小儿1～8岁者按儿童胸外按压法，大于8周岁按成人胸外按压法操作。婴儿和较小儿童按压部位：两乳头连线中点下一横指下缘处的胸骨体上，以救护者一只手的中指与环指进行按压，按压深度为1.3～2.5cm，频率每分钟100次；较大儿童用一只手的中指按在肋骨与胸骨交界处，示（食）指与中指并拢、在示（食）指上缘处即另一手掌根按压处，按压深度2.5～3.5cm，频率每分钟80次。

（9）每次按压后，要全部放松，使胸部恢复正常位，使胸骨不受任何压力。放松时注意定位的手掌根部不要离开胸骨定位点。如有两名抢救者，在一人按压时，另一人检查颈动脉或股动脉搏动及血压情况以鉴定心脏挤压的效果。

（10）心脏按压有效表现：① 颈动脉有搏动。② 动脉直接测到收缩压在8.0kPa（60mmHg）以上。③ 末梢（唇、甲床、睑结膜、皮肤）由发绀转红润。④ 心室颤动波由细到粗或恢复窦性心律。⑤ 心肌张力恢复，色泽由紫转红（指开胸病人）。⑥ 呼吸改善或出现自主呼吸、瞳孔缩小，出现对光反射及眼睑反射。

3. 注意事项

（1）不应压迫剑突及肋骨，避免肋骨骨折、气胸、肝破裂等并发症，以免影响复苏效果。

（2）为避免在心脏按压时病人呕吐的胃内容物倒流或吸入气管，在作胸外心脏按压前，应将病人头部放低些，并使之面部偏向一侧。

（3）抢救者双手手掌不是重叠放置，而呈交叉放置，按压时要注意避免不自主的加快或放慢两手掌。

（4）心脏按压的心排血量仅为正常的25%～50%。将按压频率增至成人每分钟60～80次、儿童每分钟80次、婴儿每分钟100次有助于增加心排血量。

（5）按压时的心电波形并不代表真正的心电活动，欲知是否复律，或判别心律失常，应暂停按压，但不要超过10s。

（6）胸外心脏按压时潮气量仅为125～250ml、肺泡通气量为0～100ml，故必须人工呼吸，心脏按压与人工呼吸频率的比率应为5∶1左右。

（7）从发现病人呼吸、心跳停止开始，抢救者一面迅速做胸外心脏按压和人工呼吸，一面设法呼唤医师前来抢救。

（罗伟香　李　威　冯湘萍）

参考文献

1 杭燕南，金定炼．重症监护治疗手册．第二版．上海：上海科学技术出版社，1997.

2 殷磊．护理学基础．第三版．北京：人民卫生出版社，2003.

3 Otto CW. 傅文节，译．心肺复苏的现代概念．国外医学麻醉与复苏分册，1992，13（2）：99.

4 朱志军，杨兴易．心肺复苏的进展．中国危重病急救医学，1997，9（2）：120～122.

5 张翠娥，王金铭，王丽．心肺复苏时应注意的问题．实用护理杂志，1994，10（10）：39～41.

6 何忠杰．胸外心脏按压是否需要改进．中国危重病急救医学，1993，5（2）：77.

7 王丽娟，葛在吉，冯淑华．徒手胸外心脏按压复苏法的进展．中国危重病急救医学，2003，15（5）：311～313.

8 闫明洲，郭玉林．人工心脏按压与电除颤．中国乡村医生杂志，1995，2：16～17.

9 杜长军，郭大斯．对心肺复苏术的几点质疑．中国危重病急救医学，1999，11（7）：441～442.

10 郭继忠，林若玲．心肺复苏致张力性气胸1例．广东医学，2001，22（6）：493.

11 周亚军，陈自力．心肺复苏致胃破裂张力性气胸1例．现代诊断与治疗，1998，9：88.

12 Alfred H, Leonard C, Elise J, et al. Cardiopulmonary resuscitation by chest compression alone or with mouth－to－mouth ventilation. N Eng J Med, 2000, 342：1546～1553.

13 Chandra N C, Gruben K G, Tsitlik J E, et al. Observation of ventilation during resuscitation in canine model. Circulation, 1994, 90：3070～3075.

14 American Heart Association. Standards and guidelines for cardiopulmonary resuscitation（CPR）and emergency cardiac care（ECC）. JAMA, 1986, 255（21）：2905.

第十六章　气管切开术和气管插管术后护理操作并发症

气管切开术是指在颈部正中做一个切口，并将气管套管置入气管的手术（图 16－1）。目的是清除气管内分泌物、保持呼吸道通畅、防止窒息；解除任何原因所致的喉阻塞，如喉头水肿、喉部良性及恶性肿瘤等；对于昏迷、脑部疾患、肺部疾患、严重胸部外伤等患者，气管切开术可有效地排出下呼吸道潴留的分泌物，恢复气管以下呼吸道通气。气管切开的主要适应证如下：① 呼吸道梗阻：如严重喉部损伤或喉头水肿，导致呼吸困难。② 呼吸功能不全：气管内插管超过 48～72 小时，分泌物较多或气道不易保持通畅，仍需呼吸机支持者。③ 先天性呼吸道畸形。④ 深度昏迷抽搐、呕吐、有窒息危险者。⑤ 口腔或鼻腔插管形成并发症，如声门下部狭窄。

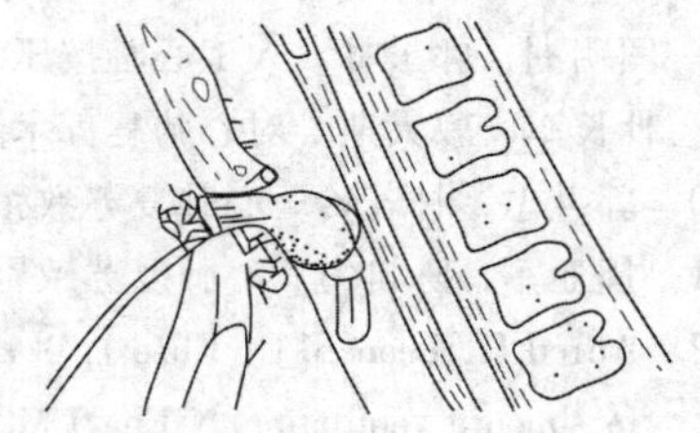

图 16－1　气管切开示意图

气管插管术是将导管直接插入气管，吸入气体不经鼻咽等上气道直接抵达下气道和肺泡的操作技术。其目的主要是确保气道通畅，预防胃内容物返入气道，施行机械通气，以及有利于清除气道分泌物。气管插管术的主要适应证如下：① 心搏骤停。② 呼吸衰竭的治疗或急救。③ 各种原因引起的通气障碍：如药物中毒、脑部疾患、气管内肿瘤、重症肌无力、多发性肋骨骨折等。④ 全身麻醉或使用肌松药的病人。⑤ 面罩供氧技术失效。但急性咽峡炎、气管黏膜下血肿病人禁忌使用；主动脉瘤压迫气管时为相对禁忌证，插管技术不熟练或设备不全亦禁忌使用。

气管切开术和气管插管术均为侵入性操作，术后护理十分重要，由于护理操作者技术水平、套管选用不当及患者自身疾病的影响，可引起一系列并发症，如：气管内套管阻塞、气管套管脱出或旋转、气管套囊滑脱阻塞气道、感染等等，本章予以详细叙述。

第一节　气管切开术后护理操作并发症

一、气管内套管阻塞

（一）发生原因

1. 病人有呼吸道炎性病变或伤口感染，呼吸道分泌物多且黏稠，吸痰不及时或不彻底，内套管未及时清洗等，导致气管内套管阻塞。

2. 气管切开后呼吸道水分丢失增加可达 800ml/d，若湿化不充分，易造成痰液干燥结痂阻塞气管内套管。

3. 使用的气管套管质地过于柔软，导管套囊充气过多致使压力过高，压迫气管导管，使导管内径变小，产生呼吸道梗阻。

4. 吸痰动作粗暴或插入不洁内套管，使气管柱状上皮遭受破坏，导致痂皮形成，若有黏液粘附于痂皮上，易阻塞气管内套管。

（二）临床表现

病人均出现呼吸困难和发绀，气道阻力高，吸痰管插入受阻，检查气管内套管均见有痰痂阻塞。

（三）预防及处理

1. 对于呼吸道炎性病变或伤口感染的病人，发现病人咳嗽、气管中有痰鸣音时，及时吸痰，每次吸痰应尽量吸尽，避免反复抽吸。如果痰液黏稠不易吸出，可注入生理盐水稀释后再行吸引。同时，选择有效敏感的抗生素。内套管定时清洗，戊二醛浸泡消毒，生理盐水冲洗后及时插入，可同时更换切口敷料。一般可早、中、夜班各做一次，分泌物较多时，应随时清洗。

2. 加强气道湿化。气管导管口用两层湿纱布覆盖，增加吸入气体湿度，并间断滴入湿化液，每次2～3ml或在气管导管口覆盖一层纱布并固定之，将滴入针头别在纱布上，以 每分钟0.2～0.4ml的速度滴入湿化液，其湿化效果较常规湿化法好。对机械通气病人应开启电热湿化器，并及时添加湿化液，湿化液选用无菌蒸馏水，湿化温度控制在28～32℃；对痰液黏稠病人还可配用雾化器，将装有药液的药杯与呼吸机上的雾化装置和呼吸机管道相连，开启后随呼吸机送气达到稀释痰液、控制气道感染的作用。

3. 定时翻身、叩背，正确吸痰，动作轻柔，以保持呼吸道通畅，并注意观察痰液的量、颜色、气味和黏稠度，根据痰液性质配制湿化液。

4. 定时测量气囊内的压力。

5. 若发现痰痂阻塞气管内套管，可行支气管镜直接吸引或钳除痰痂，如无效，则更换内套管。

二、气管套管脱出或旋转

（一）发生原因

1. 气管套管可因导管系带固定太松，病人烦躁不合作，剧烈咳嗽或术后皮下气肿逐渐加重。

2. 内套管型号选择不当。

3. 支撑呼吸机管道的支架调节不当等原因致脱出或旋转。

（二）临床表现

气管导管全部脱出气管外，病人出现不同程度的缺氧和二氧化碳潴留及其相应的症状。

（三）预防及处理

1. 对气管切开病人应加强巡视，床旁应备无影灯、气管切开包 。因气管切开后2～3天内尚未形成良好瘘管，如发生脱管，再次置管较为困难，以上用物是再次置管所必需。

2. 根据患者的年龄、胖瘦选择长度、弯度、型号适当的内套管。气管套管脱出需更换气管套管，而气管套管旋转窒息，则只需将病人平卧，将气管套管复位即可恢复气道通畅。

3. 气管切开术后应抬高床头30～45度，头部位置不宜过高或过低，给病人翻身时应使其头、颈、躯干处于同一轴线，防止套管旋转角度太大，影响通气而致窒息。

4. 每日检查套管固定是否牢靠，套管采用双带打手术结法固定，松紧以能容纳二指为度。随时依体位调节呼吸机管道支架，妥善固定呼吸机管道，使气管套管承受最小牵拉，防止牵拉过度致导管脱出。

5. 不合作或烦躁者应约束双上肢，并给予适量镇静剂。

三、气管套囊滑脱阻塞气道

（一）发生原因

多为使用金属气管套管进行呼吸支持者。是因气囊固定不紧密，滑脱并移至气管套管内口处，充气后阻塞气道。

（二）临床表现

病人出现严重的呼吸困难，取出内套管后呼吸困难仍未能改善，气管套管口无气体进出，而气囊放气后缺氧症状反而有所缓解。

（三）预防及处理

1. 使用前必须先检查气囊是否漏气，并将气囊固定牢固，防止滑脱，使用过程中，严密观察病人病情变化。

2. 发生此并发症时，必须将气囊放气，增大吸入气潮气量或吸氧浓度。

3. 配合医生立即更换气管套管。

四、感染

（一）发生原因

1. 操作时无菌技术执行不严格或消毒不彻底均可导致肺部感染。切口感染主要是：①切口消毒不严格；②没有及时更换敷料；③吸痰时将带菌的痰液溅到切口上而引发感染。

2. 气管切开部分地破坏了呼吸道的防御功能，误吸和吸痰不严格执行无菌操作规范均可将外部或口咽部细菌带入肺部，造成肺部感染。

3. 环境空气消毒不严格，易使病室内各种细菌、病毒增多，增加感染机会。

（二）临床表现

切口感染时表现为局部红、肿、有分泌物，创面愈合不良、窦道形成延迟，严重者套管松动，容易脱出，管周漏气或有呼吸道分泌物沿管周溢出。肺部感染时常有发热、咳嗽、咯脓痰，严重时可致呼吸衰竭。肺部X线可见浸润性阴影。

（三）预防及处理

1. 严格遵守消毒、隔离制度，吸痰时严格无菌操作，吸痰用具一次一更换。常规每天2次更换切口敷料，用5%碘酊消毒切口，然后用四层厚的无菌纱块覆盖；痰液较多、切口有渗血或者患者出汗较多时随时更换敷料，保持伤口敷料的干燥。

2. 气管切开后导致清理呼吸道无效，为保持呼吸道通畅，每30～60分钟气道内滴入湿化液2~5ml，及时清除呼吸道分泌物，定时变换卧位，翻身叩背，促进分泌物的引流。气囊排气前吸净口鼻咽分泌物，并经鼻咽引流管定时吸出气囊上分泌物，防止误吸。每日更换湿化瓶、吸氧管，不用的湿化瓶清洗、消毒后干燥保存，防止细菌生长繁殖。吸氧管路及附件每周消毒两次。对于呼吸机，强调使用中的螺旋管及其附件，每24小时必须全部彻底清洗、消毒一次。

3. 加强机械通气时的口咽护理，每日2~3次，清醒者用生理盐水擦洗；昏迷者分别先后头偏向两侧，行口咽冲洗，必要时用开口器，完毕后，用无菌管吸净口咽部积留的清洗液；同时，尽早给予少量多次盐水吞服。

4. 加强环境监测，保持空气流通：病房应每日定时通风，使空气流通。即使在使用空调季节，清晨也应开窗通风。中央空调应定期清洗。病室最好配备空气层流及净化装置。

5. 发生感染者，根据细菌培养及药敏试验结果，合理选择使用抗生素，尽量缩短用药时间。

五、气管食管瘘

（一）发生原因

1. 气管套管放置时间过长、管径过粗或套管气囊压迫，气管内膜受力不均匀，受力大的地方易导致该处黏膜缺血、坏死、溃破，而致瘘管形成。

2. 吸痰或取放内套管消毒时动作粗暴，使外套管移位，压迫、摩擦气管后壁引起局部溃疡及感染。

（二）临床表现

气管内分泌物明显增多并呈唾液性状提示瘘管的形成。经口营养的患者可能出现吞咽时呛咳，并在吸痰时出现液体或食物。胃食管反流的患者可以在吸痰时经瘘口吸出胃内容物，并伴相应症状。如果气管套囊位于瘘口上方，机械通气经瘘口、食管进入胃可导致胃严重扩张。明确诊断的方法有，拔除气管切开的插管经气管切开口可直接看到瘘孔或行支气管镜检查常可窥见瘘口。在有气管插管或气管内插管气管套囊充气时行食管镜检查也可以看到瘘口，瘘口最典型位于食管前壁气管造口后方。通常不需要进行造影检查，在大多数病例中，瘘口均较大。无条件作上述检查者，从食管注入美蓝，如气道分泌物被染色，则可证实气管食管瘘形成。

（三）预防及处理

1. 选择适当的套管。避免气管内膜的机械性损伤，将呼吸机管道正确置于支架上，避免过度移位和牵拉而损伤，给病人更换床单和翻身时注意扶住呼吸机管道，避免头部过度活动，以免损伤气管内膜。避免气管内膜局部血液循环长期受阻，气管黏膜受压的压力超过6cmH_2O会使气管黏膜淋巴管受压，淋巴液回流受阻，使气管黏膜水肿，黏膜纤毛运动受限。气管黏膜受压的压力超过30cmH_2O会使气管黏膜血流中断、黏膜坏死脱落、甚至造成气管壁穿孔、破裂等严重的并发症。气囊每6~8h放气1次，每次3~5分钟。充气时应用气压表测气囊内压力，保持在20~25 mmHg之间。不需上呼吸机者，无需充气囊。

2. 如发生气管套管移位，应及时纠正。

3. 出现气管食管瘘时应暂禁食，或使用特殊的双气囊胃管，一只气囊压迫在食管上端，另一只气囊压迫在贲门处，这样可从胃管内注入少量的食物和药物，每次注入量不超过50ml。新近使用食管支架封闭瘘口，避免胃酸进入，可取得较好的治疗效果。

4. 气管食管瘘一般愈合十分困难，必要施行手术缝合。

六、呼吸道出血

（一）发生原因

1. 切口感染，侵犯切口周围组织，使小血管破裂。

2. 套管选用不合适或旋转，使气管壁受到损伤。

3. 吸痰操作不正确，损伤气管黏膜。

（二）临床表现

出血量少者吸痰可见血痰，量大者可见鲜血从气管插管内或管周溢出。

（三）预防及处理

1. 术前根据病人年龄、胖瘦选择合适的气管套管，最好能备2套以供更换。病人烦躁时，给予适当镇静，以防气管导管旋转损伤气管壁及血管。

2. 正确吸痰。首先要掌握好恰当的吸痰时机，一般是在床旁听到病人咽喉部有痰鸣音或病人出现咳嗽等情况时给予吸痰；吸痰时选用外径不超过内套管内径的1/2、管壁平滑、带有侧孔的硅胶吸痰管；先将吸痰管插入气道超过内套管1～2cm，再开启吸痰负压，左右旋转边退边吸，切忌在同一部位长时间反复提插式吸痰；吸痰负压不能过大，一般在33.3～40.4kPa，以防损伤病人气道黏膜。

3. 长期机械通气者，应选用高容量、低压型气囊导管，气囊充气以恰不漏气为宜，并应4～6h放气1次，每次3～5min，以减轻气囊对气道黏膜的压迫，防止缺血坏死。

4. 预防和积极治疗切口感染。每日至少2次消毒气管切开的伤口，覆盖纱布应做到随湿随换，若有切口感染应增加换药次数。

附一　气管切开伤口换药法操作规程

1. 用物

换药包（内有治疗碗、弯盘、止血钳两把、棉球数个、纱块2块）、无菌剪刀、5%碘酊溶液。

2. 步骤

（1）治疗车推至床旁，做好解释，再次核对后，颈、肩下铺巾。

（2）检查系带是否合适，取下垫于气管套管下污染敷料。

（3）消毒伤口及周围组织，将无菌纱布剪开成“Y”字形；将纱布垫于气管套管下。

（4）整理敷料，使其美观。

（5）有呼吸机者整理好呼吸机管道，观察病人呼吸情况，核对参数；未使用呼吸机的患者，用生理盐水双层纱布盖于气管套管上。

（6）操作中随时了解病人耐受情况，必要时给予吸痰。

附二　清洗或更换内套管术操作规程

1. 用物

同型号无菌内套管（图16－2，16－3），换药包（内有治疗碗，弯盘，止血钳两把，棉球数个），无菌棉拭子或无菌斗刷，无菌生理盐水、胶布、凡士林纱。

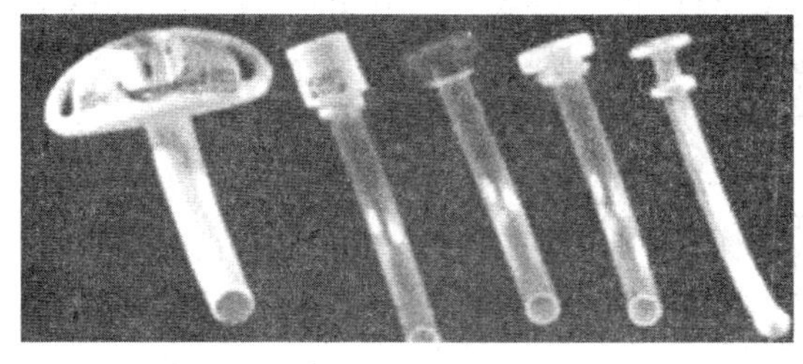

图16－2　无气囊气管套管

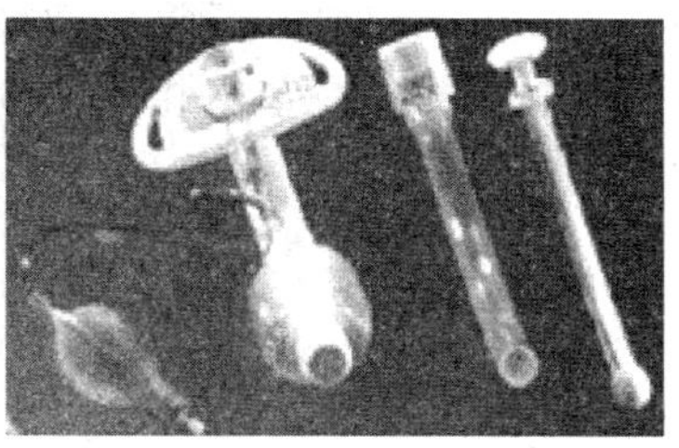

图16－3　由气囊气管套管

2. 步骤

（1）打开换药包，治疗碗倒入生理盐水。

（2）用止血钳打开外套管托上的小开关。

（3）用止血钳固定外套管托，另一手持止血钳夹住内套管，顺着套管曲度把内套管拔出，放入弯盘内。

（4）用止血钳夹盐水棉球（勿过湿）擦净外套管口的分泌物，然后将备用内套管放入外套管中，关好开关。

（5）无须更换内套管时，则按无菌操作取出内套管放入治疗碗中，用棉球或棉拭子或斗刷清洗内套管的外部和内腔，甩干后重新放入外套管内，关好开关。

（6）若无同型号内套管更换，可每天取出内套管煮沸消毒一次，但取出时间不得超过30分钟，以免外套管内存积痰痂，使内套管不易放入。

（7）拔管：① 视病情好转情况，遵医嘱用软木塞把内套管部分或全部堵塞，放入木塞前先清洁管口。堵塞后观察病人的呼吸状况，全部堵塞后病人呼吸正常，即可拔出套管。② 拔管动作要轻柔，套管拔出后伤口消毒，用蝶形胶布固定，覆盖纱布。③ 每日观察伤口情况，必要时换药，直至愈合为止。

3. 注意事项

（1）为避免病人吸入的空气干燥（因无鼻腔的湿化作用），可用单层或双层盐水浸湿的纱布覆盖管口，干后随时更换。

（2）取出或放入内套管时，一定要固定好外套管，以免外套管脱出或扭动损伤气管黏膜。

（3）一般不更换外套管。

（4）管口有分泌物喷出时要随时清除，以免病人将分泌物重新吸入管内。但一定要注意不用棉球纱布等探入管腔内擦拭，以免棉花纤维被病人吸入造成窒息。

（吴惠平　李　威　吕　霞）

第二节　气管插管术后护理操作并发症

气管插管术分经口和经鼻插管两种。前者藉喉镜直视下经声门将导管插入气管，容易成功，较为安全。后者分盲插或借喉镜、纤维支气管镜等的帮助，经鼻沿后鼻道插入气管。气管插管术是一种侵入性操作，术后由于护理不当可发生以下并发症：呼吸道梗阻、感染、呼吸道出血、气管食管瘘及声门损伤、气管插管脱出。其中前四项与气管切开术后护理操作并发症基本相同，本节不予重复叙述，声门损伤与气管插管脱出予以详细叙述。

一、声门损伤

（一）发生原因

经喉插管保留数天以上的患者，容易发生不同程度的黏膜损伤。多数病人可以恢复，仅极少数遗留永久性狭窄。

（二）临床表现

症状通常于拔管后 1～6 周出现，这种滞后现象取决于气道受损部位的恢复过程及瘢痕组织形成的情况。80% 在拔管后 3 个月内出现症状。拔管后立即出现症状者较少见，而迟至数年以后才出现者更罕见。

吸气时呼吸困难是所有严重气道阻塞病人的主要症状。根据阻塞程度的不同，呼吸困难可表现为重体力活动时的轻微呼吸受限或轻体力活动和讲话时感到气短。对于多数患者来说，气道狭窄到小于正常气管横径的 50% 时，才有重体力活动时的呼吸困难。狭窄到小于正常管径的 25% 时，通常会导致静息时呼吸困难和喘鸣。这种病人存在不能清除呼吸道分泌物而窒息的危险。

声门病变会引起声音改变。插管后喉损伤和狭窄的病人会有不同程度的嘶哑和失声。

（三）预防及处理

1. 插管时不宜盲目粗暴操作，避免损伤，如病情允许，宜及早拔除导管，有条件者，尽量选用经鼻气管插管。

2. 禁声　无论声带有无出血，治疗急性声嘶，禁声是必需的首要措施。患者在 2～3 天内不宜说话，更不能说不出话也要勉强地说。声带休息是康复的重要条件。

3. 声带周围药物注射　抗生素（如林可霉素 600mg）、激素（如地塞米松 2～5mg）注射于双侧声带旁，每日 1 次，连续 3～5 次。地塞米松可加于 5% 葡萄糖溶液或生理盐水 500ml 内，静滴，每日 1 次，连续 2～3 日。抗生素的应用，在于控制上呼吸道的感染，消除声带等上呼吸道炎性病变。激素，在于它的抗炎作用，消除声带充血等炎性病变；以及它的免疫抑制作用，减少组织胺、5－羟色胺及其他活性物质的形成和释放，从而减轻过敏反应，降低血管渗透性，减少炎性浸润和渗出，消除声带水肿和肿胀。此外，激素尚可提高中枢神经系统的兴奋性以及增强声带肌的收缩功能；故激素为必不可少的治疗药物。

4. 药物超声雾化吸入　药物通过超声雾化成微粒，吸入雾化微粒，使之均匀分布于声带、喉腔及声门下呼吸道黏膜，起到治疗作用。药物超声雾化吸入的优点是：对不耐热的抗生素破坏性小；药物分子通过超声作用成为极细微的粒子，便于吸收，增强疗效；药物通过声带及喉黏膜直接吸收，在病变部位保持较高浓度；药物经雾化吸入后，在血液中无药物浓度，避免了全身副作用；无绝对禁忌证。常用雾化吸入药物，除抗生素和激素外，选用一些酶。通常所用的α－糜蛋白酶是一种肽链内切酶，有分解肽链作用，能清除声带、喉气管黏膜分泌物（先稀释而后消除），从而起到消除声带及喉气管炎症的作用。

5. 神经营养药　呋喃硫胺为维生素 B_1 新衍生物中一种长效化合物，对组织亲和力强，脏器内浓度高，血中浓度增加快，作用迅速而持久，作用于神经系统，疗效显著。每日肌注 20～40mg（每次 20mg），连续 5～10 天。注射治疗后，支配声带肌及声带内收肌和外展肌的功能，常能获得康复。此药亦可做局部注射，通过喉上神经孔进入喉内注于声带旁。

6. 重度狭窄可威胁生命而需要急诊处理。应立即吸入湿化氧气，使用可减轻炎症及水肿的药物，包括肾上腺素雾化吸入，静脉应用类固醇类药物（甲泼尼龙 500mg 冲击）或类固醇药物吸入如二丙酸倍氯米松等。这些措施可在手术室准备行急诊支气管镜检查的同时进行。

7. 声门下或气管狭窄可择期处理，包括定期扩张，激光切除，内置扩张支架，分期成形气管重建，环形切除一期吻合术或永久性气管造口术。

（1）扩张术：扩张术在开始治疗时可保证安全的通气道。此后，当原发损伤的急性炎症吸收，瘢痕渐渐形成之后，定期扩张可能对维持气道通畅有作用，但除了长度极短的狭窄（<0.5cm）以外，即使有成功者，也很少能仅用扩张就能恢复足够通畅的气道。

（2）激光切除：近年来利用激光治疗多种气道病变逐渐增多。然而对于良性狭窄来说，激光切除的疗效几乎总是暂时性的。只有极短的狭窄才适用激光治疗。这种病灶通常呈斑片状，用激光十字切开即可成功治疗。声门下狭窄是激光切除的禁忌证，因为可能损伤下方的环状软骨。

（3）内置支架：内置支架种类很多，T 形硅酮管是用得最多的气管支架。支架可以用于：① 避免重复扩张的一种暂时措施以等待炎症消退，或等待病人全身情况好转后进行彻底的手术治疗。② 对不适合手术切除一期吻合的患者，用内置支架代替永久性气管造口术。在维持足够气道湿度和正常讲话功能上，内置硅酮管明显比开放性的气管切开好。声门下狭窄时，应将 T 管的近端臂开口末端恰好置于声带之上，T 管放在这种位置可被很好地耐受。"咽下发音"对于一般讲话是足够的。误吸是常见的问题，但通常数月或数周内即可完全解决。然而有些老年或有伴随疾病患者可能例外。

（4）气管分期成形重建：气管分期成形重建是耳鼻喉科大夫常用的方法，最多见于声门下狭窄的处理。主要方法是垂直切断声门下区前后壁（环状软骨），然后在切开的软骨之间填入自体移植组织。这种方法试图使声门下区得到永久性扩展。移植物有多种来源，包括游离骨或软骨块，以及多种成分的带蒂组织移植。最近，1991 年 Mccaffrey 报告了用肋软骨移植于甲状软骨和环状软骨前壁垂直切开处的治疗结果，21 例单纯声门下狭窄患者中，16 例（76%）术后效果满意，另 5 例（24%）仍无法拔除气管插管。

（5）节段性切除一期吻合术：对于多数症状明显的插管后狭窄，最好行节段性切除后一期吻合。多数插管后狭窄仅累及较短一段气管（1～4cm），不需借助特殊技术使气管上下端游离，即可比较容易地予以环形切除及端-端吻合。有时，涉及范围太长，切除长度可达成人气管的一半，此时则需作声门上和隆突下松解术。

二、气管插管脱出

气管插管脱出是气管插管护理的严重并发症，如发生于严重呼吸衰竭患者而又未能及时采取适当措施，常导致病情加重，严重者可因缺氧导致心脏骤停。

（一）发生原因

气管插管脱出的原因，包括病人方面的原因和护理过程中的失误。

1. 病人方面的原因：由于对气管插管不耐受，或因疾病的因素使病人处于烦躁、谵妄状态，头部大幅度摆动，气管插管又和呼吸机紧密连接而不能随之移动而脱出，也有病人自行拔管者。

2. 护理过程中的失误：为病人做口腔护理或更换气管插管的固定胶布时，没有采取确实可靠的措施防止气管插管脱出；为病人翻身或抬高、放低床头时，幅度过大，而又没有同时相应移动呼吸机管道，导致导管脱出。

（二）临床表现

随气管插管脱出的程度（部分或全部脱出）可出现程度不同的呼吸困难和缺氧表现。轻则呼吸急促，发绀；重则呼吸浅慢或极度急促，血氧饱和度迅速下降，心率逐渐减慢直至心脏骤停。

（三）预防与处理

1. 对烦躁、谵妄者给予充分镇静，必要时使用约束带固定双上肢。

2. 口腔护理、更换气管插管的固定胶布时，必须用手固定气管插管，防止脱出；为病人翻身及其他涉及变动病人体位的操作时，必须使呼吸机管道随之相应移动，以避免气管插管被牵拉脱出。

3. 一旦气管插管脱出，必须马上通知医生重新插入。如医生不在场或不熟悉气管插管技术，病人出现严重缺氧症状时，可用面罩连接呼吸机双手托起病人下颌角进行经面罩呼吸机通气，根据病情选择给氧浓度，增加潮气量。处理得当常可保证足够的氧供。

附　气管插管术后护理操作规程

1. 用物

治疗碗内备棉球，倒入适量生理盐水，弯止血钳、压舌板、手电筒各一，备长20cm、宽1.2cm胶布两条，吸痰器及吸痰管。

2. 步骤

（1）记录气管插管距门齿刻度，向病人解释口腔护理的目的，取得病人配合。

（2）彻底吸痰，用5ml一次性注射器将气管插管气囊内的气体抽空后，再注入气体8~10ml。

（3）一名护士固定好气管插管及牙垫，去掉固定气管插管的胶布，嘱病人慢慢张口，将牙垫移至病人一侧磨牙，并将气管插管轻轻偏向牙垫。另一名护士做该侧口腔护理（方法同昏迷病人口腔护理）。同法将牙垫及气管插管移至病人另一侧磨牙，再行另一侧口腔护理。

（4）口腔护理完毕后，擦净面部胶布痕迹，胶布交叉固定气管插管。

3. 注意事项

（1）口腔护理前，气囊一定充满气体，以防口水顺气管插管流入下呼吸道造成肺部感染。

（2）至少两名护士同时完成，一名护士一定要固定好气管插管。如病人出现恶心，嘱病人轻咬牙垫同时做深呼吸。

（3）固定插管前，检查气管插管距门齿刻度是否准确。

（4）如病人不能很好地配合，不宜用此方法行口腔护理以防脱管发生危险。

（吴惠平　李　威）

参考文献

1 潘亚菊．气管切开两种气道湿化方法的实验比较．中华护理杂志，1995，30（3）：162.

2 王世勋．耳鼻咽喉科手术学．天津：天津科学技术出版社，1999.

3 段摄霞．ICU 气管插管病人发生非计划性拔管的前瞻性研究．国外医学护理学分册，1999，18（10）：457～458.

4 耿文利，郝玉风．ICU 护士为机械通气患者安全吸痰的临床观察．实用护理杂志，2000，16（1）：15.

5 刘长庭，张进川，牟晓梦，等．老年患者长期气管切开的并发症．中华老年医学杂志，1997，16（2）：102～103.

6 吴立群，徐颖鹤．气管切开少见的并发症．浙江实用医学，1997，2（5）：26～27.

7 张虹，王永凤．气管切开术后并发症的观察与护理．邯郸医学高等专科学校学报，1999，12（1）：43.

8 吴书玉，刘瑞春，吴东霞，等．格林－巴利综合征病人气管切开术后并发症的预防和护理．河北医药，1999，21（5）：428～429.

9 陈合新，李湘萍，江萧萍．气管切开并发症发生机制临床解剖学分析．中国耳鼻喉颅底外科，1999，5（3）：166～168.

10 张芳．气管切开术后并发症的观察及护理．华夏医学，2002，15（3）：407～408.

11 黄少伟，姚亚轩，冯毅．气管切开并发症的预防和处理（附 53 例病例分析）．中国综合临床，2001，17（10）：775.

12 郑根水．气管切开术后并发症 37 例临床分析．中国基层医药，2002，9（4）：348～349.

13 张淑元．气管插管并发症 32 例临床分析．江苏临床医学杂志，1997，1（5）：347.

14 陆铸今，张灵恩，周莲宝，等．小儿气管插管与机械呼吸并发症 122 例．小儿急救医学杂志，1995，2（4）：162～164.

15 张瑞芳．气管插管术后护理及其并发症的防治．咸宁医学院学报，1997，11（4）：179.

16 孙国成，范姗红，易定华，等．婴幼儿心脏病术后气管插管并发症的急救处理及预防．中国急救医学，2001，21（3）：171.

17 黄永刚，王亚军，孙伟，等．呼吸衰竭时经鼻气管插管通气治疗的并发症及其处理．内科急危重症杂志，2001，7（2）：102，115.

第十七章　机械通气操作并发症

机械通气是抢救各种危重病呼吸衰竭最有效的措施。它能维持呼吸道通畅、改善通气、纠正缺氧、防止二氧化碳在体内蓄积，为抢救提供有力的生命支持。机械通气的合理应用是危重病医学发展的重要领域，呼吸机是危重病救治中必不可少的器械。临床上常用的呼吸机有两大类，即常频呼吸机和高频呼吸机。前者又分三大型，即定压型、定容型、多功能型。常用的通气方式有控制/辅助呼吸、呼气末正压（PEEP）和持续气道正压通气（CPPV）、同步间歇指令通气（SIMV）等；特殊通气方式有反比通气（IRV）、压力控制通气（PCV）、压力支持通气（PSV）、双气道正压通气（BIPAP）四种。不论采取何种通气方式，呼吸机在应用过程中，由于操作者的技术水平、病人自身及呼吸机装置的质量等原因，可发生一些并发症。近年来，由于计算机技术和机械制造技术领域所取得的突飞猛进的发展，各种性能先进的呼吸机不断投入临床使用；同时也由于呼吸生理研究不断取得新的突破，使呼吸机应用技术水平得以不断提高。因此，由呼吸机应用所导致的并发症已得到有效的控制。但是，由于种种主、客观因素，机械通气的某些并发症永远无法避免，再加上呼吸机的应用日益广泛，充分认识这些并发症的危害性，熟悉其发生原因，提高警惕，尽量避免其发生，一旦发生能及时发现并妥善加以处理，是当今护理工作者，尤其是从事急救医学和危重病医学的护理工作者所必须掌握的知识。本章介绍机械通气常见并发症，并就其发生原因，临床表现和防治方法作简要叙述。

一、呼吸机相关肺炎（VAP）

VAP是机械通气患者在通气48小时后出现的肺部感染，是机械通气过程中常见的并发症，可由此导致败血症、多器官功能衰竭。因此预防和减少VAP的发生，可大大地提高抢救成功率及缩短机械通气时间。

（一）发生原因

1. 未及时更换呼吸机管道及清除集水瓶的冷凝水；实验表明呼吸机管道和集水瓶中冷凝水的细菌培养阳性率高达86.7%，痰培养发现的细菌有84.6%可在呼吸机管道中培养出，说明冷凝水是呼吸机相关性肺炎病原菌的主要来源。由于气管管道内细菌不能被机体抗菌措施清除，也不能被抗生素杀灭，并易随着喷射吸入气流形成的气溶胶或通过污染的冷凝水倒流进气道，而因气管插管建立的人工气道影响了原有气管纤毛的摆动清除功能。所以，细菌很容易逆行至下呼吸道而引起VAP。同时下呼吸道的细菌容易随着呛咳或呼出气流而种植于呼吸机管道内。如此可造成恶性循环，使肺部感染反复发作。

2. 吸痰、气管插管、气管切开、呼吸机管道处理等气道护理操作时，未严格遵守无菌操作原则，增加污染机会。

3. 人工气道的建立使气管直接向外界开放，失去正常上呼吸道的过滤及非特异性免疫保护作用，如病房空气污浊，病原体可直接进入下呼吸道。

4. 患者痰液分泌多且黏稠，痰液清理不及时、不彻底。

5. 肠内营养患者，如鼻饲时速度过快、量过多易造成反流，导致误吸。

6. 潮气量和气道峰压的大小设置对 VAP 的发生有影响。潮气量和气道峰压的大小对个体的损伤具有高度异质性，个体肺的几何形状（如支气管的长度、弯曲度、支气管分叉的角度）对肺泡通气有着非常大的影响。不同患者肺的顺应性不同，对潮气量和气道峰压耐受性也不同。对于耐受性差的患者来说，过度的机械牵拉可使肺泡上皮的紧密连接、气道表面的液体稳态、有效的黏液－纤毛清除功能均受到损害，从而有利于细菌的粘附和定植，VAP 发生的机会增加。且过度的机械牵拉还可明显地增加肺脏局部多种炎症细胞因子的产生和氧化－抗氧化的失衡，以及影响肺表面活性物质的代谢，从而诱发或加重肺部的炎症反应。

7. 患有肺水肿、肺微血栓形成、肺缺血、肺淤血的患者，使用呼吸机易致细菌感染。

8. 年龄大、营养状况差、内环境紊乱（如低镁血症）的患者，机体免疫防御功能降低，是 VAP 发生的危险因素。特别是机械通气患者处于应激状态，能量消耗显著增加，高代谢、高分解、负氮平衡，加上呼吸道分泌物中氮的丢失和蛋白补充不足而出现的营养不良，机体的细胞免疫和体液免疫受损，从而增加感染的机会。pH 值的改变，中性粒细胞的活化，氧自由基的形成，均可损害肺泡Ⅱ型上皮细胞，使肺泡表面活性物质合成减少，并灭活与合成代谢有关的酶，从而引起肺泡水肿、肺不张，加重肺组织的缺血缺氧，最终导致肺组织和免疫防御功能损伤，有利于细菌的黏附和定植，增加 VAP 发生的风险。

（二）临床表现

行机械通气治疗 48 小时后患者出现高热、呼吸道分泌物增加等症状；呼吸机相关性肺炎的诊断主要依靠胸部 X 线片及痰菌培养阳性。

（三）预防及处理

呼吸机相关肺炎是一类严重的院内感染，关系到危重病人的抢救成功率，因此做好病房和人工呼吸机相关物件的消毒管理，掌握正确的吸痰方法，重视呼吸道和消化道的管理，严格无菌操作是预防呼吸机相关肺炎发生的关键。具体措施如下：

1. 呼吸机通气环路中的冷凝水是高污染物，细菌主要来自患者的口咽部。因此集水瓶要始终放在呼吸环路的最低位，并及时倒去瓶内的冷凝水。

2. 所有接触呼吸道的操作要严格无菌，吸痰管每用一次即换，集中煮沸消毒。或尽可能使用一次性吸痰管。呼吸机管道（包括气管切开内套管、接头、过滤器、雾化器）每日消毒处理或气体消毒后再用。雾化罐内不保留药液，氧气湿化瓶内的冷开水 24 小时更换一次，湿化瓶每天随管道一起消毒。呼吸机管路、配件消毒程序是先用含氯消毒液浸泡 30 分钟，清洗后晾干，送供应室，环氧乙烷消毒后备用。

3. 加强病房消毒管理，有条件者使用纯动态空气消毒机，该机有紫外线消毒和循环过滤消毒两种功能，并可以预设定时工作。每天中午、小夜、大夜三班各消毒一次，每次 2～3 小时。每天用“含氯消毒液”湿抹室内地面、病床、床头柜等设施，严格执行探视制度，出入病区更换衣服、鞋，接触病人和操作前后均严格洗手。

4. 机械通气的患者加强翻身、叩背、排痰，每天肺部物理治疗仪拍背6次，每次30分钟；每天三次的雾化吸入稀释痰液，利于吸痰并保持气道湿润，药液加入何种抗生素应严格遵照医嘱，以防耐药菌株产生。短时多次雾化，对排痰、防止痰痂形成有很好的效果。雾化5分钟/次左右，时间不宜过长，防止正压通气过大造成气压伤。吸痰前要加大氧浓度，防止脱机吸痰时氧饱和度下降过快。使用吸痰管吸痰时，湿润后插入，遇阻力退出1~2cm，放开负压，边旋转边退出，分泌物多处停留多吸，吸痰时机掌握要适当，出现吸痰指征时再操作，以减少外界细菌侵入。

5. 患者行肠内营养时，尽量采用空肠鼻饲管，床头抬高30~45度，鼻饲时液体输注速度约20~40滴/分，切勿过快以防反流，密切观察患者面色、呼吸。放气管套管气囊前彻底吸痰，防止误吸。

6. 每天予以2~3次口腔护理，操作前充足气囊。保持气管切开处敷料和周围皮肤清洁、干燥，每日常规换药一次，若痰液溢湿纱布要及时更换。

7. 根据患者的个体差异设置合适的潮气量和气道峰压。

8. 年老、体弱、肺部有基础病变者，适当加强营养及免疫支持治疗，必要时予以免疫球蛋白、氨基酸等药物以提高机体抵抗力。

9. 严密观察体温、脉搏、呼吸、血气变化，发现异常及时报告医生处理。

10. 已发生呼吸机相关肺炎者，遵医嘱给予抗感染治疗及护理，对严重感染，目前推荐采用抗生素降阶梯疗法，即先使用高效、广谱、耐酶抗生素控制感染，然后根据细菌培养、药敏试验结果，将抗生素改为针对性较强的窄谱抗生素的方法。

11. 呼吸道分泌物绿脓杆菌培养反复阳性，但无症状者，以勤换药及呼吸机管道消毒和更换为主，拔管后往往转为阴性。

二、肺不张

应用机械通气治疗的过程中，肺不张也时有发生。

（一）发生原因

1. 导管进入单侧支气管 气管插管时，导管插入过深，进入单侧支气管，造成单肺通气，一侧肺不通气，从而引起肺不张。

2. 痰栓堵塞 由于气道湿化不足和吸引不及时，不充分，造成痰液在气道内潴留，淤积，或形成栓塞，阻塞气道，致该支气管所属肺组织通气障碍，肺泡内气体被吸收以至肺泡萎陷和不张。

3. 氧中毒 当长时间吸入高浓度氧气时，肺泡内氮气逐渐被吸入的氧气取代，造成肺泡内氧分压增高、肺泡-动脉氧压差增大，最终肺泡氧气被血液吸收，该部肺泡萎陷，形成吸收性肺不张。

（二）临床表现

1. 肺不张的体征 一侧肺不张时，体征明显。如气管偏向患侧，患肺语颤增强，呼吸音减弱或消失。肺叶或肺段不张时上述体征可不明显。

2. 胸部X线 纵隔和气管影均向患侧移位，肺纹理增多、致密。当肺叶不张时，水平裂依不张肺叶不同而表现为上抬或下移。侧位片可见不张肺组织呈楔形或三角形密度影增高，其尖端指向肺门。

3. 低氧血症 由肺不张引起的低氧血症其主要特点是通过呼吸机参数往往不易纠正，即使应用 PEEP，效果也相当有限。

（三）**预防及处理**

1. 应用呼吸机过程中，严密观察管道有无松脱、漏气，观察患者呼吸情况，监测血氧变化。

2. 在应用呼吸机通气过程中，可间隔一定时间适当使用叹气功能。

3. 吸入氧浓度限制在 50% 以下，防止氧中毒所致肺不张。

4. 肺不张一经明确，即应立即采用必要的措施，如及时地气管切开，以保证进行充分的气道湿化和吸痰，有时需借助支纤镜对肺不张的部位进行充分的吸引。倘若是导管插入一侧支气管，可适当地将导管外拔，直至双肺呼吸音相等，并摄床边胸片予以证实。

5. 帮助患者湿化、翻身、拍背及吸痰，对不张的肺区（尤其是左上肺、右下肺）加强体位引流。

三、呼吸道堵塞

呼吸道堵塞是指各种原因造成的，包括人工气道在内的呼吸道堵塞或梗阻。

（一）**发生原因**

1. 干涸的分泌物在导管端部形成痰栓。

2. 套囊开放时吸入口咽部潴留的分泌物。

3. 误吸胃液导致支气管痉挛，是呼吸机使用过程中病情突变的重要原因。

4. 气囊阻塞管口。

5. 导管扭曲或被压扁。

6. 吸气活瓣失灵。

7. 插管过深触及隆突。

8. 严重颈部大面积皮下气肿对气道的压迫。

（二）**临床表现**

病人出现焦虑、烦躁、紫绀等低氧血症及高碳酸血症的表现；呼吸窘迫，呼吸频率 >30 次/分钟，吸气时出现胸骨上、锁骨上及肋间凹陷，不能平卧，呼吸时产生不正常的噪声；若梗阻严重可致窒息、心动过速，继而心动过缓、心律失常、心跳停止。若一侧下呼吸道梗阻时，听诊两侧呼吸音不对称，一侧有反常呼吸音（哮鸣音或管样呼吸音）。

（三）**预防及处理**

1. 保持呼吸道通畅，及时清除口腔、鼻腔、咽喉部分泌物及反流的胃液。开放套囊之前，务必吸净口咽分泌物。

2. 若吸入胃内容物导致支气管痉挛，可用 1% 重碳酸氢钠溶液反复灌洗吸净，然后用支气管扩张剂雾化吸入（如喘乐宁 1ml，异丙托溴铵 1ml，生理盐水 2ml，每天 2 ~3 次）。

3. 使用呼吸机前，先检查呼吸机装置是否完好。使用过程中，严密观察呼吸机导管是否通畅，有无脱落、扭曲、堵塞等意外情况发生，一旦发现，立即报告医生，及时处理。

4. 如因插管过深引起，可将导管后退 2 ~3cm。

5. 备好基本抢救设备，包括氧气、呼吸皮囊、面罩、气管内插管设备以及吸引装置。

6. 若为痰栓阻塞导管端部，可在纤维支气管镜下去除液态或固态梗阻物。

7. 导管、套管、气囊引起的堵塞，应及时予以更换。

8. 如皮下气肿压迫气管所致，处理办法是切开减压和排气。

四、肺气压伤

机械通气时由于气道压过高或容量过高时导致张力性气胸、肺间质气肿、纵隔气肿、皮下气肿、心包气肿、空气栓塞等严重并发症（统称肺泡外气体），习惯称之为气压伤。

（一）发生原因

1. 压力性损伤：压力过高（包括 PEEP），吸气峰压 >3.92kPa 或平均气道压（Paw）>1.6kPa 时，引起肺泡和周围血管间隙的压力梯度增大，导致肺泡破裂而发生压力性损伤。

2. 肺容积伤：吸气流速过快，气体分布不均匀，通气容量过大所致的肺泡过度膨胀、破裂是呼吸机诱导肺气压伤的直接原因。有研究表明高容量通气能产生高通透性肺水肿，而高压低容通气则无肺损伤发生，因此认为气压伤实质上为容积性肺损伤。容积伤的形成主要与过大的吸气末肺容积对肺泡上皮和血管内皮的过度牵拉有关。急性肺损伤/急性呼吸窘迫综合征患者广泛存在的肺不张和肺水肿使肺脏的有效充气容积明显减少，甚至仅达正常肺容积的25%。此时尽管仅给予中等潮气量（10～12ml/kg）机械通气治疗，但由于肺内的各不同区域之间存在顺应性差别，必然使萎陷重的肺区域通气量少，而损伤较轻的肺区域产生过度扩张，结果使通气良好肺区域可能承担相当于对健康肺给以约40～48ml/kg 潮气量。

3. 使用呼吸机时作心内穿刺，胸外心脏按压，颈内静脉或锁骨下静脉穿刺等均可能直接损伤脏层胸膜，引起气胸。

4. 气体经气管切开进入纵隔（尤其是高阻力病人）。

（二）临床表现

1. 张力性气胸表现为呼吸减慢或呼吸暂停、紫绀、低血压和心排量减少、心动过速或过缓、一侧叩诊清音或胸部运动不对称等。

2. 纵隔气肿常是肺气压伤的重要征象，病人主诉胸痛，50%出现 Hamman 体征（纵隔摩擦音）。

3. 低氧血症和高碳酸血症。

4. 心包气肿时心包填塞是唯一征象。

5. 空气栓塞时将出现血压下降、心肌梗死、中风、肠梗死等。

（三）预防及处理

1. 机械通气时尽量使用较小的潮气量。以往呼吸机潮气量的设置为大于10～15ml/kg，肺保护性通气将潮气量设为6～8ml/kg，或尽量使平台压不超过30～35cmH_2O。同时降低吸气压峰值，使用镇静药和肌松药，维持血容量正常。

2. 避免用高的 PEEP/CPAP，以减少呼吸无效腔。PEEP 的设置无固定数值，在实际应用时，应选择最佳的 PEEP。可通过是否达到最佳氧合状态、最大氧运输量、最低肺血管阻力、最低的 Qs/Qt 等多个指标对 PEEP 的设置进行综合评价。大多数病人可按经验给予8～12cmH_2O。一般从低水平开始，逐渐上调，待病情好转，再逐渐下调。

3. 单肺疾病引起的气压伤或单侧原发性肺气压伤可使用不同步单侧肺通气，降低呼吸频率和机械呼吸 PIP。

4. 肺气压伤合并 ARDS、脓毒血症、肺内感染时应避免增加 PEEP 水平。

5. 使用呼吸机过程中，尽量避免作心内穿刺。

6. 允许性高碳酸血症：在对潮气量和平台压进行限制后，分钟肺泡通气量降低，$PaCO_2$ 随之升高，但允许在一定范围内高于正常水平，即所谓的允许性高碳酸血症（PHC）。高碳酸血症是一种非生理状态，是为防止气压伤而不得已为之的做法。清醒患者不易耐受，需使用镇静、麻醉或肌松剂；而对脑水肿、脑血管意外和颅内高压则列为禁忌。另外，在实施 PHC 策略时应注意 $PaCO_2$ 上升速度不应太快，使肾脏有时间逐渐发挥其代偿作用。一般认为血液 pH 不低于 7.20 和 $PaCO_2$ 在 70～80mmHg 之间是可以接受的。$PaCO_2$ 过高时可通过增加呼吸频率来降低 $PaCO_2$；血液 pH 过低时，应适当少量补碱。

7. 出现张力性气胸者，紧急时在气胸侧第二肋间隙腋中线外侧穿刺或置入静脉导管，连接注射器抽气。随后进行胸腔插管水封瓶引流。

8. 出现纵隔气肿时，最有效的减压法是沿胸骨上切迹向头侧切开 2～3cm 直至深筋膜。

9. 心包气肿时行心包穿刺术。

10. 一旦空气进入血管内立即采取左侧卧位（Durant 位）。但如为气压伤诱导的空气栓塞出现在心脏左侧，不宜采取左侧卧位。如空气量是非致死量，且病人情况稳定，可行高压氧治疗。情况紧急时可急诊体外循环以挽救生命。

五、氧中毒

氧中毒是指长期高浓度吸氧造成的肺部病变。使用呼吸机期间长期吸入高浓度的氧，可在体内产生超量氧自由基，损害细胞酶系统，发生氧中毒。使肺泡表面活性物质减少，纤毛活动被抑制，肺毛细血管充血，通透性增加，引起肺泡内渗液，出现肺水肿。长期氧中毒可出现肺纤维化。氧中毒的危险性由两个因素所决定：①吸入氧浓度。②吸氧时间。

（一）发生原因

氧中毒的主要原因是长期高浓度吸氧。所谓高浓度，一般指氧浓度（FiO_2）>60%。氧中毒的时间因素，受患者个体差异的影响无法明确规定。据报道，正常人连续吸纯氧 6 小时，就可以出现咳嗽，胸痛症状；成人在 1 个大气压下吸入 80% 的氧 12 小时以上，即可出现胸闷、咽痛、咳嗽；FiO_2>60% 持续 24～48 小时以上，可以引起与氧中毒相同的肺部病理改变。所以，所谓长期，应该超过 48 小时，也可能长至一周左右。

（二）临床表现

氧中毒的早期表现为气管刺激症状，如难以控制的干咳、呼吸急促、血压下降、胸骨后锐痛、肺泡－动脉血氧分压差［$P(A-a)O_2$］增大等，早期肺功能可无异常，18 小时后出现肺活量降低，继而肺顺应性下降。24～48 小时内可伴发 ARDS，发生肺间质和肺泡内液体渗出。由于肺部毛细血管上皮受损，可有咯血的临床表现。3 天后肺泡细胞受影响，肺泡表面活性物质减少，胸部 X 线片可见到双侧弥散性浸润灶，可有肺不张。晚期表现为肺间质纤维化及多脏器功能受损，以至死亡。

（三）预防及处理

1. 目前尚无有效逆转氧中毒的方法，适当补充维生素 C 和 E 可配合预防其发生。

2. 预防氧中毒的主要措施是尽量避免 $FiO_2>60\%$ 。

3. 对需要机械通气的患者在氧浓度的选择上应有的放矢，不能因低氧血症而盲目提高氧浓度（如有肺内右向左分流的存在，提高吸氧浓度无效）。同时应辅以其他必要的治疗措施，如应用支气管扩张药、积极排痰、应用强心利尿剂等，必要时可应用 PEEP，使吸氧浓度能保持在产生氧中毒以下的水平，同时使 PaO_2 能达到 8.0 ~ 9.33kPa（60 ~ 70mmHg）以上的水平。

4. 吸氧过程中，经常做血气分析，动态观察氧疗效果。一旦发现病人出现氧中毒，立即降低吸氧流量，并报告医生，对症处理（氧中毒的处理比较困难，因为氧中毒的主要病理生理改变是低氧血症，低氧血症的纠正又离不开氧气，氧中毒的病人再吸氧更加加重氧中毒）。

六、通气不足

通气不足是指由于 CO_2 排出不足引起的 CO_2 潴流，又被称为呼吸性酸中毒。

（一）发生原因

在应用呼吸机的条件下，通气不足的主要原因是气道不通畅所致的 CO_2 排出受阻。有时也可由于管道漏气、脱落等引起，但这些现象通常可因呼吸机的报警而被及时发现和纠正，一般不会持续太久，很少会造成通气不足的主要原因。

1. 分泌物排出不畅 可由分泌物黏稠、气道吸引不充分、导管或套管被堵塞所引起。

2. 气道堵塞 各种原因所致的支气管痉挛、黏稠的分泌物以及导管扭曲或套管被气囊堵塞等均可致气道堵塞。

3. TV 过低或 I/E 设置不妥 少数情况下通气不足也可由呼吸机参数设置不当所引起。常见的为 TV 设置过低或 I/E 设置的呼气时间不够长。

（二）临床表现

当二氧化碳潴留至一定程度时，病人可出现烦躁、呼吸频率变慢，颜面潮红。严重时出现昏迷。血气分析结果 $PCO_2>50mmHg$。有些病人可伴有不同程度的低氧血症，临床上出现 PO_2 或 SaO_2 下降。

（三）预防及处理

产生通气不足的原因很多，应详细分析，正确处理。

1. 如分泌物黏稠不易排出，可加强气道湿化和充分吸引。如存在支气管痉挛，可应用支气管扩张剂。如导管或套管移位应及时调整位置，必要时及时更换。

2. 调整呼吸机的参数，如引起通气不足的病人方面因素已去除，动脉血气分析仍提示 CO_2 潴留，应适当调整呼吸机参数。对通气不足的病人，首选调整 I/E。因为增加呼吸频率和 TV 或 MV，均不是增加 CO_2 排出的最好办法，这些调整方式虽可纠正通气不足，但同时也增加呼吸功，故不能推荐首选。

七、呼吸性碱中毒

呼吸性碱中毒是由 CO_2 排出过多所引起，导致 CO_2 排出过多的主要原因为通气量过大或呼吸频率过快。

（一）发生原因

实施机械通气时呼吸机设置不当，分钟通气量过高和辅助通气时病人自主呼吸频率过快，其次是 I/E 设置不妥，呼气时间过长，造成过度通气，导致呼吸性碱中毒。

（二）临床表现

呼吸性碱中毒（简称呼碱）时心输出量下降，心律失常，脑血管收缩，组织氧耗增加，血红蛋白氧离曲线左移，机体内环境碱化，出现躁动、抽搐等，对患者危害较为严重。血气分析 $PCO_2 < 30 \sim 35mmHg$。

（三）预防及处理

1. 去除过度通气的原因。详细分析病人产生过度通气的原因，并尽可能地去除，如病人因疼痛、精神紧张而导致呼吸频率过快，则可使用镇静、镇痛药物；如病人存在代谢性酸中毒，可静脉补充碳酸氢钠予以纠正。

2. 调整呼吸机参数①呼吸频率的调整：先将病人的呼吸频率调整至正常水平（16～20 次/分钟），对呼吸频率正常的病人，可将呼吸频率降至正常偏低（10～12 次/分钟）。②呼吸频率得到控制的基础上，如仍通气过度，可通过调低 TV 来降低 MV，降低的幅度可根据 PaO_2 水平分次调整。有些呼吸机是通过 MV 的设置完成 TV 的设置，这时可以直接调整 MV，一般每次将 MV 降低 1～2L/min。③I/E 的调整：在降低 TV 和 MV 后，最后的调整就是 I/E。对通气过度的病人，可通过调整 I/E 来缩短呼气时间。

八、低血压

在机械通气过程中，某些个体由于有效循环血量不足，肺组织的顺应性差，机械通气的压力过高等原因，可出现低血压。

（一）发生原因

1. 机械通气所形成的气道内正压（以气道平均压为主要指标），经肺组织传送到胸膜腔、肺内血管和心脏，使：① 胸腔内压力增高，外周静脉回流障碍。② 血管床受压，右心后负荷增加。③ 心脏和大血管受压，心脏舒张受限，产生类似心包填塞作用。这些因素以综合作用导致心排血量减少，动脉血压降低，严重时引起心、脑、肾等脏器灌注不足。

2. 患者存在血容量不足和/或心功能不全，机械通气对循环的抑制更为显著。一般认为，正压机械通气对机体的循环功能主要起抑制作用，引起不良的血流动力学效应。

（二）临床表现

机械通气过程中，正常血压者血压 <90/60mmHg，原有高血压者血压明显下降至影响重要器官血流灌注的水平。

（三）预防及处理

1. 若病人血压下降幅度较大（舒张压下降大于 30～40mmHg），持续时间长，或发生重要脏器灌注不良征象，须核定呼吸机参数（改变 V_t、I：E、采用 CMV 方式或降低 PEEP 水平等）尽量降低气道平均压。

2. 适当补充血容量，使静脉回流量增加，恢复正常的心输出量。

3. 必要时可应用增强心肌收缩药物，选用氯化钙、多巴胺、多巴酚丁胺或洋地黄增强心肌收缩力。

九、呼吸机依赖

机械通气后期的并发症，即指病人撤离呼吸机后，其自主呼吸不足以维持适当的氧合。

（一）发生原因

1. 原发疾病未得到改善或继发某些并发症，可能导致撤机困难。常见的原因为呼吸肌乏力或呼吸机相关性肺炎。

2. 慢性阻塞性肺疾病患者，撤机困难是呼吸衰竭的诱因或加重因素。

3. 呼吸驱动力不足或呼吸肌疲劳。

4. 营养不良或水、电解质平衡失调。

5. 病人从心理上对呼吸机产生依赖。

6. 撤机方法不当。

（二）临床表现

试行撤机后患者出现呼吸困难、心率加快、血压下降、意识障碍；血气分析结果显示低氧血症或二氧化碳潴留。

（三）预防及处理

1. 有效控制原发病及去除呼衰诱因。

2. 改善病人营养。保持内环境稳定，恢复中枢及呼吸肌功能。

3. 消除病人顾虑，树立信心。

4. 选择恰当的撤机方式，合理应用 SIMV 和 PSV 模式。

5. 对部分上机前就考虑到无撤机可能的患者，要严格选择适应证。

十、腹胀

（一）发生原因

多因气囊充气不足，吸入气体可从气囊旁经口鼻逸出，引起吞咽反射亢进，导致胃肠充气。

（二）临床表现

清醒患者示意腹部胀痛。体检时患者腹部膨隆，叩诊呈鼓音。

（三）预防及处理

1. 密切观察气管插管或气管套管的位置，如有疑问及时通知医生。

2. 使用气囊测压表监测气囊内的压力，以便及时发现异常情况。

3. 发生腹胀给予腹部按摩（按肠蠕动的方向进行按摩），腹部热敷。

4. 必要时遵医嘱给予促进肠蠕动的药物。

附一 呼吸机使用操作规程

1. 用物准备

(1) 呼吸机主机

临床上常用的呼吸机有两大类，即常频呼吸机和高频呼吸机。前者又分三大型，即定压型、定容型、多功能型。各型呼吸机均有各自的特点。

①定压型呼吸机 以压缩氧为动力，产生一定压力的气流。工作时，它能按预定压力和呼吸频率将气体送入肺内；当肺内压力上升到预定值时，送气停止，转为呼气，肺内气体借胸廓和肺的弹性回缩而排出体外。当压力下降到某预定值时，可产生正压重新送气。其工作时的潮气量受气流速度、气道阻力及肺、胸廓顺应性的影响。

②定容型呼吸机 依靠电力带动工作，提供一定的潮气量。工作时，将预定容积的气体在吸气期输给病人，然后转为呼气相，经过一定间歇，再转为吸气相。该型呼吸机上装有安全阀，当送气压力超过某一限度时，剩余潮气量即从安全阀自动逸出。在安全阀限度内，潮气量不受肺、胸廓顺应性和气道压力的影响。其呼吸频率、呼气时间、呼吸时间比、氧浓度等可分别调节。

③多功能型呼吸机 这种类型的呼吸机结构复杂，一般兼容上述两种呼吸机的功能。

④高频呼吸机 其呼吸频率超过正常呼吸频率的4倍以上。其主要工作原理是通过送出脉冲式喷射气流以增强肺内气体弥散，且不受局部肺组织顺应性及其阻力的影响，在改善通气/血流比例方面优于常频呼吸机。

(2) 其他用物：高压氧气管、空气管各1根，电源线1～3根；包括氧气和空气；减压表和扳手；管道系统及附件，包括主管道（5～6根）、信号管道（压力检测管及雾化管道）、加温器、湿化器、雾化器、滤水杯、支撑架、管道固定夹、温度计；过滤纸、无菌蒸馏水1000ml、模拟肺、多功能电插板、可伸屈接头及无菌纱布、仪器使用登记本及笔。

2. 操作步骤（主要介绍常频呼吸机）

(1) 根据需要选用性能良好、功能较全的机型。

(2) 湿化器的水罐中放入滤纸及适量无菌蒸馏水。

(3) 连接呼吸回路、测压管、雾化器及模拟肺，检查是否漏气。

(4) 带呼吸机及用物至床旁，核对病人床号、姓名，对清醒病人进行解释。

(5) 将高压氧气表与减压表进气口连接，连接好空气管道。

(6) 接通电源，依次打开空气压缩机、呼吸机及湿化器、加温器的开关，加温器需通电加温5min后方可给病人使用，湿化水稳定以32～35℃为宜，24h湿化耗水量要在250ml以上。

(7) 呼吸模式选择键（MODE），根据需要设定通气方式

①自主呼吸（SPONT）：病人自主呼吸好，可辅助病人呼吸，增加病人吸入，降低呼吸肌作功。

②同步间歇指令通气（SIMV）：是一种容量控制通气与自主呼吸相结合的特殊通气模式，两种通气共同构成每分通气量。这种通气方式一般用于撤机前的过渡准备。

③机械辅助呼吸（AMV）：指在自主呼吸的基础上，呼吸机补充自主呼吸不足的通气量部分。

④机械控制呼吸（CMV）：指呼吸机完全取代自主呼吸，提供全部通气量，是病人无自主呼吸时最基本、最常用的支持通气方式。

⑤持续气道正压（CPAP）：在自主呼吸的基础上，无论吸气还是呼气均使气道内保持正压水平的一种特殊通气模式，有助于防止肺萎缩，改善肺顺应性，增加功能残气量。可用于病人撤机前。

⑥ PEEP：在呼气末维持呼吸道一定正压的呼吸方式，目的是在呼气终末时保持一定的肺内压，防止肺泡塌陷。通常所加 PEEP 值为 5～15cmH_2O，使用时从低 PEP 值开始，逐渐增至最佳 PEEP 值。“最佳 PEEP 值”是指既改善通气、提高 PaO_2，又对循环无影响的 PEEP 值。

（8）设定潮气量：一般按 5～15ml/kg 计算，可直接设置或通过流速（flow）X 吸气时间（time）设置。

（9）设定吸入氧浓度（FiO_2）：现代呼吸机配有空－氧混合器，它是一种可以使氧浓度在 21%～100% 之间进行选择的装置。通常设置在 30%～50%，脱机前为 35%～40%，平时可根据血气分析和缺氧情况调节，在麻醉复苏过程或吸痰前后可加大氧浓度。但氧浓度大于 70%，使用一般不超过 24h。如长时间高浓度给氧，可引起氧中毒、肺损伤及婴幼儿晶状体纤维形成。

（10）设定呼吸频率（RESP RATE）：一般为 10～25 次/分钟。呼吸时间比通常为 1：（1～3）之间。

（11）根据需要设定其他参数：旁路气流（BIAS FLOW）：呼气期仍流入新鲜气流，以减少病人呼吸作功。触发灵敏度（SENSITIVITY）：是指在呼吸机辅助通气模式时，靠病人自主吸气的初始动作，使吸气管中产生负压，被呼吸机中特定的传感器感知，而同步协调起动呼吸机性机械通气，这种感知阈即称为触发灵敏度。

（12）设置报警上下限范围：包括工作压力、每分通气量、气道阻力等。

（13）再次检查管道是否连接正确、有无漏气，测试各旋转钮功能，试机后与病人连接。

（14）上呼吸机后严密监测生命体征、皮肤颜色及血气分析结果并做好记录。

（15）自主呼吸恢复、缺氧情况改善后试停机。

脱机步骤：

1）向病人解释，消除病人紧张、恐惧心理。

2）使用 SIMV、CPAP。

3）面罩或鼻导管给氧，间断停机。

4）逐渐停机，如停机失败可再开机，待病人病情缓解后应积极停机。

（16）关机顺序为：关呼吸机→关压缩机→关氧气→切断电源。

（17）用后注意呼吸机的清洁卫生：呼吸管道先用清水冲洗，再用 500PPM 含氯消毒液浸泡消毒 30min，最后用蒸馏水冲洗晾干备用。管道应定期采样做细菌培养。

（18）登记呼吸机使用时间与性能，清理用物归回原处。

3. 注意事项

（1）根据病情需要选择合适的呼吸机，要求操作人员熟悉呼吸机的性能及操作方法。

（2）严密监测呼吸、循环指标，注意呼吸改善的指征。

（3）加强呼吸管理

① 重视报警信号，及时检查处理。

②保持气道通畅，及时清理分泌物，定期湿化、雾化。

③严格无菌操作，预防感染。

（4）加强呼吸机的管理

①机器电源插座牢靠、不松动，保持电压在220V（±10%）。

②机器与病人保持一定的距离，以免病人触摸或调节旋钮。

③及时倾倒滤水杯内的水。

④空气过滤网定期清洗。

⑤呼吸管道妥善消毒，注意防止管道老化、折断、破裂。注意固定，避免过分牵拉。

⑥机壳表面用软布隔天擦拭一次，保持清洁。

⑦机器定期通电、检修，整机功能每年测试一次。

附二　呼吸机的消毒与保养

一、呼吸机消毒的总原则

呼吸机的消毒种类可分为患者使用时的日常常规更换消毒和撤机后的终末消毒两种。研究表明，常规更换消毒的时间不应过于频繁，一般同一患者使用每48小时更换一次。呼吸机的机械部分不用常规消毒。不同患者使用同一台呼吸机时，呼吸机的过滤装置和管道应彻底消毒或灭菌。

二、呼吸机的清洁和消毒方法

（一）需要清洁的呼吸机部件

按呼吸机说明书的要求，有些部件禁止清洁，而有的允许清洁，这些部件主要包括以下几种。

1. 呼吸机的主机外壳和压缩泵的外壳，用清洁的软湿抹布轻擦干净即可，每日1次或隔日1次。必要时用消毒液如含氯消毒液浸泡过的软布擦洗。

2. 空气过滤网，包括空气压缩泵和有些呼吸机主机中可清洗的空气滤网。具体清洁方法为：将过滤网从机器中取出，用清水洗净表面尘埃后，再用力甩干或烘干；或者用吸尘器吸尽灰尘，然后放回原位。一般每48~72小时清洁1次，无需常规消毒。

3. 呼吸机内部不可拆卸电子元件，其表面的灰尘可用小功率吸尘器轻轻吸除或用专用吸球轻轻吹气去除，不能用消毒液浸泡。

4. 传感器如流量、压力等各种传感器为呼吸机的特殊电子零件，不能用水冲洗也不能用消毒液浸泡，以免损坏其性能，因而只能用70%的酒精棉球十分小心地轻轻擦干净，有的传感器只能轻轻浸放在清水中，即刻取出，并自然晾干，切忌用力甩干或烘干。

5. 湿化器的电器加温部分和温控传感器探头的金属部分用清洁的软湿抹布轻轻擦净，不能用消毒液浸泡，以免影响加热功能和降低其感温的准确性。

6. 需要消毒的呼吸机部件：凡是连接于患者与呼吸机之间的各螺纹管、联接管、接头、湿化器、雾化器和呼气瓣等均应彻底消毒。常用化学消毒浸泡法：①临床上常用的消毒液，如0.5%过氧乙酸溶液浸泡2小时可杀灭细菌、真菌和病毒，该消毒液的主要缺点在于它对金属有腐蚀性。②2%戊二醛碱性溶液浸泡30分钟，可杀灭真菌、病毒、结核和芽胞，是目前最高水平的消毒液，其缺点是对皮肤、黏膜有轻度的刺激性，有气味。③84消毒液浸泡30分钟，呼吸机管道上冷凝水排出后用84消毒液按1：1浸泡1小时。

三、呼吸机保养

1. 呼吸机管道上冷凝水引流方法正确，集液瓶要始终放在呼吸环路的最低位，及时倒弃冷凝水，操作时应严防引流液倒流感染呼吸道。医务人员在操作呼吸机前后应洗手，以防交叉感染的发生。

2. 做好记录将各种维修、更换、校正记录详细备案，如记录维修的部位、误差或损坏程度、时间、更换零部件的名称、时间、数量等，以便查核。

3. 一般呼吸机的氧源应保证氧气减压后的压力为0.35～0.4mPa，即与压缩泵的输出压力平衡，氧气表的压力若显示在0.5 mPa（$5kg/cm^2$）以下应更换氧气，应缓慢开动氧气总开关，避免将压力表损坏。

4. 主机电源应在气源接通后方可启动，即先启动空气压缩泵电源和打开氧气，待氧气和空气的压力平衡，漏气声或气源的报警声消失后，才能打开主机电源。呼吸机的关机顺序正好与之相反，即先关主机电源，再关闭气源。

5. 加温湿化器部分定期更换和补充湿化器内的液体，该液体只能用蒸馏水，注意检查调温器的性能，保护温控传感器，密切观察温度报警情况。

（吴惠平　李威　赖旭春）

参考文献

1 杭燕南，金定炼．重症监护治疗手册．第二版．上海：上海科技出版社，1997.

2 镰田えツ子，陈淑英．新编护理学．上海：上海医科大学出版社，1998.

3 王传馥，庞仲华，陈雄斌．老年患者机械通气并发症48例临床分析．实用老年医学，1994，8（4）：161～162.

4 卢荣军，程平安．小儿术后在ICU与机械通气有关的并发症．临床麻醉学杂志，1994，10（5）：271.

5 刘光辉．28例机械通气并发症的临床分析．安徽医科大学学报，1995，30（4）：288.

6 赵一昕，许栋生，朱亚玲等．开胸术后机械通气并发症的临床分析．江苏临床医学杂志，1997，1（5）：352～354.

7 郑振川．新生儿肺透明膜病的机械通气治疗及其并发症．广东医学，1997，18（7）：451～452.

8 陈良安，刘又宁．机械通气的并发症及其防治．医生进修杂志，1998，21（9）：455～456.

9 段蕴铀，赖莉芬，田光等．1000例呼吸衰竭的患者机械通气的治疗方法和并发症分析．中华结核和呼吸杂志，1999，22（8）：502.

10 曹梅香，马四清，雷登芳．慢性呼吸衰竭加重期机械通气并发症的处理．青海医药杂志，1999，29（4）26～27.

11 李克华，刘洪，刘靖媛．新生儿机械通气常见并发症的防治探讨．中国实用儿科杂志，2000，15（4）：232～234.

12 蒋立虹，刘雪莲．机械通气并发症的临床分析．云南医药，2000，21（4）：238～239.

13 黄晓红，吕回．新生儿机械通气常见并发症的防治．实用医学杂志，2000，12（5）：380～381.

14 王淑敏，庄丽青．机械通气并发症的观察及其防护．福建医药杂志，2000，22（2）：145～146.

15 段蕴铀，赖莉芬，韩志海．66 例机械通气患者循环系统并发症分析．海军医学杂志，2002，23（4）：316～318.

16 赖静．机械通气并发症的原因分析及防治．海南医学，2002，13（4）：71.

17 严越秀，蔡定邦．允许性高碳酸血症对机械通气所致并发症的预防作用．广东医学，2002，23（2）：165～166.

18 邓晓媛，李毅，林慕洪等．机械通气 58 例的临床分析．福建医药杂志，2002，24（3）：41～42.

19 王前．机械通气并发症及对患者预后影响的分析．临床荟萃，2003，18（14）：805～806.

第十八章　置管术操作并发症

本章叙述的置管术包括深静脉置管术和三腔二囊管置管术两方面内容。深静脉置管术常用的穿刺部位有锁骨下静脉、颈内静脉及股静脉，在某些特殊情况下也可用贵要静脉。深静脉置管术主要用于：① 体外循环下各种心血管手术。② 估计术中将出现血流动力学变化较大的非体外循环手术。③ 严重外伤、休克以及急性循环衰竭等危重病人的抢救。④ 需长期高营养治疗或经静脉抗生素治疗。⑤ 研究某些麻醉药或其他治疗用药对循环系统的作用。⑥ 经静脉放置临时或永久心脏起搏电极。⑦ 紧急血液净化疗法时置入透析导管。目前多采用经皮穿刺的方法作深静脉置管。三腔二囊管置管术是食道、胃底静脉曲张破裂的常用治疗措施。其利用三腔二囊管（Sengstaken – Blakemore 管）的气囊压力，直接对正在出血的曲张静脉进行机械压迫，以达到止血目的的技术。凡食道静脉、胃底静脉曲张破裂出血者均适用，并且无绝对禁忌证。但由于置管术是一项侵入性操作，操作过程中因操作者的技术水平、病人自身或管道的质量等原因，可产生各种各样的并发症，需引起操作者的高度重视，本章予以详细叙述。

第一节　深静脉置管术操作并发症

一、血肿

（一）发生原因

1. 多由于定位及穿刺方法不正确，致使操作者短时间内在同一穿刺点反复穿刺使血管壁形成多个针孔造成皮下渗血。

2. 穿刺时用力过大，针头穿破血管，导致血液外漏，造成血肿，尤其是老年人脆性大、弹性差的血管。

3. 过度消瘦或年老患者血管周围结缔组织和血管壁薄弱，导致管周血液漏出，而导管皮肤入口处又被封闭，致血液潴留皮下。

4. 对凝血功能障碍或使用抗凝剂的患者，拔管时未延长按压时间，血液未完全凝固，渗入皮下形成血肿。

5. 误穿动脉而未确切止血。

（二）临床表现

一般血肿不会很大，也不容易引起大出血，只是穿刺局部隆起，如血肿较表浅则皮肤可呈青紫色。

（三）预防及处理

1. 充分熟悉所穿刺深静脉的解剖特点及其与之相伴行的动脉间的解剖关系，根据解剖特点进行操作；对于新操作者应加强训练，穿刺方法一定要准确，防止盲目乱穿刺出现血肿。

2. 穿刺针进入血管后，需确认所进入的血管为静脉，方可插入扩张器。否则，如误入动脉，又使用扩张器，则更易引起出血。

3. 严格掌握穿刺的适应证，凝血功能异常的患者禁作此项操作。使用抗凝剂的患者拔管时局部加压按压，时间 3～5 分钟。

4. 如一侧穿刺不成功，可改为对侧穿刺，禁在原穿刺点反复穿刺，以避免出现血肿；局部隆起疑有血肿立即停止穿刺、拔针，局部加压止血。

5. 操作前协助患者取平卧位，头转向对侧，肩背部垫枕抬高，以便于定位及操作。

6. 穿刺成功后如导引钢丝放置不顺利，可慢慢旋转穿刺针，使针的斜面朝向心脏方向，针稍稍退出再置入导丝或稍前进再置入，切勿硬性插入，防止血管损伤、形成血肿。

7. 已形成血肿者，根据血肿范围大小采取相应的措施。小的血肿无需特殊处理；大的血肿早期可用冷敷促进血液凝固，48 小时后再用热敷促进淤血吸收。

二、导管感染

（一）发生原因

1. 置管过程中没有严格执行无菌技术操作。

2. 穿刺包消毒不彻底或使用了过期的穿刺包。

3. 穿刺处的敷料、输液接头及输液管未及时更换。

4. 患者抵抗力下降，使不致病菌成为致病菌，皮肤寄生菌沿导管的软组织隧道生长，侵入血液循环系统，引起感染。

5. 导管留置时间过长，未及时拔管。

6. 穿刺部位被汗液、尿液或粪便污染。

（二）临床表现

局部表现：穿刺部位红、肿、热、痛等炎症表现；全身表现：寒战、高热，呈稽留热或弛张热型，脉速、呼吸急促、头痛、烦躁不安等。化验白细胞计数明显增高、核左移，血细菌培养可呈阳性。

（三）预防及处理

1. 选择一次性的中心静脉导管，穿刺之前对穿刺包的密封度、有效期进行仔细检查。

2. 严格对穿刺部位周围皮肤进行消毒，严格执行无菌操作，及时更换穿刺部位的敷料，定时更换输液接头及输液管。

3. 病情允许的情况下留置时间越短越好，若病情需要，最长留置 7～10 天拔管，或更换部位重新穿刺置管。

4. 对于抵抗力低下的患者，可给予丙种球蛋白、氨基酸等营养药液，以提高机体抵抗力。

5. 置管的患者出现高热，如果找不到解释高热的其他原因，应及时拔除中心静脉导管，管尖端剪下常规送培养及药物敏感试验。

6. 根据血培养明确感染的细菌及敏感的药物后常规全身应用抗菌药物。

三、气胸、血气胸

（一）发生原因

1. 锁骨下静脉穿刺时进针的角度和针尖的方向不当误伤肺组织所致。如用锁骨下路进针时，针尖与皮肤角度太大使针尖离开锁骨下缘，很易穿破胸膜和肺。

2. 行颈内静脉穿刺时，为避开颈总动脉而针尖指向过于偏外，往往会穿破胸膜顶和肺尖。

3. 对意识不清的患者或躁动的患者进行穿刺时，患者躁动不安，穿刺针刺破胸膜或肺，使气体和血液流到胸膜腔内，形成血气胸。

4. 肺气肿和使用呼吸机正压通气者，肺尖位置上移，即使在正常穿刺部位正确穿刺，有时也可伤及肺脏。

（二）临床表现

气胸主要表现：伤侧肺部分萎陷，萎陷在30%以下者，多无明显症状。超过30%可出现胸闷、气急、干咳；大量积气时可发生呼吸困难；体检可见伤侧胸部隆起，气管向健侧移位，呼吸运动和语颤减弱，叩诊呈过度回响或鼓音，听诊呼吸音减弱或消失；X现检查显示患侧肺萎缩，其外缘可见一条细线为肺组织与气胸的分界线，无肺纹理可见，呼气时肺脏体积缩小。伴有血胸时，少量出血多无明显症状；中等量以上的血胸（出血量超过500～1000ml）可表现为失血性休克及呼吸循环功能紊乱的症状，如面色苍白、口渴、血压下降、脉搏细速、呼吸急促、发绀、贫血等。X线检查可见伤侧胸膜腔积液阴影及液平面，纵隔向健侧移位。化验检查见血红蛋白、红细胞计数及压积减低。

（三）预防及处理

1. 严格掌握穿刺适应证，穿刺定位要准确，熟练操作技术，对于躁动不安的患者暂停穿刺，操作前使用镇静剂，待患者安静后方可实行。

2. 穿刺完应密切观察病人呼吸及胸部情况，必要时拍胸片以确定有无气胸。

3. 若为闭合性气胸：气体量小时无需特殊处理，气体可在2～3周内自行吸收；气体量较多时可每日或隔日行胸腔穿刺排气一次，每次抽气量不超过1升，直至肺大部分复张，余下的气体可自行吸收。

4. 若为张力性气胸：可安装胸腔闭式引流装置将气体持续引出；如果针尖在深部改变方向使破口扩大再加上正压机械通气，气胸会急剧加重形成的张力性气胸，这时应提醒外科医生应早行剖胸探查，处理肺部破裂口。

5. 若为交通性气胸：气胸量小且无明显呼吸困难者，可卧床休息并限制活动或安装胸腔闭式引流瓶，可自行封闭转为闭合性气胸；如果呼吸困难明显者可使用负压吸引，在肺复张的过程中破口随之关闭。

6. 患者由于气胸的存在往往会出现血氧饱和度的下降，所以要给患者吸氧，必要时行机械辅助通气。但需注意，气胸患者行机械通气必须常规进行闭式胸腔引流。

7. 血气胸在肺复张后出血多能自行缓解，若继续出血不止，除抽气排液和适当的输血外，应考虑开胸结扎出血的血管。

8. 在进行上述处理的同时，应用抗生素防治感染。

四、胸、腹腔积液

（一）发生原因

多见于置入质地较硬的穿刺管，患者摆动过多，导管与静脉壁成角和摩擦，穿破静脉进入胸腔或腹腔，护士没有抽回血即进行输液，致使液体漏入胸腔或腹腔。

（二）临床表现

测量中心静脉压时出现负压（体外循环前不应出现负压）。此通道输液通畅但抽不出回血。若为胸腔积液，输液超过一定量患者觉得胸痛、胸闷、气急，继续输液患者出现端坐呼吸，症状加重，穿刺一侧肺部呼吸音消失，X 线检查可见穿刺一侧胸腔有积液。腹腔积液时患者自觉腹胀，腹部叩诊有移动性浊音。腹水送检含大量的糖、盐成分。

（三）预防及处理

1. 每次输液前应先回抽有无回血，有回血时方能连接输液管输液，无回血时立即拔管，更换部位重新穿刺。

2. 出现胸、腹腔积液时，协助患者取半卧位或高枕卧位，给予吸氧。

3. 量较少时可不必特殊处理，会自行吸收；量较多时可在 B 超定位下进行胸、腹腔穿刺抽出积液。胸腔积液量较多时，可行胸腔闭式引流术。

4. 必要时给予抗感染治疗。

五、空气栓塞

在深静脉置管术中，尤其是颈内静脉或锁骨下静脉置管时，可出现空气栓塞。

（一）发生原因

1. 当患者处于低血容量状态时，穿刺前又未取头低位，穿刺进入静脉后一旦撤掉注射器与大气相通，由于心脏的舒张而将空气吸入心脏。

2. 接输液管或静脉推针时没有将空气排完；输液过程中输液管脱落，留置导管有漏缝或加压输液输血无人在旁看守；输液结束封管时，医护人员仅在平针头处反折导管，未在平针头处加用肝素帽塞住针头加以处置，致使气体进入到体内。进入静脉的空气，首先被带到右心房，再进入右心室，如空气量少，则被右心室随血液压入肺动脉，并分散到肺小动脉内，最后经毛细血管吸收，损害较小；如空气量大，空气在右心室内阻塞肺动脉入口，使血液不能进入肺内，气体交换发生障碍，引起机体严重缺氧而立即死亡。

（二）临床表现

轻重程度与进入气体的量和速度有关；轻者无症状；进入气体量大者感到胸部异常不适，随即发生呼吸困难和严重紫绀，听诊心前区，可闻及响亮的、持续的“水泡声”。

（三）预防及处理

1. 操作前摆好患者体位，颈静脉穿刺时头部低位 20°，在呼气状态时插管。

2. 医护人员加强工作责任心，操作前认真检查留置导管、输液管的质量；勤巡视病房，密切观察导管固定是否牢固，有无脱出等；及时更换液体，防止滴空；接输液管或静脉推注前排尽空气；加压输液输血时应有专人看守；管道的连接处（肝素帽、三通管）要连接紧密；尽量避免开放式输液。

3. 进入少量空气不致引起严重后果，可以通过深静脉导管抽出含气泡的血液。大量气体进入后立即置患者于左侧卧位和头低足高位，左侧卧位可使肺动脉的位置在右心室的下部，气泡则会浮向右心室的尖部，避开肺动脉入口，随着心脏收缩，将空气混成泡沫，分次少量进入肺动脉内，逐渐被吸收；如气泡过大可同时应用心外按压，使气泡变小，驱使其进入并通过肺循环，逐渐被吸收。

4. 给予高流量吸氧，提高病人的血氧浓度，纠正缺氧状态。

5. 严重者应用表面张力活化剂，如静注聚丙烯—聚甲醛二醇。

六、静脉血栓形成

静脉血栓形成（venous thrombosis）是静脉的一种急性非化脓性炎症，并伴有继发性血管腔内血栓形成的疾病。病变主要累及四肢浅表静脉或下肢深静脉。其临床特点为患肢局部肿痛、皮下可扪及有压痛的条索状物或伴有病变远端浅表静脉曲张等静脉回流受阻现象。偶可因血栓脱落而造成肺栓塞。

（一）发生原因

多见于股静脉穿刺。导管质地较硬，对血管壁有刺激性可致内膜损伤、粗糙，血流通过此处血小板易凝集形成血栓；严格控制输液量者，血液浓缩，血液黏稠度增加，血流缓慢，血小板或破损的血细胞可聚集或粘附于受损的血管壁或导管外壁而形成血栓；拔管时术者为了防止穿刺部出血，左手紧压针眼处，用力过大可使粘附导管外壁的血块因局部加压而脱落到管腔内形成深静脉血栓；长期卧床患者，活动减少，血流缓慢，留置导管时间过长，下肢静脉血流减慢，血液呈淤滞状态，致使血栓形成。

（二）临床表现

其症状轻重不一，股静脉血栓形成时，患肢剧痛，呈痉挛性痛，伴有凹陷性浮肿，出现股内侧及同侧下腹壁静脉曲张。发生于左侧者比右侧多2～3倍。检查时患侧股三角区有明显压痛，并可在股静脉部位摸到一条有压痛的索状物。同时，可伴有轻度的全身症状，如发热、乏力、心动过速，并有血白细胞增高和血沉增快等。当血栓向下腔静脉延伸时，可出现上述两侧髂、股静脉血栓形成的症状和体征。两下肢和外阴部均出现明显水肿，疼痛也向上扩展。后期，两侧腹壁、胸壁和臀部均有浅静脉曲张。但有时这种曲张的浅静脉可被明显的水肿所掩盖。偶可因下肢回流血量锐减而导致低血容量性休克。

（三）预防与处理

1. 选用质地柔软的导管，避免导管过硬引起血管内膜的损伤，使血液流经此处时血小板易凝集形成血栓，置管时间最好不要超过一周。

2. 穿刺成功后应将导管内的气体抽出并注入盐水，以防固定导管时血液在导管内凝固。

3. 拔管过程中，导管末端未退出血管壁前，局部按压止血勿用力过大。

4. 一般治疗：卧床1～2周，可减轻疼痛，并使血栓紧粘于静脉壁的内膜上。抬高患肢有利于静脉回流，患肢需高于心脏水平，约离床面20～30cm，膝关节宜安置于5°～10°的微屈曲位。床脚抬高30°。②保持大便通畅，以免用力排便使血栓脱落导致肺栓塞。③开始起床后应穿有压差或无压差长筒弹力袜，前者踝部的压力为2.19kPa（18mmHg），股部压力为0.80～1.06kPa（6～8mmHg），可改善静脉回流，减轻水肿。根据受累部位和水肿程度的不同，穿着时间为6周~3个月。

5. 抗凝治疗：①肝素：有下列几种用法：A. 5000U静注，以后750~1000U/h静滴，12小时后再调整剂量使部分凝血活酶时间（PTT）达到正常的1.5倍或部分激活的凝血活酶时间（APTT）达到正常对照的大约2倍。B. 5000U静注，每4~6小时一次。C. 如不能找到合适的静脉，可皮下注射肝素5000U，每4~6小时一次，或15000~30000U，每12小时一次。上述肝素治疗应维持5~7日。②华法林：肝素治疗5天后口服华法林，10~15mg/日，2~3日，直到凝血酶原时间达正常水平的1.2~1.5倍。其后，给予维持量2.5mg/日，持续3~4月。

6. 抗凝剂禁忌的患者中，对肺栓塞危险低的患者可试以抬高肢体和局部热敷的方法。

7. 腰交感神经阻滞。

8. 手术治疗：上述治疗48~72小时无效时，可考虑作静脉血栓摘除术或Fogarty导管取栓术、下腔静脉结扎术或滤网成形术、大隐静脉旁路移植术。

七、导管折断

（一）发生原因

1. 由于导管质量差，术后病人躁动或颈内静脉留置导管过程中颈部活动频繁而造成导管根部折断。

2. 使用穿刺针头导入导管的操作中，由于违反操作规程，在未退出穿刺针头的情况下撤回导管，致使穿刺针的斜面将导管割断或拔导管用力过大，使得导管折断留于静脉管腔内。

（二）临床表现

患者多无自觉不适。有些患者在术后滴入液体时觉得穿刺部位肿胀、疼痛、不断渗液；拔出导管时发现导管已经断裂，导管长度变短。如导管远端完全离断，则可随血流进入右心，甚至进入肺动脉，造成严重后果。

（三）预防及处理

1. 严禁使用劣质导管，留置前严格检查导管的质量。

2. 锁骨下静脉置管针体应在皮肤外保持2~3cm并用胶布加固。

3. 疑似穿刺针割断导管，拔管时将穿刺针与导管一同拔出。

4. 拔除留置导管时，用力适当，如遇阻力，可将导管往里推送少许，再慢慢往外拔，切勿强行拔管。

5. 医护人员加强置管操作培训，熟练掌握操作技术后方可进行单独操作。

6. 如折断的导管留在静脉腔内，需采用外科手术，将导管取出，同时加用抗生素防治感染。

八、心律失常

（一）发生原因

多见于颈内静脉或锁骨下静脉置管时。由于置管过深，导管由腔静脉达到右心房或心室，漂浮的硅胶管受到血流的冲击、心跳摆动而刺激心脏所致；右侧颈内静脉基本垂直注入上腔静脉右心房，通过颈内静脉置管滴注氯化钾、葡萄糖酸钙、高浓度血管活性药、正性肌力药等药物速度过快可发生心律失常。

（二）临床表现

患者突然出现心慌、胸闷；心电监护显示心律失常，多为频发的室性早搏，后撤导管随即消失。

（三）预防及处理

1. 操作者熟练掌握置管技术，熟悉置管长度，颈内静脉穿刺置管的长度在 15～17cm；锁骨下静脉置管导管送入的长度一般 5～10cm 即可。

2. 穿刺置管时密切注意心电监护的变化，出现心律失常时将导管退出少许。

3. 通过颈内静脉置管输液时，尤其是滴注氯化钾、葡萄糖酸钙、高浓度血管活性药、正性肌力药等药物时，严密观察输液速度，防止滴注速度过快。如因输液速度过快引起心律失常，应立即减慢滴速。

4. 由中心静脉置管所致心律失常，撤出导管常能自行终止，一般无需药物治疗。

九、心包填塞

（一）发生原因

非常少见却是最严重的并发症，发生于颈内静脉或锁骨下静脉置管时。由于导管太硬且送管太深直至右房，心脏收缩而穿破心房壁（也有穿破右室壁的报道），在非心脏手术或是抢救危重病人时常常引起心包填塞，以右心房多见，后果十分严重，死亡率很高。

（二）临床表现

患者突然出现紫绀，颈静脉怒张、恶心、胸骨后或上腹部疼痛、烦躁不安和呼吸困难；继而出现低血压、脉压差减小、奇脉、心动过速等表现。

（三）预防与处理

1. 操作前认真检查导管的质量，严禁使用劣质导管。送管不宜过深，锁骨下静脉置管导管送入的长度据病人的具体情况而定，一般 5～10cm 即可。

2. 立即停止输液，降低输液容器的位置至心脏水平，利用重力引流或吸出心包腔、纵隔内的液体，然后拔出导管。

3. 协助患者取半坐卧位或坐位，给予氧气吸入。

4. 立即报告医生，进行心包穿刺排除心包腔内积液，最好放置心包引流管，如无效需马上手术修补。

十、导管阻塞

（一）发生原因

输液结束后未按规定用肝素封管或封管方法错误，致使回血在导管内形成血凝块；利用留置导管抽血，抽血后未注入适量肝素盐水，致使管道被血凝块堵塞。

（二）临床表现

液体输注不畅，接注射器抽吸有明显负压，推注有阻力；部分可见外露导管上附有凝固血液。

（三）预防及处理

1. 每日输液完毕按规定用 0.1% 肝素液 2～5ml 正压封管。

2. 尽量不要经深静脉导管抽血，如确实需要，抽血后需用生理盐水冲洗导管，并以肝素盐水封管。

3. 遇导管阻塞，可接注射器抽吸，将血凝块抽出，切不可加压推注，以免血凝块进入血液循环形成血栓。

4. 如注射器抽吸无效，则应拔管，更管更换部位重新穿刺置管。

附一　深静脉置管术操作规程

1. 用物

（1）用物准备同密闭式输液法，另备：无菌穿刺包：内装 18G 穿刺针 2 只（长约 5～10cm、内径 2mm、外径 2.6mm）、外套管针（一般成人用 16G、长 15cm 左右）、引导钢丝 30～45cm、深静脉导管 1 条。注射器 5ml 和 10ml 各 1 只、6 号针头、镊子、尖头刀片、纱布、洞巾。

（2）1% 普鲁卡因、无菌手套、无菌敷贴、弯盘、5% 碘酊、70% 乙醇、肝素 1 支，250ml 生理盐水 1 瓶，棉签。

（3）必要时备静脉扩张器。

2. 步骤

（1）同密闭式输液法 1～6。

（2）卧位：① 锁骨下静脉穿刺置管：穿刺进路有锁骨上路和锁骨下路两种。锁骨上路：病人取仰卧头低位，右肩部垫高，头偏向对侧，使锁骨上窝显露出来。锁骨下路：病人取仰卧位，右上肢垂于体侧，略向上提肩，使锁骨与第一肋间的间隙张开便于进针。右肩部可略垫高（也可不垫），头低位约 15～30°。② 颈内静脉穿刺置管：病人取仰卧头低位，右肩部垫起，头后仰使颈部充分伸展，面部略转向对侧。③ 股静脉穿刺置管：病人取平卧位，穿刺侧下肢伸直外展，必要时穿刺侧臀下垫高。

（3）常规消毒皮肤，选择穿刺点，打开穿刺包，戴无菌手套，铺洞巾。

（4）由助手协助，术者用 5ml 注射器抽吸 1% 普鲁卡因在穿刺部位行局部麻醉。

（5）根据所选择的深静脉采取不同的进针方法。① 锁骨下静脉穿刺置管：锁骨上路：在胸锁乳突肌锁骨头的外侧缘，锁骨上缘约 1.0cm 处进针，针与身体正中线或与锁骨成 45°角，与冠状面保持水平或稍向前 15°，针尖指向胸锁关节，缓慢向前推进，且边进针边回抽，直到有暗红色血为止。锁骨下路：从锁骨中内 1/3 的交界处，锁骨下缘约 1～1.5cm（相当于第二肋骨上缘）进针。针尖指向胸骨上窝，针体与胸壁皮肤的夹角小于 10°，紧靠胸锁内下缘徐徐推进，这样可避免穿破胸膜及肺组织所引起的气胸。在进针的过程中，边进边轻轻回抽，当有暗红色血液时停止前进。② 颈内静脉穿刺置管：前路：操作者以左手食指和中指在中线旁开 3cm，于胸锁乳突肌的中点前缘相当于甲状软骨上缘水平触及颈总动脉搏动，并向内侧推开颈总动脉，在颈总动脉外缘的 0.5cm 处进针，针干与皮肤成 30～40°角，针尖指向同侧乳头或锁骨中内 1/3 交界处前进。中路：在锁骨与胸锁乳突肌的锁骨头和胸骨头形成的三角区的顶点，颈内静脉正好位于此三角的中心位置，该点距锁骨上缘约 3～5cm，进针时针尖与皮肤呈 30°角，与中线平行直接指向足端。后路：在胸锁乳突肌的后缘中下 1/3 的交点或在锁骨上缘 3～5cm 处作为进针点，在此处颈内静脉位于胸锁乳突肌的下面略偏向外侧，穿刺时面部尽量转向对侧，针干一般保持水平，在胸锁乳突肌的深部指向胸骨上窝方向前进。③ 股静脉穿刺置管：股静脉位于股动脉内侧，于腹股沟韧带下方约3cm处，穿刺时以左手的食指和中指摸准股动脉的确切位置，在其内侧约2～3cm处进针，针尖指向头侧，针尖与皮肤成30°，一般较易成功。

(6) 经反复测试确定在静脉腔内便可送管入静脉，导管送入的长度据病人的具体情况而定，一般5～10cm即可。送管方法有两种：①外套管直接穿刺法：根据病人的年龄选用适当型号的外套管针直接穿刺，经反复测试确定在静脉腔内再慢慢旋转导管向前送入。② 钢丝导入法：当穿中静脉后将钢丝送入。如果导管较软可先用相应型号的扩张器沿钢丝送入静脉内（送扩张器前先用尖刀片将皮肤针眼扩大），而后撤出扩张器，再将导管沿钢丝送入静脉。退出引导钢丝用缝线将导管固定在皮肤上，再用皮肤保护膜加固。

(7) 再次抽回血检查导管是否在血管内，确定无误后移去洞巾，接上输液器输入液体。

(8) 用无菌敷贴覆盖穿刺点并固定导管。导管与输液管接头处用无菌纱布包扎并固定在颌下。

(9) 暂停输液时，用0.4%枸橼酸钠生理盐水1～2ml或0.1%肝素液2～5ml正压封管，再用肝素帽塞住针栓孔，然后用安全别针固定在敷料上。如需再次输液，取下肝素帽消毒针栓孔，接上输液器即可。

(10) 停止置管时，导管末端接上注射器，边抽吸边拔出导管，局部加压数分钟，用70%乙醇消毒穿刺局部，无菌纱布覆盖。

3. 注意事项

(1) 用外套管针穿刺时，皮肤戳口要足够大，包括皮肤全层和皮下组织，使套管针通过皮肤及皮下组织时无明显阻力，否则会由于套管针通过坚韧的皮肤时引起套管口的裂开造成穿刺失败。

(2) 正式穿刺时的进针深度往往较试穿时要深，因为正式穿刺时粗针头相对较钝，易将静脉壁向前推移甚至压瘪，尤其是低血容量的病人。有时穿透静脉也未抽得回血，这时可缓慢退针，边退边抽往往可抽得回血。

(3) 应掌握多种进路的穿刺技术，不可强调某一进路的成功率高而进行反复穿刺，这样可造成局部组织的严重创伤和血肿。

(4) 穿刺过程中穿刺针要直进直退，如需改变穿刺方向时必须将针尖退至皮下，否则增加血管的损伤。

(5) 固定导管时，缝针的方向一定要与导管的走向平行，且不可横跨导管，以免在皮下穿破导管。

(6) 股静脉置管术后应及早拔除，以减少血栓性静脉炎的发生。

附二 PICC（外周静脉置入中心静脉导管）操作规程

1. 用物

(1) PICC穿刺包内含：PICC硅胶导管、可撕裂的导入鞘（内含亲水性导丝，1.9F不含）、T型延长管（1.9F不含延长管）、孔巾及手术方巾、5%碘酊、70%乙醇、皮肤保护剂、无菌透明贴膜、无菌胶带、测量尺 2 把、止血带、10ml 注射器 2 副、2 ×2 纱布 4 块、4 ×4 纱布 6 块、镊子 1 把、剪刀 1 把。

（2）另备肝素帽、无菌手套 2 副、无菌生理盐水、无菌肝素盐水。

2. 步骤

（1）病人取平卧位，手臂外展与躯干成 90°，在预期穿刺部位以上扎止血带，评估病人的血管状况，选择贵要静脉为最佳穿刺血管，松开止血带。

（2）将手臂外展 90°，测量导管尖端所在的位置：① 上腔静脉测量法：从预穿刺点沿静脉走向量至右胸锁关节再向下至第三肋间隙。② 锁骨下静脉测量法：从预穿刺点沿静脉走向至胸骨切迹，再减去 2cm。另测量上臂中段周径（臂围基础值），以供监测可能发生的并发症如渗漏和栓塞。新生儿及小儿应测量双臂臂围。

（3）打开 PICC 无菌包，带手套。应用无菌技术，准备肝素帽，抽吸生理盐水。将第一块治疗巾垫在病人手臂下。

（4）以穿刺点为中心，先用 70% 乙醇清洁、脱脂，再用 5% 碘酊环形消毒，范围 10cm ×10cm，待消毒剂自然干燥。更换手套，铺第二块治疗巾，扩大无菌区。

（5）用注满生理盐水的注射器连接“T”型管并冲洗导管，润滑亲水性导丝。撤出导丝至比预计长度短 0. 5 ~1cm 处。

（6）在预计长度处，剪去多余部分并剥开导管护套 10cm 左右以便应用方便。注意剪切导管时不要切到导丝，以免导丝损坏导管，伤害病人。

（7）让助手在上臂扎止血带，使静脉充盈。

（8）将保护套从穿刺针上去掉，活动套管。

（9）实施静脉穿刺，一旦有回血，立即放低穿刺角度推入导入针约 3 ~6mm，确保导引套管的尖端也处于静脉内。送外套管。

（10）左手食指固定导引套管避免移位，中指压在套管尖端所处的血管上，减少血液流出。让助手松开止血带，从导引套管中抽出穿刺针。

（11）用镊子夹住导管尖端，开始将导管逐渐送入静脉，用力要均匀缓慢。当导管进到肩部时，让病人头转向穿刺侧下颌靠肩以防导管误入颈静脉。

（12）置入导管余 10 ~15cm 之后退出套管，指压套管端静脉稳定导管，从静脉内退出套管，使其远离穿刺部位。

（13）劈开套管并从置入的导管上剥下，在移去导引套管时要注意保持导管的位置，完全将导管置入预计深度，并达到皮肤参考线。

（14）一手固定导管圆盘，一手移去导丝，移去导丝时，要轻柔、缓慢。若导管呈串珠样皱折改变，表明有阻力，应立即停止抽取导丝，并使导管恢复原状，然后连同导管、导丝一起退出约 1 英寸，再试着抽出导丝。重复这样的过程直到导丝较容易地移去，一旦导丝撤离，再将导管推进到预计的位置。

（15）用生理盐水注射器抽吸回血，并注入生理盐水，确定是否通畅。连接肝素帽。肝素盐水正压封管（肝素液浓度为 50 ~100U/ml），如立即输液可直接输液。

（16）撕开孔巾上方充分暴露肘部，用 70% 乙醇棉签消毒穿刺点周围皮肤，必要时涂以皮肤保护剂，但不能触及穿刺点。

（17）将体外导管放置呈“S”状弯曲，在圆盘上贴胶带；在穿刺点上方放置一小块纱布吸收渗血，并注意不要盖住穿刺点。覆盖一透明贴膜在导管及穿刺部位，贴膜下缘与圆盘下缘平齐。用第二条胶带在圆盘远侧交叉固定导管，第三条胶带再固定圆盘，固定外露的延长管使病人感觉舒适。

(18) 通过X线拍片确定导管尖端位置。

(19) 穿刺后记录导管名称、编号，导管型号、置入长度，所穿刺静脉名称，穿刺过程是否顺利，固定状况，X线检查结果，臂围，穿刺者姓名，穿刺日期。

3. 注意事项

(1) 穿刺前做好解释工作，使病人放松，以确保穿刺时静脉的最佳状态。穿刺前应了解静脉走向及静脉情况，避免在疤痕及静脉瓣处穿刺。

(2) 穿刺进针角度约为20～30°，直刺血管，见回血后降低角度进针少许，再送套管。注意避免穿刺过深而损伤神经，避免穿刺入动脉，尤其18个月的幼儿，避免损伤静脉内膜/外膜，以免发生机械性静脉炎或渗漏。

(3) 退出针芯之前，务必先松开止血带，套管尖端加压后再撤出针芯。

(4) 有出血倾向的病人要小心，注意加压止血。

(5) 对免疫力低下的病人应严密观察。

（李威　吴惠平　黄莉）

第二节　三腔二囊管置管术操作并发症

1950年，Sengstaken及Blakemore创用了三腔二囊管。半个世纪以来，三腔二囊管压迫止血一直是治疗食管静脉曲张出血的首选方法。但三腔二囊管置管术是一项侵入性操作，由于患者自身和操作者的技术水平等原因可产生各种并发症，如：吸入性肺炎、鼻出血、食管黏膜损伤、食管穿孔、呼吸困难或窒息等。本节将分别叙述。

一、鼻出血

(一) 发生原因

1. 由于病人紧张、恐惧、不合作，导致插管困难。

2. 操作者动作粗暴或反复插管损伤鼻黏膜。

3. 三腔二囊管置入前未充分润滑，造成鼻黏膜损伤。

4. 牵引固定方法不当、牵引时间过长、牵引力量过大，导致鼻黏膜干燥、缺血、坏死、出血。

(二) 临床表现

从鼻腔流出数量不等的血液或血凝块。

(三) 预防及处理

1. 对于清醒病人，插管前向其解释病情，耐心讲解置管的意义，以得到其合作。对于烦躁不合作的病人，可适当使用镇静剂。对于轻度昏迷病人，可肌肉注射阿托品0.5mg，以减轻恶心后方可插管。

2. 插管前用液体石蜡油充分润滑三腔二囊管，操作时动作尽量轻柔，争取一次插管成功，避免多次插管。

3. 每日 2～3 次向鼻腔滴入少量液体石蜡，以防三腔二囊管壁粘附于鼻黏膜。

4. 改进三腔二囊管压迫止血固定方法：① 在三腔二囊管出外鼻孔处用 6cm×4cm×1cm 海绵对折绕管一周，以棉线扎紧做一标记后固定，既能保证胃底黏膜持续有一定的牵引力，又能减少牵引不当造成的鼻黏膜受压。② 用一条脱脂棉垫，长 10～15cm，宽 3.5cm，靠近鼻翼处绕在三腔二囊管上，再用一条胶布，长 12～16cm，宽 3.0cm，先贴近脱脂棉垫下缘紧绕三腔二囊管 2～3 圈，然后呈螺旋形向上缠绕在脱脂棉上，不得滑动，贴近鼻翼处要与脱脂棉接触，避免直接接触皮肤。

5. 在三腔二囊管压迫初期，持续 12～24 小时放气一次，时间 15～30 分钟，以后每 4～6小时放气一次，牵引重量为 0.5kg 左右。

6. 已出现鼻出血者，去除引起出血的原因，立即予以去甲肾上腺素冷盐水纱块填塞压迫出血部位。必要时请耳鼻喉科会诊。

二、食道黏膜损伤

（一）发生原因

1. 由于病人紧张、恐惧、不合作或操作者技术欠熟练加上三腔二囊管质地较软，导致插入困难。强行插入损伤食道黏膜。

2. 操作者动作粗暴或反复插管损伤食道黏膜。

3. 三腔二囊管置入前未充分润滑，造成食道黏膜损伤。

4. 气囊压迫时间过长、牵引力量过大，导致食道黏膜缺血、糜烂、坏死、出血。

5. 病人因不能耐受三腔二囊管压迫止血所带来的不适或病人不合作，强行拔管。

6. 拔管困难的情况下强行拔管。

（二）临床表现

病人感胸骨后疼痛或不适，止血后管再次出血，胃镜下可见食道黏膜糜烂、出血、坏死等。

（三）预防及处理

1. 同鼻出血预防及处理 1、2、5 条。

2. 改进插入三腔二囊管的方法：① 用传统法插管，当插至咽喉部（14～16cm）时，让病人用吸管连续吸服去甲肾上腺素盐水 25～50ml，在其自然吞咽时迅速将三腔二囊管推进通过咽喉部，继续插至所需长度（55～65cm），证明三腔二囊管在胃内后，再按传统方法固定。② 用剪刀剪去胃管前端盲端及有侧孔部分，按常规法插入胃管，证明胃管在胃内后，将不锈钢导丝涂上液体石蜡，经胃管插入胃内，助手固定导丝，操作者慢慢将胃管顺着导丝退出，至病人鼻腔外露出导丝时，一手立即固定导丝，胃管全部退出，再由助手将三腔二囊管外抹液体石蜡，腔内注液体石蜡 5～10ml 润滑管腔，然后沿着导丝直接往里置入 50～60cm，固定三腔二囊管，将导丝慢慢退出，再按传统方法固定。③ 首先将三腔二囊管及气囊表面涂上液体石蜡，管内亦注入液体石蜡，用沙氏导丝插入三腔二囊管胃腔内，提高三腔二囊管的管身硬度。按传统法插入三腔二囊管，抽出沙氏导丝，然后再固定。④ 如为胃底静脉曲张破裂置管前除去食管囊即单胃囊填塞止血，以减少插管时阻力，其余步骤同传统法。

3. 应用三腔二囊管牵拉器改善牵引力量过大问题，具体应用方法为：插好管后，选好固定三腔二囊管的床尾档横梁上的位置，在该位置垫上皮垫，将三腔二囊管牵拉架的上下夹紧片卡住包有皮垫的横梁，使套管垂直于地面上并朝上，用螺栓将上、下夹紧片固定在横梁上，用三腔二囊管套钩套住三腔二囊管主管后，将套钩移到三管口交界处，将绳通过定滑轮，让牵拉重物悬于地面之上，重物可根据需要而组合成不同重的拉重（如0.3、0.4、0.5、0.6kg），将套杆从套管中拉出需要部分，并用蝶形螺栓固定，使三腔二囊管主管不压迫鼻翼为宜。

4. 对于拔管困难者，要根据引起拔管困难的原因采取相应的措施，切忌强行拔管。

5. 对于气囊压迫时间过长、牵引力量过大引起的食管黏膜损伤，立即放气，放松牵引。

6. 已出现食管黏膜损伤者，予以禁食，应用制酸药物如雷尼替丁等 H_2 受体阻滞剂或质子泵抑制剂。

三、呼吸困难或窒息

（一）发生原因

1. 插管时三腔二囊管未完全通过贲门，使胃囊嵌顿于贲门口或食管下端即予充气，是导致胸闷、气急、呼吸困难的主要原因。

2. 插管后口腔分泌物增多，或呕血被吸入气管，引起呼吸困难或窒息。

3. 由于患者剧烈恶心、呕吐导致胃囊破裂，或胃囊漏气、胃囊充气不足，三腔二囊管由于牵引而从胃内滑出，食道囊压迫咽喉部或气管，出现呼吸困难或窒息。

（二）临床表现

呼吸困难主要表现为：呼吸费力，重症病人出现三凹征，可闻高调吸气性哮鸣音。窒息主要表现为：病人表情紧张、惊恐、大汗淋漓，两手乱动或指喉头，很快发生紫绀、呼吸音减弱，严重者全身抽搐、心跳呼吸停止。

（三）预防及处理

1. 插三腔二囊管前，按照插胃管法量好长度，在管上做好标记，插管时尽量将置管长度超过标记处，将胃囊充气再慢慢往后拉，直到有阻力感为止。

2. 如为插管深度不够出现呼吸困难，立即将气囊放气；如因插管后口腔分泌物过多或呕血导致呼吸困难，立即将病人头侧向一边，清除口腔内血块，刺激咽喉部，使之恶心、呕吐，恢复呼吸道通畅，并予以吸氧。

3. 如为胃囊破裂或漏气导致的食道囊压迫咽喉部或气管引起的窒息，立即剪断导管，放尽囊内气体拔管，解除堵塞。如病情需要，可更管重新插入。如为胃囊充气不足引起的三腔二囊管外滑，致使食道囊压迫咽喉部或气管，应将囊内气体放尽，将管送入胃内，长度超过管身标记处，再重新充气，胃囊内注入空气150～200ml，压力相当于50～60mmHg；食道囊内注气不超过120～150ml，压力相当于40～50mmHg。

四、吸入性肺炎

（一）发生原因

1. 由于三腔二囊管插入困难，插管时误入气管。

2. 由于气囊的堵塞食管，唾液及口腔分泌物不能进入胃，反流至咽喉部而被吸入气管。尤其是昏迷病人更易发生。

3. 三腔二囊管压迫止血无效，大量血液经口鼻呕出，部分被吸入气管。

4. 三腔二囊管留置期间，病人从口腔进食水及食物导致反流误吸。

（二）临床表现

发热、咳嗽、咳痰，听诊肺部有干湿性啰音，胸部X线照片可呈片状或边缘模糊的阴影。

（三）预防及处理

1. 改进插入三腔二囊管的方法，同食管黏膜损伤预防及处理第2条。

2. 置管后，反复告诫病人禁食禁水，并讲解禁食的重要性；有唾液或分泌物时，在病人下颌置一弯盘，嘱病人不要咽下，应咳出或吐出。每4~6小时从胃管内抽吸一次，及时抽出胃内液体，每日用生理盐水棉球擦拭口腔2次。对于昏迷病人，要定期吸尽口腔及咽喉部的分泌物。

3. 大量鲜血从口鼻呕出时，立即将病人取头低侧卧位，协助病人将血液排出，及时清除口鼻腔内血块，保持呼吸道通畅，防止误吸。

4. 操作时，一旦误入气管或有剧烈咳嗽者，立即终止操作，退出后待病人呼吸平稳后重新插入。

5. 已发生吸入性肺炎者，留取合格的痰标本作细菌培养，高热病人做血培养，根据病情选用抗生素，如青霉素、第二代头孢类等，同时给予各种支持疗法，维持水电解质平衡。做好症状护理，如高热病人的护理，以物理降温为主，慎用阿司匹林类、激素类退烧药，鼓励病人深呼吸，进行胸部叩击等物理治疗。

6. 严密观察病情，如病人的生命体征、咳嗽是否有效、血氧饱和度、血气分析变化等，以便及早发现并发症。

五、气囊漏气、破裂

（一）发生原因

1. 气囊漏气与三腔二囊管本身质量和操作不当有关，如弹簧夹使用时间过长，弹性减弱，未能有效封闭管腔；夹管时没有将管子折叠后再夹，易发生漏气。

2. 气囊破裂多发生于病情重、躁动不安、不合作的病人，由于插管时间过长，气囊长时间受胃酸腐蚀，气囊老化，再次充气时容易破裂。

3. 三腔二囊管置入后，注气速度过快，也容易发生气囊破裂。

（二）临床表现

气囊漏气的主要表现为：插管注气4小时后复测气囊压力明显降低，严重者三腔二囊管滑出，有时气囊已滑到鼻孔。病人的出血情况未得到控制，仍有呕血或黑便等。气囊破裂的主要临床表现：病人听到爆破声，测气囊压力为0，重新注气无阻力感，测压仍为0。

（三）预防及处理

1. 插管前，认真仔细检查三腔二囊管的气囊有无破损、粘连、漏气及管腔堵塞。熟练掌握胃气囊、食道气囊达到适宜压力所需的注气量。

2. 三腔二囊管本身漏气，根据漏气速度快慢，采取不同的处理方法，漏气速度快，按气囊破裂处理；漏气速度慢，可用冰水代替空气注入胃囊，因为漏水速度比漏气速度慢，另外，冰水的冷刺激可使胃内血管收缩，起到局部止血作用。

3. 因弹簧夹未夹紧所致的漏气，只需更换弹簧夹，或改用血管钳，重新注气，并将管子折叠后夹管即可。

4. 确定胃囊已破裂，不宜立即拔管，要根据病人的出血控制情况，采取不同的处理方法：① 出血已控制：胃囊内无血性液体抽出，临床上未见再出血现象（血压、脉搏稳定，肠鸣音无亢进）。可按常规方法拔除三腔二囊管。② 出血基本控制或出血量明显减少：胃管内仅抽出少量咖啡色液体。为防止出血加重，可暂时保留三腔二囊管，当作胃管使用，直接从胃管内注入一些止血药，如稀释后的去甲肾上腺素、孟氏液等，待出血控制再拔管。③ 出血未控制：胃管内仍抽出暗红色或咖啡色液体。需立即拔管，更管重插或改用其他抢救方法。

六、食管穿孔

（一）发生原因

1. 病人不合作、医务人员置管操作用力不当或粗暴，三腔二囊管刺破食管，导致食管穿孔。

2. 食管静脉曲张破裂出血的病人因长期门脉高压、肝功能失代偿，造成食管黏膜糜烂，甚至形成浅溃疡，食管黏膜对缺氧、缺血的耐受力明显降低，使用三腔二囊管压迫时间过长、压力过大易造成食管黏膜缺血、坏死、穿孔。

（二）临床表现

置管过程中出现剧烈胸痛伴呼吸困难，置管时未抽出血性液体；置管后发热、咳嗽、咯白色黏痰，继而出现痰中带血、进食饮水呛咳等症状。作X线胸片、食管吞钡检查可确诊。

（三）预防及处理

1. 置管前做好病人心理护理，给予精神安慰与鼓励，消除紧张恐惧情绪，讲清置管的治疗意义和注意事项，使病人主动配合操作，操作时动作应轻柔、敏捷，避免过度刺激。

2. 在三腔二囊管压迫初期，持续12～24小时放气一次，时间15～30分钟，以后每4～6小时放气一次，牵引重量为0.5kg左右。食道囊内充气要严格控制，注气不超过120～150ml，压力相当于40～50mmHg。三腔二囊管放置时间一般以不超过72小时为宜。

3. 发生食管穿孔者时，立即拔除三腔二囊管，送外科手术治疗。

七、心律失常

（一）发生原因

1. 置管时，胃囊嵌顿在贲门或食管下端，通过胃迷走反射而引起心律失常。

2. 胃气囊漏气或充气不足，三腔二囊管向外滑出，进入食管下段挤压心脏。

（二）临床表现

插管后病人感胸骨后不适、胸痛、憋闷、恶心或频繁早搏，严重者出现心跳骤停。

（三）预防及处理

1. 置入三腔二囊管后，由胃管抽到胃内容物后再将管插至65cm处，使气囊完全通过贲门，以免胃囊嵌顿在贲门或食管下端。

2. 放置三腔二囊管后，要在导管上做好标记，以了解导管是否向外滑出，并定期测压了解有无气体外漏。

3. 置管时病人出现胸骨后不适、恶心或频繁早搏等症状时，立即调整三腔二囊管的位置，必要时，放气拔管后重新置管。出现心跳骤停时，立即剪断三腔二囊管放出气体，马上开放气道，使用肾上腺素、阿托品等药物，必要时实施人工呼吸和心脏按压。

八、食管狭窄

（一）发生原因

由于食管静脉曲张破裂大出血时病人精神高度紧张、恐惧，加之呕吐、呃逆，食管常处于逆蠕动或痉挛状态；对三腔二囊管置入深度不够，牵引时力量过大等因素致使胃囊退入食管，留置时间过长等因素造成食管中下段糜烂、溃疡，恢复期形成瘢痕，瘢痕挛缩造成食管狭窄。

（二）临床表现

病人吞咽困难进行性加重。

（三）预防及处理

1. 置管前做好病人心理护理，消除紧张恐惧情绪，讲清置管的治疗意义和注意事项，使病人主动配合操作。

2. 操作者要了解进口及国产三腔二囊管的刻度标记，准确掌握置管深度。

3. 胃囊内压力维持在 50～60mmHg，不能为追求压迫效果而盲目增加气囊内压力。

4. 置管时间不应当超过 72 小时，每 8～12 小时放松气囊一次，放气及拔管前可适当给予液体石蜡口服，防止囊壁与黏膜粘连造成损伤。

5. 有内镜下止血条件的医院在病情稳定情况下，尽早行胃镜检查，注射硬化剂和/或套扎治疗，避免长时间压迫造成黏膜糜烂、溃疡。

6. 出现食管狭窄后，及时行食管碘油、钡餐造影检查，X 线胸片、纵隔 CT 检查排除食管气管瘘及恶性肿瘤。对单纯性食管狭窄可于胃镜下行气囊或探条扩张、激光、支架置入等治疗，一般能治愈。

九、拔管后再出血

（一）发生原因

1. 由于三腔二囊管的压迫，导致食管及胃底黏膜缺血性损伤，造成黏膜糜烂，加上酸性胃液的食管反流，损伤食管黏膜引起拔管后再出血。

2. 血痂附着于气囊外壁，导致黏膜与气囊粘连，拔管时血痂脱落，黏膜损伤，易再发出血。

（二）临床表现

拔管后带出的分泌物夹有新鲜血丝，严重者再发呕血。

（三）预防及处理

1. 置管期间，可每日给病人口服液体石蜡，拔管前 15～30 分钟再次口服液体石蜡

30ml，以充分润滑食道及气囊，减少血痂和气囊外壁的粘连。

2. 留置三腔二囊管时间尽量不要超过72小时，拔管动作轻柔、敏捷，如遇有拔管困难，仔细查找原因，作相应处理，切忌强行拔管。

3. 拔管引起的再出血，根据出血量大小分别作不同的处理，出血量小者，可使用制酸、保护食道黏膜的药物，应用垂体后叶素或生长抑素降低门静脉压力；出血量较大者，可在急诊内镜下行硬化剂注射治疗或静脉套扎治疗。

十、拔管困难

（一）发生原因

1. 三腔二囊管是橡胶制品，易老化，由于反复夹管会使气囊通道内壁粘连，气体流出受阻。另外，潜在的气囊通道内壁毛糙，有小皮瓣存在，充气后形成单向活瓣，导致气体能进不能出的现象，造成气囊无法排空或排空不完全。

2. 管腔被塑料颗粒或胃内食物残渣、血凝块、坏死组织、分泌物形成的栓子所堵塞。

3. 从胃管内注入某些止血药，如孟氏液、复方五倍子液等，很容易形成凝血块样的混合物，也是造成拔管困难的原因。

4. 三腔二囊管留置时，与血液结成凝块，造成气囊与黏膜粘连，导致拔管困难。

5. 由于病人害怕拔管而精神高度紧张，情绪发生强烈反应，导致胃肠运动抑制，食道及膈肌紧张甚至痉挛，造成拔管困难。

6. 拔管操作不当：① 气囊放气的程序不对，先放胃囊，而食道囊气体未放，拔管时使气囊卡在食道内。② 未用注射器抽吸气囊，误认为气囊内的气体已放完。③ 用注射器抽出囊内气体后，未用止血钳夹紧三腔二囊管尾部，使气囊内残留气体，造成气囊回缩不良。

（二）临床表现

抽不出气囊内气体或虽能放气但不能拔出三腔二囊管，拔管时病人感胸骨后或上腹疼痛。

（三）预防及处理

1. 插管前反复检查三腔二囊管的质量：是否通畅，有无破损，是否过期，检查其容量、承受压力、充气后膨胀是否均匀，有无粘连等，分别做好标记。

2. 向气囊注气前先向各腔注入少许液体石蜡，以防管腔有小粘连、阻塞。

3. 置管和拔管前先做好卫生宣教及耐心细致的思想工作，包括置管的目的、方法。操作者要掌握正确的置管方法，反复置管是造成拔管困难的原因之一。拔管时如遇病人精神高度紧张，不得强行拔管，先安慰病人，待其情绪稳定后方可拔管。

4. 如为气囊通道流出受阻，气体能进不能出，考虑为活瓣存在，只要向气囊内注气，直到气囊破裂；如用针筒无法抽出气体，而X线下提示气囊存在，则考虑为气囊通道流出受阻，最常见部位在三叉端（夹管处或牵引绳结扎处），可拿住其近端鼻腔端，剪去三叉端，梗阻解除，气体自然流出，再行拔管。

5. 如为管腔堵塞，气囊内气体不能抽出，造成不能拔管，可经内镜活检针刺破气囊，使气体放出，顺利拔管，此法简单、易行，为首选方法。如上述方法无法奏效，可在透视定位下，行经皮胃穿刺气囊刺破术（9号腰穿针穿刺）。

6. 如气囊与黏膜粘连，不可强行拔管，可每隔15分钟让患者口服液体石蜡30ml，一般2～3次即可，将三腔二囊管稍往里推送，粘连松解后再拔管。

7. 如上述方法均无效时，则考虑开腹手术取管。

附　三腔二囊管置管术操作规程

1. 用物

（1）治疗盘内备：三腔二囊管1～2根、纱布、棉签、50ml注射器、止血钳、治疗碗、血压计、蝶形胶布、剪刀、无菌弯盘、胃肠减压器、液体石蜡油。

（2）滑轮牵引架、沙袋、吊瓶或砝码、线绳。

2. 步骤

（1）向患者做好解释，讲明插管的目的、方法、注意事项，取得其配合。

（2）用棉签蘸水清洁插管鼻腔。

（3）用前先检查气囊是否漏气，管腔是否通畅，并分别标记出三个腔的通道。

（4）先试测气囊的注气量，一般胃囊注气量150～200ml左右，压力为50～60mmHg；食道气囊注气80～120ml左右，压力为40～50mmHg，试好后将胃囊、食道气囊气体抽尽，用止血钳夹紧导管开口处。

（5）在胃管、胃气囊、食管气囊及患者鼻腔处涂以石蜡油，以便滑润。

（6）嘱患者侧卧位，将三腔二囊管的远端从患者鼻腔插入，达咽喉部时，嘱其吞咽唾沫，以利三腔二囊管顺利送入。将三腔二囊管插至65cm处时，能通过胃管腔抽出胃液，即表示管端已达幽门。

（7）用注射器按原预测好的气量，分别向胃囊、食道囊注入空气，注气完毕用止血钳将此管夹住，以免漏气。将三腔管向外牵拉，直至感觉有弹性阻力，表明胃气囊已压于胃底贲门部。用0.5kg重的物品（500ml盐水瓶加水250ml或砝码），通过滑轮装置牵引固定三腔管。

（8）食管气囊可根据患者情况，确定注气，如需注气按原测定食管气囊气量注入空气80～100ml，压迫食管下1/3，然后用止血钳夹住开口处。

（9）最后用注射器吸出全部胃内容物。

3. 注意事项

（1）注射空气时，必须先向胃囊注气，再向食道囊充气，以免向外牵引时滑出。

（2）胃气囊充气要足，以防牵引三腔二囊管时，由于胃气囊充气少，而致胃气囊进入食道，压迫气管，引起窒息。若发生窒息，应立即拔除三腔二囊管。

（3）食管气囊压力不宜过高，防止压迫食管黏膜发生溃疡。

（4）每隔12～24小时放气或缓解牵引一次，以免发生缺血坏死。一般放气30分钟后可再充气，放气前口服液体石蜡20ml。

（5）每4小时测量胃内压力并每2小时抽胃液一次，观察出血量及性质以判断出血程度。

（6）三腔管压迫期限为72小时，如有继续出血，可适当延长压迫时间。

（7）在出血停止24小时后，应在放气状态下再观察24小时，如无再出血时方可拔管。

（8）拔管时，先将食管囊的气放出，再将胃囊的气放出，然后口服20～30ml液体石蜡，随后将管缓慢退出，以防损伤黏膜。

（罗伟香 吴惠平）

参考文献

1 潘国宗，曹世植．现代胃肠病学．北京：科学出版社，1998.

2 曹献廷．局部解剖学．第2版，北京：人民卫生出版社，1989.

3 萧树东．江绍基胃肠病学．上海：上海科学技术出版社，2001.

4 陈灏珠．实用内科学．第10版，北京：人民卫生出版社，1998.

5 谢春燕．三腔二囊管压迫止血法的临床操作及护理．贵州医学，2001，25（6）：570.

6 李银鹏，姜岭梅，师瑞月．三腔二囊管压迫联合套扎对食道静脉曲张出血的治疗价值．现代临床医学生物工程学杂志，2001，7（4）：283～284.

7 罗伟香，朱惠明，吴惠平．两种三腔二囊管置入法的比较及护理配合．现代护理，2002，8（7）：498～499.

8 彭贺新．三腔二囊管插入方法的改良．中华消化杂志，2002，22（10）：623.

9 李昌雨，杨永君，朱秀红．三腔二囊管牵拉器的临床应用．中国误诊学杂志，2002，12（12）：1207.

10 张学义．53例食道胃底静脉曲张破裂出血使用三腔二囊管治疗的体会．中国中西医结合杂志，1997，3（4）：286.

11 张学义．三腔二囊管治疗食管胃底静脉曲张破裂出血的价值．中国农村医学．1997，25（9）：37～38.

12 谈杰．应用三腔二囊管压迫止血失败的教训．镇江医学院学报，1998，8（4）：486.

13 王卫利，李淑琴，刘芳丽．留置三腔二囊管方法的改进．护士进修杂志，2002，17（2）：108.

14 周玲．三腔二囊管压迫止血固定方法的改进．黑龙江护理杂志，1998，4（10）：40～41.

15 陈卫军，闵秀蓉，章冬梅．改良与传统三腔二囊管牵引法的临床比较．护士进修杂志，1999，14（1）：52.

16 李颖．上消化道出血病人应用三腔二囊管的护理．黑龙江护理杂志，1998，4（5）：16～17.

17 徐晓云，张绍青．善得定与三腔二囊管合用垂体后叶素治疗食管静脉破裂出血的比较．临床内科杂志，1998，15（6）：330～331.

18 陈国宝，赵明宗，李萍，等．食管静脉曲张出血三腔二囊管压迫并药物治疗20例临床体会．宁夏医学杂志，1998，20（8）：397.

19 胡季平，许玉莲．改进型三腔二囊管填塞治疗门静脉高压上消化道出血38例报告．中国血吸虫病防治杂志，1999，11（3）：163.

20 蒋宇敏，吴竹林．三腔二囊管压迫止血的护理．安徽医科大学学报，1996，31（4）：315～316.

21 夏文兰，郑松柏．三腔二囊管压迫止血致食道胃坏死穿孔原因分析．护士进修杂志，1993，6（8）：20.

22 包勇，陈拥军．三腔二囊管压迫止血致食管支气管瘘1例．中国危重急救医学，1994，4（3）：195.

23 王加凤．三腔二囊管置入致食管穿孔胸腔瘘1例．中国危重急救医学，2000，12（1）：47.

24 PULANIC R. Drug therapy of hemorrhage in esophageal gastric. Role of Vasoctive Drugs Lijec，2000，122：276～283.

25 张学菊．冷水囊压迫食管胃底静脉曲张破裂大出血23例．实用护理杂志，2003，19（8）：10～11.

26 孙刚，程留芳．三腔二囊管置入不当致食管狭窄1例．解放军医学杂志，2002，27（2）：149.

27 任国珍，裴翠梅．三腔二囊管改良式左侧位置置管37例．实用护理杂志，2000，16（5）：31.

28 张咏梅．三腔二囊管治疗门静脉高压症致上消化道大出血的护理．新消化病杂志，1997，5（9）：608～609.

29 奚翠云，钟业娟．留置三腔二囊管拔管困难 17 例原因分析．广西医学，2002，24（2）：252.

30 陈华．三腔二囊管拔管不能 1 例护理体会．齐鲁护理杂志，1998，4（1）：65.

31 麦海妍，王婉梅．三腔二囊管拔管不能 1 例．广东医学院学报，1999，17（1）：69.

32 郑惠芳，朱玉琦，张云珍．提高三腔二囊管止血效果的护理及对策．浙江临床医学，2002，4（1）：67.

33 杭燕南，金定炼．重症监护治疗手册．第二版．上海：上海科学技术出版社，1997.

34 王世英，王小军．多腔深静脉插管在危重病救治中的临床应用与护理．护士进修杂志，1998，13（7）：51.

35 刘芸，汤兵，任冰，等．颈内静脉留置双腔导管建立血液透析通道 100 例．中华护理杂志，1998，33（4）：199.

36 王彩娣，邹瑞芳．深静脉插管留置针作心包引流．护理学杂志，1997，12（6）：355.

37 张晓荣．深静脉置管术在肝性胸水引流中的应用．护士进修杂志，1997，12（4）：41.

38 马继红，李小平，周素鲜，等．动静脉穿刺置管与猝死．实用护理杂志，1997，13（2）：89.

39 黄少娟．腔静脉置管致皮下断管 1 例．实用护理杂志，1992，8（10）：34.

40 张琳西．中央静脉插管感染的发病机理及预防．国外医学护理学分册，1997，16（1）：25.

41 应明英．实用危重病监测学．北京：人民卫生出版社，1998.

42 叶慧珍，纪玉枝，林丰，等．静脉插管的种类及护理．国外医学护理学分册，1998，16（1）：27.

43 郭风林．静脉高营养导管脱落的原因分析．国外医学护理学分册，1998，17（4）：174.

44 韦瑞兰．深静脉穿刺置管方法的改进．护理学杂志，1996，11（6）：360.

45 叶斌，陈友燕，柴丽影，等．锁骨下静脉穿刺应用解剖学研究．中华护理杂志，1997，32（5）：283.

46 崔娟，乔爱珍．锁骨下静脉插管过深致急性心绞痛综合征 1 例．实用护理杂志，1993，9（10）：34.

47 邹素珍，张国花，周桂娅．经颈内静脉穿刺上腔静脉置管长度的探讨．中华护理杂志，1998，33（6）：341.

48 陈蕤．外周导入中心静脉置管及护理．实用护理杂志，1997，13（8）：409.

49 王丽姿，叶文胜．腋静脉置管的临床应用．中华护理杂志，1999，34（2）：104.

50 Dougherty L. Maintaining vascular access devices：the nurse's role . Support Care Cancer，1998，6（1）：23.

51 施雁．静脉穿刺置管术临床应用及护理．护理学杂志，1997，12（4）：238.

52 周宗芳，刘玉华．深静脉留置管在抢救重症病人中的应用．实用护理杂志，1997，13（12）：640.

53 金伟，周丽君，冯立萍，等．颈内静脉置管术在肿瘤外科的应用及护理．实用护理杂志，1996，12（11）：501.

54 黄文霞，朱明霞．稀释肝素液封管引起过敏 1 例．实用护理杂志，1998，14（5）：261.

第十九章　血液净化技术操作并发症

血液净化是指通过各种方式使机体与外界进行物质交换、物质吸附或物质成分分离，达到清除体内代谢废物或毒物，纠正水、电解质与酸碱失衡的目的。血液净化技术包括血液透析（hemodialysis，HD）、血液透析滤过（hemodiafiltration，HDF）、腹膜透析（peritoneal dialysis，PD）、连续性肾脏替代疗法（continuous renal replacement therapy，CRRT）、血液灌流（hemoperfusion，HP）、血浆置换（plasma exchange，PE）和免疫吸附。血液透析、血液透析滤过和腹膜透析用于替代终末期肾脏疾病的肾脏部分功能，是尿毒症病人的常规疗法，也是血液净化技术中最常用的方式；连续性肾脏替代疗法则应用于重症急性肾功能衰竭、多器官功能障碍综合征等病人的治疗中，其重要作用是纠正病人水电解质紊乱，清除尿毒素和某些细胞因子、炎症介质等；血液灌流是利用吸附剂清除体内有害代谢产物和外源性毒物，多用于中毒病人的救治；血浆置换是非选择性地将含大分子有害物质的血浆从血液中分离并排出体外，再替换性地补充新鲜血浆或白蛋白，从而快速清除血液中的致病物质，用于重症肝炎、系统性红斑狼疮等患者的治疗；免疫吸附是从全血或血浆中特异性地吸附某种有害物质，应用于家族性高胆固醇血症、系统性红斑狼疮、类风湿性关节炎等患者的治疗，还应用于抗移植排斥反应。

血液透析技术在发展过程中，衍生出血液透析滤过、连续性肾脏替代疗法、血液灌流、血浆置换和免疫吸附等各种血液净化技术。这些血液净化技术必须通过建立体外血液循环来完成。血液透析和血液透析滤过是通过机体与机体亲和性较好的高分子材料制成的半透膜与外界进行物质交换。而腹膜透析则无需建立体外血液循环，它是通过机体自身腹膜作为半透膜与外界进行物质交换。由于血液净化技术是通过机体与外界的直接接触而达到目的，因此，在实施血液净化技术中，并发症甚至技术意外时有发生。近年来，血液净化技术日益成熟，以及血液净化装置的自动化程度和安全性能的不断提高，一些危及生命的并发症和技术意外的发生率已明显下降。但由于患者自身个体差异、所采用的治疗方案、材料以及操作者的整体素质和技术水平等因素，仍有部分医学并发症及技术意外发生，如低血压、心律失常、感染、血液空气栓塞等。因此，为确保患者在血液净化过程的安全，从事血液净化技术的相关人员应熟练掌握各种并发症的发生原因、预防措施及其处理方法，减少并发症的发生率，最大限度地避免和减轻并发症和技术意外对患者造成的伤害。本章将着重讨论血液净化过程中，与医疗护理操作有密切相关的并发症，而各种慢性的、不可避免的医学并发症不在此讨论范围。为论述方便，将腹膜透析与其他需进行体外血液循环的血液净化方式分别论述，并以血液透析技术为代表，对血液透析及其所衍生的其他血液净化技术，在治疗和操作过程中可能发生的并发症的发生原因、预防措施及其处理方法进行讨论。

第一节　血液透析常见技术并发症

血液透析是各种肾脏替代疗法中发展最早、应用最普遍的一种血液净化技术，是急性和慢性肾功能衰竭的常规治疗方法。由血液透析技术衍生出各种血液净化技术，如血液透析滤过、以连续性静脉－静脉血液滤过（CVVH）为代表的连续性肾脏替代疗法、血液灌流和血浆置换等。这些血液净化技术是通过血液透析机或多功能血液净化机来实施的：由血泵经血管通路从体内引出血液，流经透析器（血液灌流器或血浆分离器），进行物质交换、物质吸附/成分分离后，再回输体内，建立周而复始的体外血液循环。在功能组成上，它们包括安全监测系统、液体平衡系统和超滤控制系统，血液透析机同时还具有透析液稀释配制系统。在一些基层医院，因条件所限，仅靠一台不具任何监控功能的血泵行血液灌流、CVVH 等血液净化技术，这更增加了并发症和技术意外的发生率。在本节中，以血液透析为代表，重点讨论与体外血液循环和透析液有关的各种并发症或技术意外的发生原因、临床表现和预防处理措施。

一、热源反应

（一）发生原因

最常见为内毒素热源反应。

1. 复用透析管路特别是透析器时，冲洗不彻底，清洗剂效价低或泡浸时间不够。

2. 复用透析管路时，配制消毒液用水为非反渗水，消毒剂效价低或消毒液灌注不足。

3. 消毒时间超过有效期，消毒液效价已降低。

4. 新透析器透析膜完整性不良或复用高通透性透析器，内毒素及其降解产物从透析液侧弥散入血液。

5. 透析液原液或透析用反渗水被污染，细菌数和内毒素严重超标。

（二）临床表现

透析开始一小时左右，病人出现寒战，高热，血压升高，头痛和全身不适。反应严重时可出现心力衰竭，继而血压下降等严重症状。体温高热持续数小时后可逐渐恢复正常。

（三）预防及处理

1. 复用血液管路过程应严格按照操作规程进行，确保消毒液的有效浓度和血液管路的充分灌满。

2. 消毒后的透析器和管道应放置于清洁、阴凉、封闭的环境中，有条件者最好放冰柜保存。透析器消毒 24 小时后方可使用，福尔马林有效消毒期为二周，过氧乙酸消毒不超过一周。

3. 定期消毒和监测水处理系统，使反渗水符合美国先进医疗设备协会（AMMA）推荐的透析用水标准，细菌数 <50CfU/ml，内毒素 <2Eu/ml。

4. 患者开始发生热源反应时，应立即提高机器温度至 38.5℃，减慢血液流速，给予患者保温。出现高热时，应注意降温。

5. 症状轻者无需用药可自行缓解。反应强烈者可静脉推注地塞米松 5mg，必要时肌注抗组胺药物，给予吸氧。出现严重心衰时，应用强心剂及加强超滤。

二、空气栓塞

（一）发生原因

当透析机的空气安全监视装置失灵或被强行关闭时，发生下列情况时，空气进入体外血液循环，继而引起血液空气栓塞。

1. 透析管路预充不充分，空气未完全排除即连接患者血管通路。

2. 安装透析管路时，静脉空气捕集器（静脉壶）被倒置或液面过低，空气进入静脉回路。

3. 血泵前补液输完后未及时夹闭管道。

4. 血泵前管道破损，或泵前肝素注射器连接处松脱。

5. 供血侧穿刺针与动脉管道连接处松脱，或穿刺针固定不稳妥、受外力牵拉，从穿刺部位脱落。

6. 当透析机除气泵失灵和透析液温度过低时，透析液在加温过程中产生大量气体，通过透析膜弥散至血液。

7. 透析结束时，回血操作错误，未及时关闭血泵和夹紧静脉回路。

（二）临床表现

少量空气呈微小泡沫缓慢进入血液时，可无明显症状，或有少许干咳。若气泡较大，进入血液速度较快时，患者可立刻出现症状：突然胸痛、胸闷、呼吸困难、剧烈咳嗽，紫绀、烦躁不安，严重时神志不清。进入血液的空气达数十毫升时足以致死，体质较弱或心肺功能低下时，10～15ml 空气亦可导致死亡。

（三）预防及处理

1. 进行血液透析前，检查并确保血液管路充分预充已彻底排气，安装稳妥，无破损，各连接处牢固。气泡捕集器液面不低于3/4。

2. 透析开始后，确认透析机空气监视安全装置处于工作状态。

3. 在血泵前输液时，应严密观察。特别是快速输液，应有专人看管。

4. 透析结束回血时，应严格遵守操作规程，集中精神操作，当空气到达规定位置时，关闭血泵，改为手动回血。

5. 空气不慎进入血液循环管路时，应及时排气。当空气已进入静脉气泡捕集器（静脉壶）之下时，应暂时关闭血泵，将静脉回路与穿刺针分离，连接到泵前输液侧管上，重新启动血泵，使静脉回路管中混有空气的血液，重新进入体外循环的动脉气泡捕集器（动脉壶），此时，可从排气管中将空气排除。

6. 一旦发生空气栓塞，应立刻夹紧静脉回路，关闭血泵，阻断空气继续进入血液。患者立即采取左侧卧位，并且使头胸部处于低位，使空气聚集于右心室顶端，随着心脏搏动，空气不断被震荡成泡沫并分批进入肺部，通过肺泡弥散出体外。

7. 给予高流量面罩吸氧。有条件者作高压氧舱治疗。

8. 必要时做右心室穿刺抽气。

9. 有脑水肿或昏迷患者，给予地塞米松 5mg，注入肝素及低分子右旋糖酐，改善微循环。

三、溶血

血液透析发生溶血是少见而严重的并发症，绝大多数发生原因是与透析液有关。

（一）发生原因

1. 透析液浓度异常。透析机设有浓度监视装置，在正常情况下，当透析液浓度超出设定的安全范围时，机器发出警示，同时透析液旁路开关自动打开，透析液停止通过透析器。但是，在机器浓度计失灵或浓度警戒范围被人为设置过大时，异常浓度的透析液就会通过透析器进入血液，使血浆渗透压发生改变，引起红细胞肿胀或脱水，继而发生红细胞破裂引起溶血。

2. 水处理系统故障。透析用水中氧化剂和还原剂含量较高，如铜、氯、氯胺及硝酸盐等，可引起红细胞脆性增加，导致溶血。

3. 消毒剂残留。水处理系统或透析机消毒后未进行彻底清洗，复用透析管路预充时，消毒液没有彻底排尽，致使消毒液在透析过程中进入血液，引起溶血。

4. 透析液温度异常升高。多为透析机加热器及温度监控系统出现异常。如某些透析机的漏血监视器和加热监控器设计在同一 CPU 上，往往在不得已关闭漏血监视器的同时，后者亦停止监控，加热器持续加热，导致透析液温度异常升高。透析液温度在 47 ~ 51℃之间，溶血可在数小时至 48 小时内发生，超过 51℃患者可立刻溶血。

5. 血红细胞机械损伤。可见于血泵轴轮对透析管压迫过紧及管壁粗糙，造成红细胞破损。

6. 异型输血。

（二）临床表现

1. 急性溶血时，患者接受回血的静脉突然疼痛，静脉回路管中血液呈淡红色或葡萄酒色。

2. 胸闷、呼吸困难、烦躁不安，伴有心律失常等高血钾症状。

3. 腰背部疼痛，或腹肌痉挛。

4. 红细胞比容明显下降。血液滤过时滤出液肉眼可见呈淡红色。

5. 由透析用水中氯胺引起的溶血，少量而缓慢，症状不明显，可有大批透析患者血色素同时下降的现象。

（三）预防及处理

1. 水处理系统和透析机应由技师定期检修，确保安全运转。常规监测水质。

2. 透析液原液应妥善保管，实行中心供液的透析中心，在集中倾倒透析液时应有第二人在场查对。

3. 开始透析前必须确保水处理系统和透析机已完成【前冲洗】程序，血液管路已充分预充和循环。

4. 连接患者血管通路前，应确认机器透析液浓度和温度在正常范围内。当患者感觉接受静脉回路的血管及周围组织发热时，应立即警觉是否透析液温度过高，及时打开透析液旁路【by pass】开关，检查并排除机器故障后方可继续透析。

5. 发生溶血时，立即阻断血液回路，丢弃外循环中血液。

6. 吸入高浓度氧气，输新鲜血液。

7. 查找并纠正溶血原因，作相应处理后尽快重新开始透析治疗，这对解除高钾血症非常重要。

四、硬水综合征

水中含有较高的钙离子和镁离子称为硬水。透析患者接受硬水透析后出现高 Ca^{2+} 和高 Mg^{2+} 血症并由此引起一系列症状称硬水综合征。日常用自来水硬度为100dh，必须经初步过滤－软化－吸附－反渗透等一系列处理，方可作为透析用水。水的软化是水处理其中一个步骤。通常采用钠型的阳离子交换树脂，即将钠离子与水中的阳离子交换：吸附钙和镁离子，释放钠离子。经软化处理后的水 <10dh，称软水。当树脂吸附饱和后，需用饱和盐水中的钠离子将钙、镁离子重新置换出来排出树脂罐，恢复软化功能，称为再生。再生程序可自动进行，多设定每周一次在夜间的非透析时间执行。

（一）发生原因

1. 软化水装置故障，继而引起反渗膜破损，硬水直接进入透析用水系统。
2. 树脂罐的树脂膜破损。
3. 自动再生装置失灵，树脂膜吸附饱和后未及时再生。
4. 用于置换用的饱和盐水罐未及时补充盐或盐颗粒未完全溶解。

（二）临床表现

恶心、呕吐、头痛、血压升高，全身皮肤温热、发红，兴奋甚至昏迷。

（三）预防及处理

1. 经常检查软水装置的工作性能，及时了解自动再生程序是否如常进行，定期检测水质。
2. 发生硬水综合征时，立即中断透析，对症处理。

五、透析液配制错误

透析液是透析治疗的关键部分之一，透析液配制错误往往可引起严重后果。透析液配制包括原液配制和稀释液配制。透析液原液包括酸性透析液（A液）和碱性透析液（B液），其基本成分与人体内间液成分相似，主要有阳离子 K^+、Na^+、Ca^{2+} 和 Mg^{2+}，阴离子 Cl^- 和碱基。大多数慢性肾衰竭病人透析前血钾浓度在5～6mmol/L或以上，因此透析液需含低浓度钾，一般2～4mmol/L。血液透析时通过血液与透析液进行物质交换，最终达到电解质和酸碱平衡。目前，由于我国药品规范化管理要求，透析液原液特别是A液已从透析中心自行配制发展到商品化，大大地减少此环节配制错误的风险。因此，透析液的配制错误多发生在透析液的稀释和应用过程中。透析液的稀释由透析机自动配制，并由内置浓度计监控及反馈调节比例泵运转。一般稀释比例为：A∶B∶水＝1∶1.26∶32.74。在透析机的浓度监控系统故障或安全报警范围设置过大时，可导致透析液浓度监控失效。

（一）发生原因

1. 透析机比例泵故障及浓度监视器故障或关闭；或透析液浓度安全报警范围人为设置错误。曾经发生浓度监视器被关闭的情况下，在进行碳酸盐透析时，A原液（酸性透析液）恰巧忘记打开供液开关，透析机在【准备】程序中仅吸入了B原液（碱性透析液），透析机竟允许稀释液通过透析器，并显示可进入【透析】程序，导致pH高于正常的透析液通过透析器进入患者血液，幸亏处理及时、妥当，而未造成患者严重伤害。

2. B 液配制时间过长，或长时间暴露在空气中，而发生分解。

3. 采用透析液中心供给时，进行人工集合 A、B 原液操作时发生错误。

4. 透析机 A、B 吸液管与浓缩透析液 A 液和 B 液的连接发生混淆。

5. 水处理系统或透析机消毒后未进行彻底清洗，即进入透析程序。透析液原液严重污染或被恶意投毒。曾有报道香港某医院，由于反渗透机在夜间执行自动消毒程序过程中，运行至消毒步骤后未及冲洗即出现故障，工程维修人员在第二天抢修后未加留意即进入反渗水生产程序并供透析用，此时，含有高浓度福尔马林的反渗水进入透析液稀释系统，结果酿成同批次透析病人中，数人当即死亡的惨剧。

（二）临床表现

1. 透析液总浓度过高或过低。主要表现：①高钠血症：头痛、高血压、烦躁、口干、定向力差、昏迷、呼吸困难。②低钠血症：血压下降、恶心、呕吐、肌肉抽搐、头痛、意识障碍，出现溶血症状，甚至死亡。

2. 在总浓度正常的情况下，A 液和 B 液比例失调。①A 液浓度高而 B 液浓度低时，患者血清钠略低，但无明显不适。②A 液浓度低而 B 液浓度高时，突出表现为低钾血症伴有高钠血症。患者自觉难于名状的全身不适，血压可正常或略低，头痛、表情淡漠，严重者心律失常、血压下降、意识丧失。

3. 当机器仅吸入 A 液时，患者短时间内无明显不适，透析 2 小时后可出现低钠血症和醋酸盐不耐受现象。当仅有 B 液成分的稀释透析液进入透析器时，血细胞在较高的 pH 环境中受到破坏，透析器及静脉回路管的血液，外观呈深暗红色，与动脉导管的鲜红色血液形成鲜明对比。患者接受静脉回路的血管突然剧烈刺痛，胃肠道强烈痉挛，伴有便意，表情极度痛苦。

（三）预防及处理

1. 定期检测机器，抽取稀释透析液样本作生化检查。

2. 透析液原液应妥善保管，中心供液室或水处理室应尽量减少无关人员进入。

3. 连接病人血管通路前，应确认透析液浓度正常，并检查浓度警戒设置在安全有效范围内。

4. 一旦出现浓度异常，应立即打开透析液旁路开关，停止血泵转动，查明原因。必要时丢弃透析器及静脉回路的血液。

5. 对于低钠血症者，给予 2.5% NaCl；高钠血症者泵前快速输入 5% G. S；低血钾症状明显者可酌情补钾。

6. 检查和排除浓度异常的原因，必要时更换透析机器或透析液原液继续透析。

六、透析器破膜

透析器破膜是指透析膜破损，血室中的血液向透析液室漏出。现代透析机均设有漏血报警装置，是利用红外线探测透析液流出道的清澈度来进行判断。漏血报警有时可出现误报警现象，这是因为当透析液中混有大量空气或沉淀物进入探测处时，其清澈度发生改变所致。因此，当漏血报警时应加于仔细观察以确定透析器是否破膜。

（一）发生原因

1. 净化剂或消毒剂对膜的腐蚀。氢氧化钠和含氯剂，对透析膜的腐蚀作用最强，浓度过高和泡浸时间过长，均可导致透析器破膜。如次氯酸钠浓度超过0.1%，浸泡时间超过12小时，可引起透析器破膜。另外，不同的透析膜对氯有不同的耐受性，聚砜膜最好，而纤维素膜则耐受性较差。

2. 机械损伤　如复用时冲洗水压过大；透析器在静脉回路被阻断后，遭受血泵的持续驱动压力达500mmHg以上；超滤量设置过大，跨膜压超过500mmHg；透析器从高处掉落等等。

3. 透析器反复多次使用，或消毒后待用时间过长。

4. 透析器制造工艺不过关　常见空心纤维两端与透析器顶盖粘合固定不良，引起血室和透析液室相互交通。

（二）临床表现

1. 处于工作状态中的漏血探测器发出报警。

2. 透析器的透析液流出口，可见有血性或混浊透析液流出。但如果只有极少数纤维膜断裂破损时，肉眼不易观察到。此时可打开旁路开关，暂停透析液流经透析器，使透析器上的出液口对准光源，打开旁路开关，如有破膜，积聚一定量的血液会随透析液逸出，可见到一丝丝絮状物漂动。

3. 破膜较小时，由于血流正压，透析液污染血液的机会不大，患者无自觉不适；破膜较大时，患者可出现畏寒发热，数小时后出现血液感染症状。

4. 行无漏血监视装置的血液滤过时，透析器破膜可见淡红色滤出液，滤出液实验室检查可见红细胞。

（三）预防及处理

1. 准确掌握净化剂的浓度和浸泡时间。常用净化剂有次氯酸钠和过氧化氢。由于次氯酸钠易氧化和挥发，实际浓度往往低于标示值，因此，人们多不作消毒剂用。作为净化剂的次氯酸钠，浓度一般为0.2%～0.3%，浸泡2小时，如浸泡时间超过12小时，浓度则须减至0.1%。

2. 冲洗透析器的水压不宜过大，一般不超过13mmHg/m^2。

3. 启动血泵前，应确认静脉回路通畅无夹闭。

4. 建议透析器使用次数不超过6次，使用或待用时间累计不超过一个月。

5. 发现破膜时，应立即更换新的透析器：由一人预充新透析器，另一人马上打开旁路开关，先分离透析液管，再关闭血泵，用止血钳夹紧靠近透析器的动脉管道，并与透析器分离，举高透析器，利用压力落差作用使血液缓慢流入静脉管道，排空并分离透析器与静脉管道，将预充好的新透析器两端分别连接动、静脉血液管路端，连接透析液管；关闭透析液旁路开关，打开排液开关，重新进入【透析】程序。

6. 必要时全身用抗生素。

七、动静脉管道渗漏

（一）发生原因

1. 在清洗过程中损坏，特别是在管道血凝块堵塞严重、天气寒冷管道柔韧度下降时，用力敲打所致。

2. 血泵的滚动轴轮对管道泵段的机械磨损。

3. 锐物刺破管道或使用止血钳时损伤管道。

（二）临床表现

动静脉管道破损，血液从破损处渗出。

（三）预防及处理

1. 注意经常检查管道完好性，清洗管道时不可用力敲打，复用次数不要过多。

2. 如破损处在非泵段且破损不大，此时关闭血泵，常规消毒破损处，用防水胶布贴紧并缠绕，开动血泵时血液不渗出，可直至该次透析结束后丢弃。

3. 更换新管道方法：破损处如在动脉管道可用空气回血法使血液回输，至空气接近透析器时，关闭血泵，将预充好的动脉管道替换旧管即可继续透析。静脉管道发生破损时，可将预充好的静脉管道替换旧管，注意排气方可连接患者血管；然后，把充满血液的旧管连接在泵前输液侧管上，阻断供血直至旧管血液完全泵入循环血路中。

八、体外循环管路凝血

凡行体外血液循环的血液净化治疗中，除有严重出血倾向者外，都必须使用抗凝剂预防体外循环管路凝血。肝素及低分子量肝素的全身肝素化抗凝，是目前最常用的抗凝方法。在长期的血液净化治疗观察表明，已不能单纯以公斤体重来计算肝素用量。患者不同的身体状况，用于抗凝的肝素量有较大的差别。应考虑患者的凝血功能、血液黏滞度、该次超滤量以及患者是否吸烟等因素。肝素用法：血液透析前，常规在静脉推注首剂肝素 20～30mg（为方便计算 12500IU 肝素按 100mg 计），然后，用肝素泵持续注入或每 30～60min 人工推注一次，每小时追加肝素 5～10mg，透析结束前 30～60min 停止追加肝素。高血液黏滞度和贫血患者，肝素用量应酌情加减。血液灌流者，由于吸附剂（活性炭颗粒）表面粗糙和血流量较慢，如无出血倾向，首剂肝素可达 30～50mg，每 30min 追加 5mg。低分子量肝素是一种比较理想的血透抗凝剂，但价格昂贵，多用于行 CRRT 治疗患者和有中、小程度出血倾向的透析患者。其用法是在血透的体外循环形成后，在静脉回路注入 2500～5000IU，6～8 小时内无需追加剂量。

（一）发生原因

1. 抗凝剂用量不足或无抗凝剂透析。

2. 患者血液黏稠。

3. 血流缓慢或血流量不足。

4. 体外血液循环特别是在透析器中，混有空气。

5. 血液管路内壁粗糙。

（二）临床表现

血液体外循环最容易发生凝血的地方是透析器（灌流器）、动脉壶、静脉壶和接受静脉回路的穿刺针头或血管通路。正确判断凝血部位，并迅速处理，可避免体外循环完全堵塞现象发生。

1. 动脉气泡捕集器凝血。动脉管道压力升高，可达 250～300mmHg（正常约 100mmHg），动脉壶可见暗红色血凝块。静脉管道压力不高或略低。

2. 透析器凝血　动脉管道压力升高，静脉管道压力下降。透析器外观呈黑色带，透析器动脉端盖可见暗红色血凝块。

3. 静脉气泡捕集器凝血。静脉管道压力异常升高至250mmHg（正常约50mmHg）以上，动脉管道压力升高，静脉壶可见暗红色血凝块。此时，动脉管道及透析器因血流不畅通而继发凝血；很快地，静脉壶的血凝块延伸至静脉回路侧穿刺针头，致使循环管路全部堵塞，血液不能回纳。

4. 接受静脉回路的血管通路或穿刺针头凝血。动、静脉管道压力均升高。可迅速导致整个循环管路全部堵塞。如此时未及时处理，在血泵的继续驱动下，可导致血液管路各连接处松脱、崩裂。

（三）预防及处理

1. 合理使用肝素。对于体重大、血液黏滞度高、有吸烟习惯的患者，肝素用量应适当增加。另外，行血液灌流的患者也应加大肝素用量。

2. 血液管路预充时，应以内含15mg肝素的生理盐水500ml进行循环，并彻底排净透析器中的空气。

3. 患者如无禁忌证应使血流量达到200 ml/min以上。血流量不足时，应及时调整针头角度，必要时重新穿刺供血侧血管。

4. 正确设置动静脉管道压力报警上下限。动脉管道压力上下限一般分别设置为200mmHg和60mmHg，静脉管道压力上下限分别设置为160mmHg和20mmHg。对于没有压力监视装置系统的血液灌流和其他血液净化技术，应随时查看动静脉壶内有无血块以及血凝块的进展情况，必要时做凝血试验。

5. 动、静脉壶的血液面如泛起泡沫，易形成血凝块，应以止血钳轻轻敲打，消除泡沫。

6. 行CRRT时，应尽可能采用前稀释法输入置换液。

7. 为避免堵塞透析膜孔，血液透析和血液滤过时禁止输入脂肪乳；输血时应尽量避免在透析器前的管路输入。

8. 血液管路发生凝血现象之初，应立即采取补救措施，如追加肝素，加快血流量，用生理盐水泵前输入冲洗管路等。当动脉或静脉管道压力明显升高时，应迅速判断凝血部位，并更换凝血处管道或透析器。必要时，采用回血方法使血液回纳血管，更换血液管路后继续进行。

9. 行无抗凝剂的体外血液循环净化时，应注意如下事项：①尽可能使用全新透析器和管道，选用聚丙烯腈膜（PAN）透析器。②预充时，用含肝素的盐水泡浸并循环30min以上，上机前再用500ml生理盐水排去含有肝素盐水的预充液。③在患者病情允许的情况下，血流量应调至250～300ml/min。④每30min从泵前输液侧管以100ml/min左右的流速冲入生理盐水，同时，用手轻捏管道和轻拍透析器，以冲刷和驱散聚集的血细胞。观察和记录血凝块所处位置和大小。⑤冲洗时，应阻断供血侧血流直至透析器血液变成淡红色。一次约需生理盐水200ml左右。记录生理盐水冲入量，并计入液体超滤部分。

10. 透析结束时，发现透析器有明显凝血应丢弃。勉强复用，会导致下次血透时透析器严重堵塞。

九、血液外循环意外失血

意外失血在血液透析中不少见，多因护士操作失误所致。失血的多少决定后果的严重程度。预防的关键在于加强工作责任心。

（一）**发生原因**

1. 循环管路因血流受阻，致使管路各连接处崩裂分离，血液从循环管路流失。在血泵正常运转的情况下，静脉回路管严重扭曲、钳夹、凝血快堵塞等，致使循环管路压力异常增高，未经钳夹的动静脉排气管盖子被冲开，或动脉管与透析器连接处分离。

2. 血液管路（特别是静脉回路侧）与穿刺针或留置导管连接处松脱。

3. 动脉或静脉穿刺针脱落，导致动脉穿刺口流血或静脉回路血液被泵出体外。常见于穿刺针胶布固定不牢靠或因出汗后胶布受潮而失去黏性；神志不清、烦躁不安或发生寒战的患者未固定穿刺侧肢体，使穿刺针受牵拉脱出；动、静脉导管固定不妥当，间接牵拉使穿刺针脱出至体外。

4. 机器漏血监视器失灵或关闭，透析器破膜而未被及时发现。

5. 排放预充液时，精神不集中，致使血液大量排放至体外。

6. 各种原因引起的外循环严重凝血，致使血液不能回输。整套外循环血量在 180 ~ 300ml 左右。

（二）**临床表现**

1. 管道压力过低报警。当血液管路各连接处松脱后，动、静脉压力下降，尤其以静脉管道压力下降更明显。

2. 空气监视器报警。如动脉导管与穿刺针连接处松脱或穿刺针脱落，空气随之泵入循环管路中。

3. 失血量不多者，无明显症状或面色苍白；失血多者可出现血压下降，严重时出现失血性休克。

（三）**预防及处理**

1. 血液管路各部件连接必须紧密，穿刺针和管道应稳妥固定。

2. 加强巡视病人，监测和记录管道压力读数。

3. 排放预充液时必须集中精神，及时连接静脉回路。

4. 发生血液管路各连接处松脱、分离时，立即关闭血泵，针对发生原因，做出相应处理，尽快使体外循环血液回输入静脉。

5. 失血量多者，予平卧、吸氧；静脉快速输入等渗溶液；配血，并尽快输入新鲜血液。

附一　血液透析操作规程

一、透析前准备

（一）**机器准备**

1. 确认血液透析机已完成前冲洗程序。

2. 打开操作开关，正确连接透析液。

3. 机器进行自检和自动配制透析液。

（二）血液管路预充

血液管路包括动脉管路、透析器和静脉管路。

1. 将透析血液管路安装在预充装置上，透析器静脉端朝上，将反渗水快速接头与透析液室动脉端连接，打开反渗水开关冲洗透析器的透析液室。

2. 用无菌生理盐水2000ml（全新血液管路可酌减），以落差原理依次流经血液管路的动脉导管、透析器血室和静脉导管，同时逐条排放动脉导管中的输液侧管、肝素小管、动脉和静脉气泡收集器上的排气管和测压管，以彻底冲洗血液管路内化学消毒液。

3. 以内含15mg肝素的生理盐水500ml充满血液管路，并将静脉导管与肝素盐水瓶连接形成密闭回路，待上机循环。

4. 将准备好的血液管路正确地安装在透析机上，将机上透析液进出管连接在透析器液室两端口上，并使透析液流向与血流方向相反，开启血泵循环5~10min（采用福尔马林消毒的血液管路需30min）。

（三）穿刺血管用物准备

活动治疗车一辆，上置5%碘酊（或2%碘酊、75%酒精）、无菌纱布、棉签、一次性无菌治疗巾、血透专用14~16号穿刺针、止血带、胶布和清洁手套；无菌治疗盘内放20ml肝素盐水注射器；下层放一污物桶。

（四）病人准备

1. 协助病人换鞋、更衣，称体重并记录。

2. 嘱病人躺下，穿刺肢体侧靠近机器。

3. 建立和使用血管通路：

（1）动－静脉内瘘血管的穿刺　在穿刺侧肢体下铺无菌治疗巾，用5%碘酊以穿刺点为中心自内至外螺旋形消毒穿刺区域皮肤3次，消毒范围直径不得少于5cm，然后以穿刺点作一纵轴线，再消毒靠近穿刺点上方纵轴线，范围直径大于5cm。内瘘血管行钮扣式穿刺时，用一次性无菌针头挑去穿刺点痂皮后须再次消毒。用肝素盐水对内瘘穿刺针进行排气，分别穿刺静脉回路侧血管和供血侧血管，并用胶布稳妥固定穿刺针的针翼，穿刺口以无菌纱布或止血贴覆盖。按医嘱在静脉回路侧推注首剂肝素。

（2）单针双腔留置管的使用　在双腔留置管下铺无菌治疗巾，打开肝素帽，用注射器抽出封管液及可能形成的血凝块（每侧约3ml左右），常规消毒管口并以无菌纱布托垫，在静脉回路侧推注首剂肝素，即可上机透析。

二、上机透析

1. 再次查对血液管路上的姓名与病人是否相符。

2. 按医嘱设定超滤目标和超滤速率。

3. 将肝素注射器与肝素管连接并安装在肝素泵上，设定注射速率。

4. 用止血钳夹闭输液侧管及动、静脉排气管。

5. 关闭血泵，排空动、静脉测压管液体，并使壶内液面下降2~3cm，将测压管通过保护套分别与机器相应压力传感器连接。

6. 将动脉管路连接在供血侧穿刺针或留置导管上，松开夹子，启动血泵以 100 ~ 120ml/min 速度缓慢引流血液（排放预充液），待血液流至静脉管路末端时，关闭血泵，将静脉管路与回路侧穿刺针或留置导管相连。低血压患者不引流预充血液时，以 500ml 生理盐水排去原预充液后再连接病人。

7. 稳妥固定血液管路，确保循环管路各夹子处于开放状态，开启血泵。根据患者情况设定血流量在 180 ~ 250ml/min 范围。

8. 按【透析】开关，透析正式开始。设置机器各监视系统的安全报警范围，并确认其处于工作状态；再次检查管路各连接处是否正确、紧密，管路是否通畅、固定，机器各参数是否正常，并询问病人有无不适等。

三、透析过程的监测

1. 观察机器运转情况并记录有关参数：如透析液浓度、温度、血流量、动脉压、静脉压、跨膜压、目标超滤量、超滤速率、肝素泵注射速率等。

2. 观察体外血液循环情况：血流量是否充足，血液颜色有无变暗、分层，动、静脉压力有否异常，循环管路有无渗漏、扭曲及过度牵拉等。

3. 观察病人情况：常规每小时测量生命体征一次并记录，有不适时或危重患者应随时测量血压并记录。注意观察病人的神志，询问病人是否有头晕、眼花、头痛、腰部酸痛、出汗、发热、发冷、肌肉抽搐等不适，并注意病人说话的声音有无沙哑，注意观察穿刺部位有无肿胀及渗血，以及身体其他部位有无出血情况。发现异常及时处理。

四、透析结束

1. 按【回血】键，关闭血泵，将动脉管路与穿刺针或留置导管分离，连接生理盐水，开启血泵，调泵速至 100 ~ 120ml/min，用手拍打透析器，使循环管路血液完全回输。输入生理盐水约 150ml 后，改用空气回血，当空气行至空气监视器时，血泵自动停转，静脉回路自动夹紧，此时，可拉出被夹管路并用手缓慢转动血泵，使血液完全回输。回血过程应集中精神操作，以止血钳随时准备夹紧管路。

2. 以止血贴覆盖穿刺口，准备纱布卷，在拔出穿刺针的同时压在穿刺口上，再用胶布适当加压固定，防止出血。动脉直接穿刺者，外加弹力松紧带或绷带加压。单针双腔留置导管在结束透析后，须用 20ml 生理盐水分别推注动、静脉两腔，驱净腔内血迹，然后用等于或略少于管腔容量的肝素原液或肝素盐水，分别注入两管腔内，消毒管口，盖好肝素帽；以无菌技术更换插管处敷料；最后用无菌纱布包裹肝素帽，并用胶布使导管顺势固定在皮肤上。

3. 按【旁路】键，卸下透析器，连同动、静脉管路一起送复用室处理。

4. 记录超滤量及透析后体重，评估透析效果。

五、消毒与保养

1. 分离 A、B 液吸管并插回机器原位。

2. 将消毒液吸管插入机器消毒液中，按【冲洗】或【消毒】键，选定某一消毒程序，机器进入并自动完成消毒程序。

3. 用经含氯消毒剂泡浸的毛巾拭擦机器表面，保持机器清洁、干净无血迹。
4. 登记机器使用情况。
5. 机器内部定期检修。

附二　常见机器报警原因及处理

血液透析机的安全监视装置包括透析液监视系统和体外血液循环监视系统，而具有HDF功能的透析机和CRRT多功能机还具有置换液和超滤液监视系统。机器在发出警报的同时，也在液晶显示器中提示警报内容，操作者应看清其所提示内容，消除警报音后及时作出相应处理，然后再按【start/reset】键，继续进行治疗。

（一）透析液监视系统

报警内容【High dialysate concentration 透析液浓度过高】

原因　（1）透析液原液浓度配制不准确或溶解不完全；
（2）机器透析液比例泵故障或浓度计异常。

处理　立即更换透析液原液；如属机器故障应及时通知工程维修人员处理。

报警内容【Low dialysate concentration 透析液浓度过低】

原因　（1）A、B透析液管连接错误，或吸液管与供液管连接发生松脱；
（2）透析液原液用完或吸液管悬空而吸入空气；
（3）透析原液浓度异常；
（4）机器透析液比例泵故障或浓度计异常。

处理　纠正连接错误或更换透析原液；如属机器故障，应停止使用该机器并及时通知工程维修人员处理。

报警内容【High/lower dialysate temperature 透析液温度太高/太低】

原因　（1）透析液温度设置不恰当；
（2）加温器故障；
（3）温度监视器被强制关闭或发生故障。

处理　正确设置透析液温度；检查温度监视器是否被关闭；如属机器故障，停止使用该机器并通知工程维修人员。

报警内容【High dialysate pressure 透析液压力过高】

原因　（1）人工设置报警阈值过小；
（2）析液系统阀门故障或机内透析液通路堵塞；
（3）透析液排出管受压、扭曲、阻塞，导致透析液排放不畅；
（4）来自透析器血室侧压力，如静脉回路端压力升高。

处理　更换静脉压力传感器保护套，以排除来自血液侧压力升高的原因；检查透析液排出管是否通畅；否则通知工程维修人员。

报警内容【Blood leak sensor error 漏血传感器误差】

原因　（1）透析器破膜；
（2）透析过程中透析液有较多空气通过漏血探测器；
（3）透析液发生混浊、沉淀，漏血探测器受污染。

处理　对光查看透析器的透析液出口处，如有血丝逸出，证实破膜，更换新的透析器。否则属假报警，重新确认漏血监测阈值或清洁漏血探测器的硒板。

（二）体外血液循环监视系统

报警内容【Arterial pressure lower limit 动脉压力低于下限】

原因　（1）人工设置报警阈值过小；

（2）血泵转速相对过快；

（3）动脉穿刺部位血液供应不足，如针头所处位置不佳、穿刺部位肿胀；

（4）病人血压下降。

处理　重新设置并确认警戒阈值；恰当调整血泵转速；调节穿刺针角度或重新穿刺动脉；测量病人血压，迅速纠正低血压。

报警内容【Arterial pressure upper limit 动脉压力高于上限】

原因　（1）人工设置报警阈值过小；

（2）透析器及静脉回路管堵塞；动脉壶下端导管受压、扭曲；

处理　重新设置并确认警戒阈值；立即调慢或关闭血泵，解除引致动脉压过高的原因，疑有堵塞应及时更换动脉导管或透析器。

报警内容【Venous pressure lower limit 静脉压力低于下限】

原因　静脉压力过低多数由于动脉压力过低引致；另外超滤率过大亦可引起静脉压力下降。

处理　同低动脉压处理。

报警内容【Venous pressure upper limit 静脉压力高于上限】

原因　（1）血泵转速过快；

（2）回路侧穿刺针斜面贴紧血管壁或血管瓣膜或穿刺针移位于血管外；

（3）静脉回路管受压、扭曲、钳夹；

（4）静脉壶滤过网、静脉回路及其穿刺针凝血堵塞；

（5）血管通路回路侧血管或导管血栓栓塞。

处理　（1）立即关闭血泵，检查静脉压力升高原因并作相应处理；

（2）调节穿刺针角度并观察静脉压是否下降，必要重新穿刺；

（3）更换堵塞的透析器或静脉回路导管，适当增加抗凝剂；

（4）血管通路血栓栓塞时重建血管通路。

报警内容【Air in the blood return line 血液回路管有空气】

原因　（1）被监视导管或空气探测夹不清洁（如带有尘粉和污渍），装入时两者之间留有空隙；

（2）静脉壶倒置或液面过低，空气进入静脉回路；

（3）动脉直接穿刺时，针头向血管外移位，空气混合血液成泡沫状进入静脉回路；

（4）血泵前输液完毕后未及时夹闭和更换液体；

（5）泵前导管各连接处松脱或破损，供血侧穿刺针从穿刺部位脱落。

处理　（1）检查空气探测器的附近导管有无空气，否则，清洁空气探测器及导管并重新安装好；

(2) 动、静脉壶如有气血混合，可用止血钳柄敲击，使小泡沫浮于血液面，并调节液面至3/4处以上；

(3) 当空气不慎进入静脉壶之下的静脉回路时，应暂时关闭血泵，将静脉回路导管与穿刺针分离，连接到泵前输液侧管上，重新启动血泵，使静脉回路导管中混有空气的血液，重新循环进入动脉壶中，并从排气管将空气排除。

报警内容【TMP exceeded alarm limit 跨膜压力超过警戒线】

原因 (1) 超滤速率过大，与透析器（滤过器）超滤系数不相符；

(2) 静脉压力和透析液压力升高所致；

(3) 透析器部分或完全堵塞。

处理 (1) 减慢超滤率，减慢置换液速率或改为置换液前稀释，必要时改用高效透析器；

(2) 解除引起静脉压力或透析液压力升高原因；

(3) 更换堵塞的透析器，如无禁忌，适当增加抗凝剂。

(三) 置换液和超滤液监视系统

报警内容【Air in solution line 溶液管路有空气】

原因 (1) 置换液空气探测器及其导管不清洁，安装不紧密；

(2) 置换液输注完毕；

(3) 导管内置换液温度高于外周环境温度，液体产生气泡凝聚在管壁。

处理 清洁置换液空气探测器及其导管，重新安装导管；及时更换置换液或弹击管壁内附着气泡。

报警内容【High removable ratio of blood 高超滤比率】

原因 (1) 置换液输注速率与超滤速率之和过大，与血泵转速不相符；

(2) 滤过器超滤系数相对较小。

处理 按机器允许范围设置合适的置换液速率，一般为血泵转速的四分之一至三分之一，前稀释时置换液速率较大，可达血泵转速的二分之一至一比一。

报警内容【Removal not achievable 超滤无法达到】

原因 滤过器血液凝固或膜孔隙堵塞。

处理 更换滤过器；避免在血液滤过期间输入脂肪乳；如无禁忌，增加抗凝剂。

报警内容【Weighing system (overload) 称重系统（超载）】

原因 (1) 称重挂钩上的溶液袋子受碰撞晃动，重量改变超过0.5公斤；

(2) 称重挂钩上的溶液重量丧失，大于液体输入在单位时间内应减少的分量（如液体泄漏）。

处理 检查及消除报警原因；使称重系统参数清零，继续滤过治疗。

（吴伟英　吴惠平）

第二节　血管通路并发症

血管通路是指血液从体内引流出来经体外循环后再回到体内的出入途径。患者在进行血液透析时，首先要建立血管通路。特别是慢性肾功能衰竭患者，建立一条稳定可靠的血管通路，是顺利进行血液透析的基本保证。血管通路分为临时性血管通路和永久性血管通路。

临时性血管通路主要用于急性肾功能衰竭、慢性肾功能衰竭尚未建立永久性血管通路以及各种原因需要实行紧急血液净化术的患者。它包括深静脉导管留置法、动脉、静脉直接穿刺法和动－静脉外瘘。动－静脉外瘘近年较少用。动脉直接穿刺法由护士进行操作，多为血管条件好的紧急血透患者所采用。其优点是方便、快捷、血流量佳；其缺点是穿刺技术要求高，易刺破动脉而引起血肿，拔针后止血困难。动脉直接穿刺一般采用桡动脉和足背动脉，肱动脉不主张直接穿刺。在桡动脉穿刺数次后，血管可扩张形成动脉瘤，动脉瘤形成后使穿刺操作成功率大大提高而成为永久性血管通路。静脉直接穿刺多选用头静脉、肘正中静脉、贵要静脉和大隐静脉等。深静脉导管留置法为目前常采用的临时血管通路，导管材料是多聚合体合成物，有单腔式、双腔式和三腔式。适用于实行血液净化的危重病人，多由专科医生施行。其优点是一次插管后可反复多次使用，减少病人反复穿刺之苦；缺点是技术要求较高，穿刺过程易出现误穿大动脉引起止血困难、血胸、气胸，留置期间易出现感染、堵塞以及发生血管狭窄。穿刺血管多采用颈内静脉、锁骨下静脉、股静脉等。

永久性血管通路有动－静脉内瘘、生物血管移植和人造血管移植，由外科医生在手术室施行。动－静脉内瘘是最为安全、应用时间最长的血管通路。常选用非优势侧前臂桡动脉和头静脉吻合，术后静脉逐渐扩张、管壁增厚，一般三至四周后内瘘成熟，可在静脉上反复穿刺透析。人造血管移植是在患者前臂血管不理想的情况下采用，人造血管材料常用膨体聚四氟乙烯（E－PTFE），其因具有多孔性，皮下组织可生长其间而修复穿刺造成的针孔，因此，人造血管可反复穿刺。Loop 型人造血管两端分别与肱动脉和贵要静脉吻合，在前臂皮下建立一条“U”型通道。术后有不同程度的组织反应，造成术肢肿胀。约四至八周肿胀逐渐消退后，可行穿刺透析。生物血管移植因取材困难、术后易形成血栓，目前已较少用。

血管通路的建立和使用过程，均可产生不少并发症。在此，我们着重讨论常见、多发、与护理操作密切相关的血管通路并发症。

一、血栓形成

（一）发生原因

1. 外科手术不当。如术中血管内膜损伤、动静脉吻合对位不良和瘘管扭曲等。

2. 血管本身原有病变。如静脉炎、动脉硬化等。

3. 全身性因素对瘘管的影响。如高凝状态、超滤过量、低血容量和低血压等。

4. 药物影响。如使用止血药物，促红细胞生成素的应用使红细胞压积增加。

5. 造瘘血管行区域式穿刺时，相邻两次穿刺点距离太近，正在修复中的血管内膜及周围组织，因再次受创而纤维组织继续增生、延长，静脉瓣钙化和纤维化，使血管硬化，管腔狭窄。

6. 瘘管受压，血流不畅。如在造瘘肢体上测量血压、造瘘肢体长时间弯曲、受压；透析结束拔针后，止血压迫过紧或时间过长。

7. 深静脉留置导管封管处理不当。如透析结束后，管腔余血未完全推入血管或肝素封管时未及时关闭管夹；透析间期过长，致使封管时间过长或管夹松开。

8. 在留置管中输液。用作血液透析的留置导管，其管腔较大，大血管内血液侧的压力往往大于缓慢输液侧的压力，导致部分血液回流管腔并积聚形成血栓。

（二）临床表现

1. 血栓形成的早期表现是供血侧血管血流量不足，血管吻合处动脉搏动、震颤及杂音减弱或消失，瘘管塌陷不充盈，穿刺后抽出暗红色静脉血；静脉血管栓塞时，静脉压力明显升高。

2. 人造移植血管栓塞后，表现为平时的周围组织肿胀消失，人造血管显露于皮下，按压无弹性，穿刺后不能抽出血液，或抽出淤血。

3. 留置导管栓塞可见透明管腔内有凝血块，并有血清析出，不能抽出血液，推注有阻力。

（三）预防及处理

1. 瘘管拔针后压迫止血不宜太紧、时间不宜太长。由于患者的凝血功能以及应用抗凝剂情况的不同，拔针后止血时间亦有所不同，如有些患者只需数分钟，而有的却需数小时才能止血。因此，当患者使用弹力带压迫止血时，应告知其根据自身往次止血经验，及时取下弹力带，尽可能缩短压迫瘘管的时间。

2. 使用止血药物时，应随时观察瘘管的充盈和震颤情况。

3. 做好透析患者如何自我保护瘘管的宣教工作。如避免在造瘘肢体上测血压、抽血、输液；在透析间期，避免术肢提、拉、推等过度用力以及在睡眠中长时间弯曲、压迫；经常自我触摸瘘管是否有搏动或震动。发现瘘管瘪塌无震颤，应及时就医。

4. 对于危重病人行深静脉插管时，应选用三腔留置导管，以备在专用输液管腔中输液。

5. 透析结束封管时，先用生理盐水 20～25ml 分别注入两侧管腔，冲刷管腔内血液，再注入相当于管腔容量的肝素原液或肝素盐水。注意推注时稍加用力，在即将推注完毕时迅速夹紧管夹，避免血液回流。消毒管口后，盖紧肝素帽并以无菌纱布包裹。封管时间超过一周时，应抽出管内封管液和部分血液，按上法重新封管。

6. 血管通路血栓形成后的处理：①患者在透析过程中，发生内瘘血栓形成时，立即采取溶栓术可使血管再通。而血栓形成时间较长，血管完全堵塞时，则应重新行造瘘手术。②人造血管血栓形成后，可采用手术切开取栓术，或经皮在血管两端各切开一小口子，用特制钩形导管取出血栓，再配合溶栓剂，待切口愈合后可行使用。③留置导管血栓形成多用溶栓剂使其溶解。具体方法之一：用尿激酶 5000IU，加入生理盐水至与管腔容量相等量，推入管腔并夹紧，5 分钟后试抽吸，如抽吸不顺利，可每隔数分钟抽吸一次。若持续 30 分钟仍未能溶解血栓，则考虑拔管。方法之二：如系导管沿管壁形成血栓，以链激酶 3000IU 或尿激酶 5000IU/h 持续滴注 24 小时，多可使血栓溶解。

二、感染

有报道称，动－静脉内瘘的感染率为 17%，E－PTFE 人造血管的感染率为 19%，留置导管感染率为 10～25%。病原菌多为金黄色葡萄球菌，其次为表皮葡萄球菌，可发展为菌血症、败血症、败血性肺栓塞、心肌脓肿及心内膜炎等。可见，感染是使血管通路失去功能的重要原因之一。

（一）**发生原因**

1. 患者全身免疫力下降。糖尿病的透析患者，血管穿刺创口愈合困难。

2. 血管穿刺过程无菌操作不严格。

3. 留置导管的穿刺部位未及时消毒和更换敷料。使用前后未严格消毒导管口。

4. 穿刺针拔针后压迫止血过程用力过大、时间过长，致使局部组织缺血、抵抗力下降。

（二）**临床表现**

内瘘或移植人造血管的穿刺口及周围组织红、肿、热、痛，或在穿刺口上只见一小脓点、痒感。静脉炎时，可见血管呈红线上行。留置导管的穿刺部位红、肿、痛，有脓性分泌物，每逢血液透析开始半小时内，出现寒战发热（热源反应的寒战多在透析后一小时左右出现）。

（三）**预防及处理**

1. 对病人做好保护瘘管的宣教工作，保持造瘘肢体的皮肤清洁。

2. 建立或连接血管通路时，应严格执行无菌操作规程，特别是在穿刺血管时，应严格消毒皮肤。行钮扣式穿刺时，常规消毒后应以无菌针头挑去痂皮，再次消毒后方可进行穿刺；穿刺口痂皮较大时，不宜在同点穿刺。当穿刺不能一次成功而需反复试探性穿刺时，应注意皮肤和针柄的重新消毒，必要时，更换穿刺针另择血管重新穿刺。

3. 穿刺针拔除后应以止血贴或无菌纱块覆盖穿刺口，以减少污染。

4. 血管通路发生感染时，应停止使用该血管或及时拔除留置导管。局部涂抗生素软膏或用5%碘酊湿敷。全身用抗生素。

三、穿刺部位渗血

穿刺部位渗血是指血液自血管经穿刺口漏出。由于血液透析选用的血管较粗，血流压力大，血管反复穿刺，且透析用穿刺针为16号，对血管壁损伤大，因此，较容易出现穿刺口渗血现象。

（一）**发生原因**

1. 在瘘管的同一点上反复穿刺，造成血管壁缺损。

2. 穿刺时进针角度过小，穿刺口皮瓣小不足掩盖穿刺口。

3. 穿刺部位周围皮肤松弛，穿刺口收缩不良。

4. 固定穿刺针时，未使其顺血管走向摆放，令针柄与穿刺口之间存在空隙。

（二）**临床表现**

血液自穿刺口流出，渗血慢而少时，在穿刺口很快形成血痂，渗血可自行停止；但由于透析中抗凝剂的作用，穿刺部位渗血往往难以自行止血。

（三）**预防及处理**

1. 尽量避免在瘘管的同一点上反复穿刺，尤其是当上一次穿刺口结痂过大时，不宜同点穿刺。

2. 穿刺时进针角度以30°左右为宜。如血管硬而滑或皮肤松弛时，可在血管侧旁进针，然后再进入血管。

3. 穿刺部位渗血时，可用无菌棉棒压迫针口一侧，并以胶布绷紧皮肤加压固定；或将无菌纱布卷实，压迫出血点，再用弹力止血带固定。如不奏效，应拔针止血，另择穿刺点或血管重新穿刺。

四、穿刺部位血肿

穿刺部位血肿是由于血管壁被穿破后针头移至血管外，导致血液快速涌至皮下形成肿块。最常见是在建立血管通路时的动脉直接穿刺过程，和透析过程中静脉回路侧血管穿刺针移位。

（一）发生原因

1. 动脉直接穿刺时刺破血管壁，未及时拔针和有效的压迫止血。

2. 穿刺肘正中静脉时不慎误穿破肱动脉或其分支，止血困难。

3. 透析过程中静脉回路侧血管的针头突然移位，而未及时关闭血泵，导致回输血液被泵至血管外。

（二）临床表现

在穿刺部位周围迅速鼓起紫色包块，患者自觉该处胀痛。肱动脉等大动脉穿破时，血肿迅速增大，疼痛异常，严重时可发生上臂骨筋膜室综合征；患者1～2天内血钾异常升高，后期可形成动脉瘤或血肿机化后形成肿块。透析过程中静脉回路侧针头移位，可伴有机器静脉压力过高报警。

（三）预防及处理

1. 熟练掌握血管穿刺技术，提高血管穿刺成功率。由于维持性血液透析患者需长期穿刺血管，且要求达到一定的血流量，因此可供选择的血管不多，穿刺时尽可能一针见血，无把握时应请穿刺技术好的同事穿刺。

2. 静脉回路侧血管穿刺疑有渗漏时，应以注射器推注少量生理盐水，如无阻力及局部无肿胀方可连接循环管路，并使血流量调至50ml/min，静脉压不高时再调至正常流量。

3. 动脉直接穿刺时一般采用桡动脉和足背动脉，肱动脉除非表浅化，否则不宜穿刺。

4. 动脉血管一旦被穿破，即使有血流亦不应勉强进行血液透析，应及时拔针并止血。有效的止血方法是压迫止血，以纱布卷成实心状，置于穿刺口及上方，拔针后用力压迫约十分钟，然后再以弹力止血带或绷带加压止血4～5小时。

5. 透析前连接血液管路时，应确保穿刺针在血管内。透析过程应随时观察静脉压是否升高。

6. 血肿形成后，早期冰敷患处，有止血及止痛功效，24小时后可热敷，有报道用鲜马铃薯切片敷于患处，可使血肿加快吸收。

五、动脉瘤及假性动脉瘤

动脉瘤是指动脉直接穿刺后，使血管局部瘤样扩张。假性动脉瘤是指内瘘管中的静脉血管形成瘤样扩张。

（一）发生原因

1. 内瘘未完全成熟时过早使用，导致尚未增厚的血管壁发生过度扩张。

2. 在瘘管的同一部位反复穿刺，使血管壁弹性受损，血管发生扩张；或穿刺时穿破血管，血液外渗并形成包膜与血管相通。

（二）预防和处理

1. 避免在血管管腔扩大、管壁较薄的内瘘血管上作区域式穿刺，移植人造血管更是禁止在同一部位反复穿刺。

2. 熟练掌握穿刺技术，避免刺破血管。

3. 动脉瘤不大时，可用弹力护腕带适当压迫，避免瘤体进一步扩大；动脉瘤较大时，应行手术结扎切除。

附　血管通路穿刺技术和护理

一、血管通路穿刺技术

（一）动－静脉内瘘穿刺技术

动－静脉内瘘吻合术 4 ~6 周后，一般可逐渐成熟，供血液透析时穿刺。

1. 动－静脉内瘘的穿刺方式

（1）区域式穿刺：是在同一条血管的较小范围内反复穿刺。可使血管进一步扩张，适用于内瘘使用初期血管扩张不良者。对于血管管壁较薄、扩张明显的内瘘，此穿刺法易引起血管瘤，应慎用。

（2）绳梯式穿刺：是在内瘘血管的纵轴上均匀地轮换穿刺点。此穿刺法可有效地防止血管瘤的发生，故多在易发生血管瘤的动脉侧采用。穿刺点的分布，一般，若首次选择穿刺点在内瘘吻合口的最近端（距内瘘吻合口至少超过 3cm）处时，第二次穿刺点则应选择次远端，第三次穿刺点为次近端，第四次是在最远端。如此循环轮换，可使每两个新穿刺点距离达到 3 ~4cm，有利于血管内膜的修复和愈合，避免发生血管狭窄，同时亦可避免因内瘘血管过短而演变为区域式穿刺。

（3）钮扣眼式穿刺：即每次穿刺点都在内瘘血管的同一部位，久而久之形成皮下隧道。此穿刺法，不易发生血管狭窄和血管瘤，血管扩张度适中，大大提高了血管穿刺成功率，因而较大限度地延长了内瘘的使用寿命。笔者所在的透析中心采用钮扣眼式穿刺法的患者中，内瘘使用时间最长的达 13 年约两千余次，目前仍在继续使用，未曾发生感染和栓塞。由于易穿刺、无疼痛，因此钮扣眼式穿刺法深受操作者和患者的欢迎。但值得注意的是，血管穿刺初期，进针角度应略大（约 30°左右），且尽可能做到每次进针角度相同，否则，皮下隧道难以形成。皮下隧道一旦形成后，行穿刺前皮肤消毒时，应特别注意暴露皮下隧道，使其充分消毒，并且使用一次性无菌针头挑去血痂后再次消毒，可有效地防止瘘管感染。

2. 动－静脉内瘘的穿刺方法

（1）内瘘供血侧血管首次穿刺应选择血管扩张良好的部位进针，力求一次穿刺成功和保证血流充足。针尖向供血方向穿刺，距离吻合口至少 3cm 以上。静脉回路侧血管穿刺方向为回心方向，应选取血管表浅，易穿刺、好固定处进针，并距离供血侧血管穿刺点8～10cm以上。

（2）在穿刺侧肢体下铺无菌治疗巾，用5%碘酊以穿刺点为中心自内至外螺旋形消毒穿刺区域皮肤3次，消毒范围直径不得小于5cm，然后以穿刺点作一纵轴线，再消毒靠近穿刺点上方纵轴线，范围直径大于5cm。内瘘血管行钮扣眼式穿刺时，用一次性无菌针头挑去穿刺点痂皮后须再次消毒。

（3）用肝素盐水对内瘘穿刺针进行排气，一手绷紧穿刺区域皮肤，一手持针，斜面向上以20～30°角刺入皮肤，有落空感或见回血时再轻轻送入针头少许，勿使针柄全部没入血管，一般进针约1.5cm即可。用数根胶布交叉固定针翼，再将穿刺针导管用胶布顺势固定于前臂上，避免直接牵拉针头；穿刺口以无菌纱布或止血贴覆盖。

（4）血管穿刺困难时，可在内瘘穿刺针上连接肝素盐水注射器，以便随时观察回血情况。血管穿刺成功应是抽吸回血顺利，推注液体无阻力。如回血不畅或推注有阻力，表明针尖所处位置不理想，如未见穿刺部位肿胀，可退针少许，调整角度后再次进针。在静脉回路侧应使针尖超越原来所处位置。

（二）人造血管移植内瘘穿刺技术

人造血管移植多在前臂皮下建立一条“U”型通道，材料常用膨体聚四氟乙烯（E－PTFE），管腔内径达6mm，有容易穿刺、血流充足的优点。一般术后4～8周，前臂血清肿胀逐渐消退后，即可穿刺透析。

1. 确认供血侧和回路侧血管。在“U”型（Loop型）人造血管内瘘中，根据手术医师的示意图，我们能清楚地确定供血侧血管和回路侧血管。在没有示意图的情况下，可以用手指扪及血管吻合处，搏动明显处为动脉端；或以手指阻断其中一侧人造血管下端的血流，观察两侧人造血管，较充盈者为动脉；在多数情况下，动脉端多置于尺侧，而静脉端在桡侧。

2. 供血侧和回路侧血管的穿刺方向均为向心方向，穿刺点距离吻合口至少5cm以上，不要在人造血管的转弯处穿刺，因为转弯处的血流较慢，易引起血栓形成。

3. 人造血管内瘘的穿刺与动－静内瘘的穿刺方法基本相同。应特别提醒的是，人造血管须轮换穿刺点（即绳梯式穿刺），每次穿刺需距离上一次穿刺点1cm以上。穿刺时不扎止血带，如遇术肢肿胀时，可用食指压迫皮肤，使皮下水肿向周围排挤，待瘘管显露时再行穿刺。穿刺时进针角度一般为30～40°。应注意避免穿透血管后壁，而导致血肿形成。

（三）动脉直接穿刺技术

1. 动脉血管直接穿刺常采用桡动脉和足背动脉，因这两处血管较表浅且固定，止血相对容易。动脉直接穿刺的技术要求较高，穿刺前应仔细触摸动脉，掌握动脉的走向和深浅。

2. 穿刺针连接肝素盐水注射器，并打开夹子以观察回血，在动脉搏动最明显处下方进针，进入皮下后略抬起针翼，以倾斜角度（应视血管的深浅度而决定针头角度，穿刺足背动脉只需极小角度）缓慢刺入血管，见回血后立即放平针翼再轻轻送入少许即可。若一次穿刺不成功，可尽量退出针头，以左手食指触摸动脉血管，引导右手持针刺入血管。反复穿刺时应注意消毒皮肤和针柄。

3. 穿刺足背动脉时，会经常遇见滑而不固定的血管，此时，最好在血管的旁边进针，左手食指则在对边对动脉血管略加固定，右手持针以适当的力量和略快的速度刺向血管。

4. 动脉直接穿刺成功后，刚开始透析时可出现血流不足的现象，这多因穿刺疼痛引起血管痉挛所致，此时无需处理，可调低血泵流量进行透析，30 分钟后血泵流量可逐渐调大。如血流量持续不足，则应调整针头角度和方向，亦可使针头稍微进入或退出，以达到理想血流量。

二、血管内瘘的护理

内瘘血管丧失功能多为感染、堵塞及其他并发症所致，因此，护士和患者共同做好造瘘肢体和血管的护理，是延长内瘘使用寿命的重要保证。内瘘的启用时间要适宜。动－静脉内瘘吻合术后，血管需要一定程度的扩张和管壁增厚方可使用，此过程一般需 4～6 周。过早使用尚未成熟的内瘘血管，可引起血管瘤或血管狭窄的发生。但是，内瘘特别是人造血管长时间不用，可能出现废用性功能丧失。

1. 选择恰当的穿刺方式。一般内瘘血管初用时，由于管腔扩张多不理想，此时可在短期内采用区域式穿刺。血管较浅较薄者不宜采用此穿刺法。对于粗而长的内瘘血管，最好采取绳梯式穿刺法，特别是人造血管，绳梯式穿刺是唯一的选择。但糖尿病患者和疤痕体质者，可分别出现因血管愈合不良而引起血管狭窄和皮肤疤痕形成致使穿刺困难及疼痛等并发症。钮扣眼式穿刺最合适血管扩张适度、处于皮下深浅适中的静脉回路侧血管的穿刺。

2. 熟练掌握血管穿刺技术，提高血管穿刺成功率。穿刺时力求一针见血，无把握时应请穿刺技术好的同事穿刺，尽可能地保护血液透析患者有限的血管资源。静脉回路侧血管穿刺疑有渗漏时，应以注射器推注少量生理盐水作进一步确认，如无阻力及局部无肿胀方可连接循环。

3. 内瘘血管穿刺时一般无需扎止血带，如有需要，扎止血带的时间也应尽可能缩短；人造血管内瘘穿刺禁止扎止血带。透析结束拔针后，压迫止血注意用力适中，时间不宜过长，10～20min 为宜。

4. 指导患者在透析间期，在穿刺区域涂搽喜疗妥膏药，以促进组织修复；血液渗漏皮下时，可用生马铃薯切片敷贴患处，利于血肿吸收。

5. 做好透析患者如何自我保护内瘘血管的宣教工作。使患者充分认识到，保持造瘘肢体皮肤的清洁和避免压迫造瘘肢体及血管，是避免内瘘血管发生感染和栓塞的有效措施。在其他科就诊和治疗时，患者及其家属应告知医护人员，不可在造瘘侧肢体上测量血压和非透析用穿刺，如采血、血管注射等。在日常生活中，可作适当的肢体运动，对于内瘘血管扩张不佳者，可作握拳运动；造瘘肢体不可提重物、戴手表、手镯子等，不要穿紧袖衣服。卧床时，避免长时间侧向造瘘侧，更不能使造瘘肢体弯曲并垫于头下作枕头。常自我触摸内瘘血管是否有搏动或震动，发现内瘘血管瘪塌无震颤，应及时就医。

（吴伟英　罗伟香）

第三节 急性并发症

一、失衡综合征

失衡综合征是指透析过程中或透析结束后不久出现的一组以神经系统为主的全身性的症候群，常持续数小时或24小时后症状逐渐消失。其发生机制目前较为公认的，主要是以尿素为主的一些物质在血液和脑组织间产生渗透压梯度差，还有酸碱不平衡等因素造成脑组织缺氧、水肿等。

（一）发生原因

失衡综合征多发生在尿素氮、肌酐水平很高，尿毒症状明显的首次透析或透析诱导期的急慢性患者。通常是因为使用大面积或高效透析器，血流速度太快，透析时间太长，以及脱水过快过多所致。

1. 尿素氮等代谢产物清除过快。透析时，血中尿素氮被迅速清除，但脑脊液因血脑屏障限制，浓度下降缓慢，导致脑内渗透压增高，水分进入脑组织，造成脑水肿，脑压增高。

2. 脑组织酸中毒。正常情况下，脑脊液 pH 比血液略高，血中代谢性酸中毒得于纠正，动脉血 pH 升高，由于 CO_2 比 HCO_3^- 较易透过血脑屏障，使脑脊液 pH 下降，脑细胞内酸中毒进一步加重脑水肿。

3. 脑组织自生渗透物质作用。透析时中枢神经系统可产生一种渗透物质，其性质未明，其产生与谷氨酸的平衡，生成胺，与细胞 Na^+、K^+ 交换有关。主要引起脑组织间渗透压升高而发生脑水肿。

4. 脑组织缺氧。透析能纠正酸中毒，使血液中血红蛋白对氧的亲和力增加，导致脑组织缺氧。

5. 血钠降低过度。如低钠透析，引起低钠血症。

6. 低血糖、甲状旁腺亢进，均可引起失衡综合征。

（二）临床表现

轻度失衡：头痛、倦怠、恶心呕吐、烦躁不安、血压升高；

中度失衡：肌肉痉挛、定向障碍、扑翼样震颤，嗜睡。

重度失衡：精神异常、胡言乱语、惊厥、癫痫样发作、昏迷甚至死亡。

（三）预防与处理

1. 首次透析采用小面积低通量透析器，透析时间不超过3小时，血流量180ml/min，使尿素氮清除在30%左右。

2. 诱导期透析，适当增加透析频率，每次脱水量不宜过多。透析液浓度不宜过低。

3. 发生失衡综合征时，轻者可继续血透，减慢血流量，给予吸氧，静脉输入50% GS和5% NaCl。症状严重者，应停止透析，给予镇静剂以及静脉输入20%甘露醇。

二、首次使用综合征

首次使用综合征是指使用新透析器和管道等时发生一系列临床症状。使用综合征临床上分为即刻过敏反应（甲型）和非特异性胸背痛（乙型）。

（一）发生原因

甲型首次使用综合征可能是由于透析器消毒剂环氧乙烷（ETO）诱发 IgE 型的免疫反应，引起组胺和血管活性物质的释放，导致全身平滑肌和外周血管收缩。甲型首次使用综合征是与透析器膜的生物相容性有关，其机制是补体被透析膜经旁路途径激活和释放。使用自然纤维素膜的新透析器较易发生此反应。

（二）临床表现

1. 甲型反应数分钟内就可发生，症状严重：焦虑不安、呼吸困难、血压下降、濒死感，眼睑、口唇及肢体躯干皮肤出现荨麻疹，瘙痒。

2. 乙型比甲型常见，症状不重，仅有胸痛和背痛，可伴恶心呕吐、皮肤瘙痒。一般在 30 分钟或更长时间后发生。

（三）预防与处理

1. 选用生物相容性好的透析膜和复用透析器，如纤维素膜衍生物（血仿膜）和合成高分子聚合膜。改用非 ETO 消毒的透析器。

2. 新透析器及管道预充时，应以不少于 1L 的生理盐水冲洗，并排出管路外，然后再用连接成闭合回路进行循环。

3. 症状较轻者，给予吸氧和抗组胺药；严重者，立即停止透析，丢弃外循环管路血液，给予皮下注射肾上腺素、吸氧、抗组胺药，低血压者给予高渗糖。

三、肌肉痉挛

（一）发生原因

透析中超滤过多过快，多与低钠血症并存。

（二）临床表现

透析中发生肌肉痉挛较为常见，约 10% ~15%。多发生在透析过程的中、后期，主要表现在足部、手指、腓肠肌和腹壁的痛性痉挛，可伴有血压下降。

（三）预防与处理

1. 提高透析液的钠浓度。

2. 超滤勿过快过多。

3. 发生肌肉痉挛时，暂停超滤，减慢血流速度，快速静脉输入生理盐水 250ml 或高渗糖 50ml。

4. 腓肠肌痉挛者可用手顶住患者足底部，使足背尽量屈曲，可减轻疼痛。

四、头痛

透析中发生头痛，大多数原因或发生机制不明，常见于女性血透患者，尤以年轻女性为甚。

（一）发生原因

1. 情绪紧张。特别是曾有过透析头痛体验者，更易再次出现。

2. 失衡综合征引起脑水肿，导致颅内压升高而出现头痛。

3. 高血压反应。由于超滤使血容量下降，引起肾素 - 血管紧张素释放，产生血管收缩性头痛。

4. 醋酸盐的作用，或钠浓度过高。

5. 颅内出血。

（二）**临床表现**

透析头痛常发生于透析开始2~3小时后，头痛持续数小时，可伴有颈部和肩背部疼痛。

（三）**预防与处理**

1. 针对病因，去除致头痛因素。

2. 放松情绪，尽量在透析中入睡或收听音乐。

3. 必要时给予止痛药和镇静剂。

五、低血压

透析中低血压是指平均动脉压比透析前下降30mmHg以上或收缩压下降至90mmHg以下。低血压是透析中最常见的并发症，发生率达25%~50%。低血压是由于各种原因引起的心排血量减少，周围血管阻力下降所致。

（一）**发生原因**

1. 有效血容量不足。①血液透析的体外血液循环血量约为180~250ml，年老体弱及心血管系统功能稳定性差的透析患者会因回心血量的骤然减少而出现低血压；②维持性血液透析患者多在透析过程的中、后期出现低血压，主要因为超滤量过多、超滤速度过快，而毛细血管再充盈滞后所致；③透析中清除了肌酐、尿毒素等渗透物质或低钠透析，引起血浆渗透压下降，血浆再充盈减慢；④机器超滤控制系统故障，导致超滤量多于目标设定值。

2. 醋酸盐不耐受。醋酸有扩张血管、抑制心肌收缩力作用，产生低血压。同时，醋酸盐代谢可引起低氧血症，进一步导致低血压的发生。此外，醋酸盐可引起白细胞介素Ⅰ（IL－Ⅰ）的产生，使血管扩张血压下降。

3. 自主神经功能障碍。尿毒症患者常伴有自主神经功能障碍，主要表现为血管压力感受器和交感神经末梢功能障碍，对血管加压物质如去甲肾上腺素、血管紧张素Ⅱ等物质反应低下。此外，副交感神经在低血压中亦起一定作用。

4. 透析膜生物相容性。透析膜可经旁路途径激活补体系统，产生血管活性物质，引起血压下降。同时，补体活化后引起白细胞在肺内积聚，造成低氧血症。

5. 内毒素：透析用水或透析液细菌数以及内毒素超标（细菌数＞50Cfu/ml，热源物＞2Eu/ml），内毒素通过透析膜进入血液，使血管扩张，血压下降。

6. 其他：患者存在严重心血管疾病，多脏器功能衰竭患者，严重贫血和低蛋白血症者，透析前服用降血压药物以及使用高效透析器等，均可引起透析低血压。

（二）**临床表现**

低血压轻者：头昏、眼花、全身发热感、出汗、打哈欠、腰痛、便意等。重者：面色苍白、呕吐、心律失常、抽搐、意识丧失、大小便失禁，甚至心跳骤停。

（三）**预防与处理**

1. 避免有效血容量急剧下降。一次透析超滤不宜过多过快，应根据患者血压和透析间期体重增长情况正确设定目标超滤量。而透析间期的体重增长一般以不超过体重的5%为宜，体重增加过多时，应适当延长透析时间，使超滤率小于1~1.2L/h。透析过程中应避免饱餐，进餐时适当增加流质，以免胃肠道充血和消化液大量分泌使有效循环血量快速下降。在透析全程利用血容量监测装置进行监控，可有效地防止容量性低血压的发生。

2. 定期调整透析患者干体重。应用上述监测装置可准确地制定出患者的干体重。如CRIT－LineⅡe血容量监测仪，其原理是通过监测红细胞压积的变化，来感知机体内血液循环系统的液体丢失情况，当曲线下降至－16～－19时的体重，便可作为该患者的干体重。

3. 维持血浆渗透压。对于透析中经常性低血压的患者，在透析开始的前两个小时，提高透析液钠浓度至140～142mmol/L，然后逐渐降低钠浓度至与血清钠浓度相等；有条件者，在透析中给予静脉输入白蛋白；必要时也可采用序贯透析或血液滤过等方法，以减少溶质清除过快引起的低渗透压。

4. 改善心功能、纠正贫血。积极治疗心血管疾病如冠心病、心包炎和心律失常等；对于严重贫血患者应通过增加透析次数，增加促红细胞生成素用量或输血等措施来加于纠正。心血管功能不稳定或贫血患者给予吸氧和输血，可减少低血压的发生。

5. 对于多脏器功能衰竭的重症患者，在行CRRT疗法时，为避免体外血液循环建立后，导致血容量骤然下降而引起低血压，上机前应以生理盐水替换含有肝素的循环预充液，然后不排放预充液，同时连接动、静脉血管通道，直接进入治疗程序。

6. 其他。如透析前停服降压药、减慢血流量、降低透析液温度等措施可有助于预防低血压的发生。

7. 透析中发生低血压时，应马上使病人平卧，停止超滤，减慢血流量，快速泵前输入生理盐水或推注50%高渗糖。有心前区不适者，给予吸氧。经上述处理后，一般均能使血压很快回升。如不奏效，应进一步查找原因，给予相应处理，必要时结束透析。

六、心律失常

维持性血液透析病人发生心律失常很常见，高达50%。

（一）发生原因

1. 心脏原有器质性病变所致。如冠心病、心包炎、心肌病等。

2. 电解质紊乱引起心律失常。如尿毒症病人常有的高钾血症，或因低钾透析液透析引起的低钾血症，还有低磷血症亦可引起心律失常。

3. 药物影响：应用洋地黄类药物的患者，可能因血液透析改变血液酸碱度和降低血钾，引起洋地黄中毒，继而发生心律失常。

（二）临床表现

心慌、胸闷、乏力；可伴血压下降；心电图可确诊。

（三）预防与处理

1. 去除病因，积极治疗原发病。

2. 充分透析，应用高效透析器。有条件者施行血液透析滤过。

3. 采取个性化透析，年老体弱纳差者，透析液钾浓度应相对略高，一般3.0～3.5mmol/L为宜。对于心血管功能不稳定者，透析时血流量不宜过大180ml/min左右。透析结束回血时，血流量应小于100ml/min。

4. 对易发生心律失常的透析患者，透析时给予吸氧。发生心律失常时，给予抗心律失常药，必要时停止透析。

七、心力衰竭

心力衰竭是维持性血液透析患者常见的并发症，亦为其死亡的主要原因。

（一）发生原因

1. 心脏器质性病变、心律失常、顽固性高血压、严重贫血、电解质紊乱与酸碱平衡失调，均可导致血液透析患者发生心力衰竭。

2. 血液透析患者干体重定位过高，超滤不彻底；透析间期水钠摄入过多；非规律性透析。

3. 动、静脉瘘由于血流“短路”，加大了回心血量，从而加重心脏负荷。多发生在年老体弱或有心脏器质性病变以及内瘘严重扩张的透析患者。通过瘘口的血流量，大于回心血量的20%以上，易发生心力衰竭。

4. 血液透析过程中，液体快速进入血管。如行无抗凝剂透析时的生理盐水冲管；其他原因在透析早期的快速输液以及透析结束回血速度过快等。

5. 血液透析中发生严重热源反应，剧烈寒战时。

6. 施行血液滤过（HF）、血液透析滤过（HDF）或连续静脉－静脉血液滤过（CVVH）时，使用无液体平衡控制系统的简易装置，可出现置换液输入量大于滤出液量的现象，引起心力衰竭。

（二）临床表现

主要表现为急性右心衰：呼吸困难，频率可达40次/分钟以上，极度烦躁、大汗淋漓、面色青灰以及濒死感；双肺布满湿啰音及哮鸣音。严重者出现心源性休克、心跳骤停。

（三）预防与处理

1. 积极治疗原发病，控制高血压；充分透析，准确制定合适的干体重。

2. 指导透析患者在透析间期控制水钠摄入，同时亦严格控制富含钾食物摄入。

3. 透析中超滤未达一定量时，快速输液应慎重。

4. 以简易装置行HF、HDF、CVVH时，可用两台输液泵分别调节置换液和滤出液流量；或将置换液置于电子称上，滤出液管置于具有明显刻度的容器中，有利于随时观察出入量变化。

5. 有心衰征或发生心力衰竭时，取坐位，双腿下垂，给予高流量吸氧，并可用20%～30%酒精湿化氧气。必要时给予强心剂。上机透析时，尽量排掉预充液，血流量不宜太快，一般150ml/min左右，可采取先加大超滤量单超，再行透析。透析宜用低钠透析液。

（吴伟英　吴惠平）

第四节　腹膜透析术操作并发症

腹膜透析（PD）是利用腹膜作为透析膜，向腹腔内注入透析液，借助膜两侧的毛细血管内血浆及腹腔内的透析液中的溶质浓度梯度和渗透梯度，通过弥散和渗透原理以清除机体代谢废物和过多的水分。透出液中的代谢废物和水分随废旧透析液排出体外，同时由腹透液中补充必要的物质。不断更换新鲜腹透液反复透析，则可达到清除毒素、脱水、纠正酸中毒和电解质紊乱的治疗目的。腹膜透析临床上用于治疗急慢性肾功能衰退及中毒患者。

目前，临床上常用的腹膜透析方法有：

1. 持续性手工操作腹膜透析（CAPD）：每天换透析液3～4次，每次2000ml，白天液体停留时间为4～6小时，夜间停留时间为8～10小时。由于CAPD为24小时持续透析，符合生理要求，使透析过程中各项生化指标稳步下降，病情稳定，是目前最主要的腹膜透析方案。

2. 连续性循环腹膜透析（CCPD）：病人每晚透析3～4个周期，每个周期约2.5～3小时。用循环自动式腹透机由电脑控制。透析液交换量为2000ml，白天腹腔内保留2000ml透析液。透析效果与CAPD相似，由于减轻了腹腔压力，可以预防或减少疝及透析液渗漏发生。主要缺点是需要特殊的设备，费用昂贵。

3. 夜间间歇性腹膜透析（NPD或NIPD）：病人每晚透析8～10次，每周透析7个晚间，由机器控制，但白天腹腔内不保留液体。透析液量及透析周期均应根据病人的腹膜运转功能制定。适用于高腹膜转运者，因该类患者腹膜通透性较大，糖吸收能力较强，超滤脱水差，腹透液在腹腔保留的时间不宜太长。也适用于腹透时并发背疼、腹部疝及透析液渗漏的病人。

4. 间歇性腹膜透析（IPD）：病人卧床休息，每次向病人腹腔内灌入1000～2000ml透析液，腹腔内停留弥散约30～45分钟后引流出透析液，1个IPD的透析周期（入液期、停留弥散期和引流期）约需1小时，或每个星期约透析40小时，分4～5个透析日进行。在透析间歇期，病人腹腔内不留置腹透液。用于以下的病人：插管后刚开始透析的病人；腹膜溶质转运为高转运，行常规CAPD治疗不能达到超滤要求的病人；做CAPD患者，出现明显腰背痛，不能忍受及有疝气或腹透管周围漏液者可暂改作IPD；急性肾功能衰竭病人；急性药物中毒的患者。

5. 潮式腹膜透析（TPD）：首次向腹腔注入病人能忍受的最大量的透析液，一般为3000ml，每个透析周期只引流<50%的透析液，以后每次注入和放出的透析液均为1500ml，透析液在腹腔内停留的时间仅4～6分钟，每个交换周期不超过20分钟，至10小时透析结束时将透析液全部放出。

随着腹膜透析技术和腹透方案的不断完善，腹膜透析并发症的发病率和死亡率不断下降，但是，腹膜透析的并发症仍是患者退出腹膜透析的主要原因，也是影响患者生活质量的重要因素。护理人员掌握各种并发症发生的原因，采取预防措施，是降低并发症发生率的关键，及时发现并正确处理并发症对改善腹膜透析病人的生存质量，提高生存率有重要意义。腹膜透析常见的技术性并发症及处理见下述。

一、皮肤隧道口及隧道感染

隧道是指腹膜透析导管从腹膜外经肌肉、皮下组织出口处的通道。皮肤隧道口及隧道感染通常被认为是腹膜透析的严重并发症，这种并发症在CADP过程中任何时候都可发生，有时是慢性反复发作，可导致反复发作的腹膜炎。

（一）发生原因

1. 导管周围渗漏 腹膜透析渗漏可导致皮肤隧道口及隧道愈合延迟，不利于组织的修复，为细菌的入侵提供了机会。

2. 机械因素 机械的压力，导管的经常牵动可减慢皮肤隧道口和隧道的愈合过程。

3. 微生物的侵入 皮肤隧道口微生物的存在是造成伤口难以愈合的主要原因。

4. 皮肤隧道口的方向 皮肤隧道口的方向朝上时，下流的汗液、水、脏物造成出口处的污染。

5. 全身性因素 病人营养不良、糖尿病、长期使用类固醇类药物，都可减慢创口的愈合。

（二）临床表现

1. 皮肤隧道口感染 急性感染表现为导管出口处疼痛，局部组织红肿，有分泌物排出，可伴有畏寒、发热等全身症状，慢性感染时可见隧道口有肉芽组织增生且炎症持续时间在4周以上，患者多无疼痛感觉。

2. 隧道感染 隧道出口处红肿、触疼、渗液或流脓、沿隧道走向有压痛，周围组织肿胀硬结，隧道周围皮肤有灼热感，一旦脓肿形成，患处触之有波动感，可伴有高热和全身中毒症状。常合并腹膜炎的发生，表现为透析液混浊，腹痛、压痛、反跳痛，恶心、呕吐及腹泻等。

（三）预防和处理

1. 插管前给予预防性抗生素。

2. 术后保持伤口敷料清洁、干燥，伤口愈合期不应行盆浴和游泳，在淋浴时应使用人工肛袋保护出口。

3. 妥善固定导管 在离导管出口3cm处用胶布把导管固定在腹壁上，避免过多牵拉导管，换液时动作要轻柔。

4. 隧道口愈合前避免举重物，用力过度、便秘，透析尽可能在伤口愈合后开始，若需早期透析，需取仰卧或侧卧位低容量透析。

5. 定期清洗隧道口皮肤。方法是用碘酊（或络合碘）清洗导管口周围皮肤，然后用盐水擦洗管口（避免碘酊长期刺激管口，产生肉芽），并以无菌透气敷料覆盖（新加坡医院主张在覆盖的敷料上涂上少许百多帮软膏），每天或隔天进行一次，一般在洗澡后进行。

6. 避免使用对皮肤隧道口处有刺激或可引起皮肤过敏的药物，不要强行揭掉隧道口的痂皮，可用生理盐水软化后取下。

7. 一旦出现隧道口或隧道感染，则给予局部用5%碘酊（或络合碘）消毒后，用双氧水冲洗，再用生理盐水冲洗，最后用稀释的庆大霉素（庆大霉素8万单位加生理盐水1~2ml）浸湿纱布湿敷，每天1~2次。也有报道用稀释的庆大霉素液（庆大霉素8万单位加生理盐水4ml），在感染部位周围行局部浸润注射。

8. 根据分泌物细菌培养结果，选用敏感抗生素，在培养结果未出来前，首先选用抗革兰氏阳性细菌的药物，给予腹腔和全身应用。

9. 肉芽组织长成“赘肉”时，可用硝酸银棒烧灼。

10. 经局部处理及全身用药后，临床症状无改善，应考虑拔除导管，重新置管。

二、细菌性腹膜炎

细菌性腹膜炎是腹膜透析最常见的并发症，也是导致腹膜透析患者退出腹膜透析治疗的主要原因。

（一）发病原因

1. 植管时污染或加药过程污染。
2. 透析液过期、透析液袋破损。
3. 导管破裂或管路接头松脱。
4. 换液技术不规范，连接导管与腹透管在拆接时污染接口。
5. 隧道口隧道感染，皮肤表面细菌通过腹透管周围进入腹腔。
6. 肠道、盆腔等处炎症直接蔓延至腹腔。
7. 细菌通过血流从远距离播散到腹膜引起感染。
8. 患者抵抗力下降。

（二）临床表现

1. 透析液混浊、血性透析液、透析液中可见纤维条，部分病人因大量纤维条堵塞管道，以致引流不畅。
2. 腹痛、压痛及反跳痛。
3. 恶心、呕吐和腹泻。
4. 发热，以低（中）度发热常见，少数患者为高热，伴寒战，败血症罕见。

（三）预防和处理

1. 操作环境要干净，光线要充足，换液时暂时关闭风扇和窗户，防止尘埃飞扬。操作前要洗手戴口罩，操作时不要对着管口咳嗽、打喷嚏。
2. 更换透析液时，必须遵循正确的操作步骤，严格执行无菌操作。
3. 认真做好导管出口处的护理，每天或隔天用碘酊（或络合碘）清洗导管口周围皮肤，然后用盐水擦洗管口，并以无菌透气敷料覆盖，以减少导管出口处皮肤细菌滋生的机会。
4. 保持大便通畅，减少细菌穿过肠壁进入腹腔的机会。
5. 切实做好家庭腹膜透析病人及家属的培训。
6. 一旦出现腹膜炎，立即留取透出液作常规和细菌学检查。更换连接短管。用1.5%透析液1～2L（以病人能耐受为度），每升加肝素8mg输入腹腔后，不停留即放出，连续冲洗腹腔3次，至透析液澄清。给予腹腔内使用抗生素，在培养结果未出前，先行经验性抗生素治疗（头孢第一代抗生素和氨基糖苷类抗生素）。
7. 根据培养和药敏试验结果调整用药。严重感染者在腹腔用药的同时给予全身应用抗生素，多数患者在治疗48小时后临床症状改善。抗生素治疗时间一般为培养阳性后7天，总疗程为14～28天。如为绿脓杆菌和耐甲氨西林的表皮葡萄球菌及金黄色葡萄球菌，疗程要满28天。
8. 加强支持疗法，补充蛋白质。
9. 抗生素治疗无效时，应考虑拔管。

三、腹透液渗漏

（一）发生原因

与导管植入技术不当、解剖异常、愈合前过早开始透析、腹内压过高有关。另外，还有患者本身的危险因素如：肥胖、糖尿病、多产妇、长期应用类固醇药物、多次植管等。

（二）临床表现

1. 切口或导管出口处渗液。
2. 腹部水肿或腰围增粗。
3. 阴囊、阴茎或阴唇水肿。
4. 无全身水肿，但出现单侧的胸腔积液。
5. 超滤量下降。

（三）预防和处理

1. 提高植管技术，确保做好腹膜荷包固定导管，使用7号线结扎。
2. 术后妥善固定外管。
3. 对不需要紧急透析特别是有危险因素的病人，插管后尽量延迟开始透析时间，以利于伤口的愈合。
4. 控制咳嗽和呕吐，保持大便通畅，降低腹压。
5. 给予支持疗法，改善病人的营养状况。
6. 一旦出现腹透液渗漏，则暂停 CAPD，改为小剂量卧位 IPD 或 NIPD，如渗漏较多，可停止腹透2周，改做血液透析，大多数渗漏可及时解决。
7. 难治性渗漏少见，一旦发生，需要进行 CT 扫描明确渗漏部位，并需进行必要的外科手术修复，必要时需重新植管。

四、腹膜透析引流不畅

（一）发生原因

1. 机械性梗阻，如夹子或连接装置的旋纽未打开，输液管道受压、扭曲，为双向性阻塞。
2. 大网膜阻塞导管，这种阻塞通常发生在手术植管后不久，可能与新的腹膜透析导管相容性有一定关系。当腹膜透析导管植入腹膜后，经过一段时间，导管外表的蛋白生物薄膜形成后，可减少大网膜对导管的包裹。
3. 蛋白凝块、血块或纤维块阻塞导管。
4. 充盈的膀胱或充盈的结肠压迫导管腹腔段末端。
5. 腹膜粘连：由于腹膜炎引起腹膜粘连形成小囊袋，包围着透析管。
6. 导管移位，也即导管腹腔段移上真骨盒，俗称“漂管”。
7. 皮下隧道内透析管扭曲。

（二）临床表现

透析液流通不畅。可表现为单向或双向阻塞，单向性阻塞最常见，主要表现为透析液灌入腹腔通畅，而引流困难，双向阻塞表现为腹膜透析液灌入和引流均不通畅。

（三）预防和处理

1. 检查透析液输入或引流的管道是否受压、扭曲、夹子和旋纽是否打开。

2. 嘱病人不断改变体位，观察引流情况，询问病人大、小便情况，如果由于病人膀胱充盈，便秘所致，则嘱病人排空膀胱（必要时导尿），或口服缓泻剂，排出大便，通过上述处理，有相当部分病人腹透液引流恢复通畅。

3. 如果引流液含肉眼可见的纤维蛋白，而又出现透析液引流不畅时，应高度怀疑为纤维蛋白凝块阻塞所致。处理方法：用 5～10mg 肝素溶解于 20ml 生理盐水中加压注入腹腔，有时可将导管内的凝块冲走。也可以肝素 5～10mg/L 的浓度加入透析液中，再用手挤压透析袋，达到高压灌注冲洗的效果。以上方法如无效果，可采用尿激酶 1 万 U，用生理盐水 20ml 稀释后，注入管内并封管 5～10 小时。

4. 腹腔镜分离吸附在导管内的大网膜。

5. 如果是导管移位（通过腹部 X 光片确诊），可给予病人服用泻药，促进肠蠕动，迫使导管腹内段下降至真骨盒下。必要时在 X 光透视下用硬质金属或导针将导管末端置回膀胱直肠窝或子宫直肠窝。

6. 隧道内透析管扭曲，因皮下隧道疤痕收缩所致，常需重新置管。

五、腹痛

（一）发生原因

1. 植管过深，导管腹内段末端刺激腹膜。

2. 入液过多，病人刚开始透析暂未适应。

3. 透析液过冷或过热。

4. 透析液偏酸。

5. 患者出现腹膜炎，炎症因子刺激腹膜。

（二）临床表现

1. 全腹胀痛。

2. 弥漫性腹痛。

3. 持续性腹痛或腹部压痛、反跳痛。

4. 约有 3%～4% 病人出现会阴部及肛周部位疼痛，尤其在灌入透析液或引流透析液即将结束时更加明显，一般于植管后 1～2 周自行消失。

（三）预防和处理

1. 透析初期，从小剂量开始。

2. 透析液的温度应控制在 37℃左右。

3. 减小引流袋与腹腔的距离，在引流接近结束下腹出现疼痛时，立即停止引流，开始灌入新的腹透液。

4. 将灌入液体和引流液体的速度减慢，可减轻疼痛，如果疼痛严重且持续时间较长，应将导管腹内段向外退出 1cm 左右。

5. 在透析液中加入 5% 利多卡因 5ml，可起到止痛效果。

6. 透析液中加入碳酸氢钠，提高透析液的 pH。

六、血性引流液

（一）发生原因

1. 植管操作中对腹膜及网膜管的损伤。

2. 患者凝血功能障碍。

3. 女病人的卵泡破裂，月经血流经输卵管排入腹腔。

4. 腹膜炎发生时或腹腔慢性炎症粘连后，粘连带破裂出血。

（二）临床表现

1. 引出的透析液为红色，一般发生在植管后开始透析时。

2. 个别女性患者在月经期内出现血性引流液，当月经干净时，引流液变清。

（三）预防和处理

1. 术中止血要彻底。

2. 如为术后出血，采用未加温的透析液反复冲洗腹腔，可达到使腹腔内血管收缩，减少出血；腹腔内灌注透析液后，用腹带加压包扎腹部。经处理后流出的透析液仍较红，或进行性加深，则需要输血及请外科医生协助止血。

3. 出现月经期的血性引流液则加强换液。

4. 查凝血功能，如明显异常需补充凝血因子，贫血严重者予以输血。

七、腹腔积气

（一）发生原因

由于操作不慎致较大量空气进入腹腔内，主要发生在用自动循环腹透装置注入透析液时。

（二）临床表现

腰背疼痛，尤其坐位或立位时明显，并可有肩胛区疼痛。腹部透视可见膈下游离气体。

（三）预防和处理

1. 使用自动循环腹透装置注入透析液时严格执行操作规程。

2. 若积气不严重常于数日内症状消失。

3. 可让病人取垂头仰卧位或膝胸卧位引流，使腹腔积气随透出液排出。

八、疝

疝是腹膜透析中常见的并发症，以 CAPD 病人多见。多在腹透后半年内发生，少数可发生于透析后一年。老年及儿童的发病率明显高于青壮年，而多产妇发生率尤高。

（一）发生原因

1. 腹壁强度减弱，腹壁强度减弱最常见于某些组织穿过腹壁的部分，如精索或子宫圆韧带穿过的腹股沟管，脐血管穿过的脐环，腹白线发育不全也是腹壁的薄弱点。特别是腹透植管术后鞘膜等。老年、肥胖及肌肉萎缩也是常见的腹壁强度下降的原因。

2. 腹内压力增高，除了常见的慢性咳嗽、便秘、排尿困难及妊娠等因素外，CAPD 病人随着腹透液注入所引起的腹内压增加是引起疝的发生率增加的重要原因。

3. 手术方式及手术切口于疝发生的关系。选择旁中线切口植入腹透管较正中线植入腹透管脐疝的发生率明显减低。

（二）**临床表现**

一般无不适症状，仅表现为局部隆起，由于手术中腱鞘愈合不佳，部分患者可能发生交通性积液出现阴囊或外阴水肿，但有时可因小肠嵌顿而发生肠梗阻症状：局部剧痛；腹部绞痛及机械性肠梗阻，腹膜刺激征等。

（三）**预防和处理**

1. 在腹透植管术中，避免经腹白线切口或脐周切口，关闭腹腔时应严格细致缝合线筋膜或鞘膜。

2. PD 最好在置管术后 10 ~ 14 天开始，开始时要从 IPD 过渡到 CAPD，有条件者可考虑采用 CCPD 夜间腹透，减少腹内压。

3. 治疗咳嗽与呕吐。

4. 对原有腹部疝的病人应详细检查，并在腹透前进行修补。

5. 一旦出现疝予手术修补。CAPD 病人发生的腹股沟疝一般不提倡做手术疗法。特别是股疝及发生于成人的脐疝。尤其是疝块小，病史短者。对腹壁缺损较小而疝环也较少及嵌顿时间在 3 ~ 4 小时以上而局部压痛明显，有腹膜刺激症状，估计已发生绞窄的病人，可通过包括传统的疝成形术及聚丙烯纤维修复网加强的改良手术对其进行根本的治疗，术后暂停腹透，改行血透，12 ~ 14 天后可继续腹透，有条件者可改行 NPD 减少疝的复发。

九、胸腔积液

（一）**发生原因**

1. 体内水分过多　尿毒症病人腹透超滤下降，或饮食控制不良可致胸水增加，多为双侧的漏出液。

2. 合并结核性胸膜炎　尿毒症病人机体抵抗力较差，结核发生率明显高于常人。

3. 获得性或先天性胸 - 腹交通　由于横膈先天性交通或腹透液注入腹腔使腹内压增加横膈的薄弱处破裂所致。由于胚胎发育因素，胸腹交通在右侧，多与左侧膈肌有心包覆盖有关。

（二）**临床表现**

症状可轻可重，胸腔积液量少时可无症状，或仅有轻微呼吸困难，易被忽视。胸腔积液多时，可表现为胸部胀满，呼吸困难，单侧胸水时，病人常述卧向患侧可使呼吸困难减轻。还可出现胸痛，体重增加，血压降低，部分病人可出现张力性胸水，严重时可引起血流动学紊乱。胸部定位照片可见患侧致密影。

（三）**预防及处理**

1. 暂停腹透，改为血透或改 CAOD 为 IPD，并减少透析液用量，透析时取坐位或半坐卧位。

2. 行胸腔穿刺或胸腔闭式引流，以改善呼吸功能。

3. 行胸腔粘连术，可使用四环素、自体血（40ML）OK - 432 等胸腔注射，使横膈缺陷闭合。

4. 必要时手术修复缺陷的横膈。

十、腰背痛

（一）发病原因

1. 腹透液引起腹腔内压力增加，站立时脊柱前突，对下腰背部肌肉是一种负荷，使腰背部肌肉疲劳。

2. 用自动循环腹透装置注入透析液时，可能会引起空气的注入，急性气腹可引起持续性肩背部疼痛。

3. 原有腰椎退行性病变或代谢性骨病及椎间盘疾患在腹内压增加后复发。其他脊柱外疾病如肥胖、腹肌薄弱及髋部关节炎等，也可引起腰背部的疼痛。

（二）临床表现

腰背部疼痛，或有活动障碍，局部可有压痛。

（三）预防及处理

1. 消除引起腰背部疼痛的原因，训练腰部肌肉。

2. 如为气腹引起的腰背部疼痛，可让病人取垂头仰卧位或膝胸卧位，促进气体排出。

3. 对症治疗，局部按摩或理疗，必要时可加用非甾体类抗炎药。

4. 改 CAPD 为 IPD，有条件者可改为 NPD 或 NIPD。

十一、消化不良

（一）发生原因

1. 尿毒症导致胃肠黏膜水肿。

2. 腹腔内容量和压力骤然升高。

3. 腹透时透析液中的葡萄糖经腹膜吸入血管内，导致食欲下降。

（二）临床表现

1. 患者在首次灌入腹透液时出现明显的腹胀不适。

2. 部分病人出现食欲不振、恶心、呕吐、腹泻等不适。

（三）预防和处理

1. 开始透析时，由 IPD 过渡到 CAPD，从小容量开始，让患者逐渐适应向腹腔内灌入腹透液的过程。

2. 糖尿病病人尽量避免使用高浓度葡萄糖腹透液，可以选择使用含氨基酸透析液。

附　腹膜透析（百特双联系统）操作规程

1. 用物

（1）物品准备：百特双联系统、碘酊帽、蓝夹子、口罩、输液架。

（2）环境准备：透析病房每天消毒两次，操作前清洁工作台面。

2. 步骤

（1）戴口罩并洗手。

（2）从恒温箱里拿出已加温的双联系统，核对腹透液的浓度后，打开外袋，取出双联系统，检查接口拉环、管路、出口塞和透析液袋是否完好无损，如需加药，按医嘱加入透析液内。

（3）取出病人身上短管，确保短管是关闭状态。

（4）拉开腹透液管道接口拉环。

（5）取下短管上的碘酊帽。

（6）迅速将双联系统与短管相连，连接时应将短管朝下，旋拧外管路至与短管完全密合。

（7）用蓝夹子夹住入液上管路。

（8）将透析液袋口的出口塞折断。

（9）悬挂透析液袋。

（10）将引流袋放于低位。

（11）打开短管旋纽开关，开始引流，同时观察引流液是否混浊。

（12）引流完毕后关闭短管。

（13）移开入液上管路的蓝夹子。

（14）慢数 5 秒钟，观察透析液流入引流袋。

（15）再用蓝夹子夹闭出液下管路。

（16）打开短管旋纽开关开始灌注。

（17）灌注结束后关闭短管。

（18）再用蓝夹子夹住入液上管路。

（19）撕开碘酊帽的外包装。

（20）检查帽盖内海绵是否浸润碘酊。

（21）将短管与双联系统分离。

（22）将短管朝下，旋拧碘酊帽盖至完全密合。

（23）称量透出液。

（24）取下蓝夹子，丢弃使用过的物品。

（25）做好记录。

（吴惠平　黄旋珠　王维红）

参考文献

1　何长民，张训．肾脏替代治疗学．上海：上海科学技术文献出版社，1999.

2　沈清瑞，叶任高，余学清．血液净化与肾移植．北京：人民卫生出版社，1999.

3　林善锬．主编．当代肾脏病学．上海：上海科技教育出版社，2001.

4　关广聚，时一民．临床血液净化学．济南：山东科学技术出版社，2003.

5　佐中孜，秋叶隆．透析疗法．北京：军事医学科学出版社，2000.

6　刘伏友，彭佑铭．腹膜透析．北京：人民卫生出版社，2000.

7　于频．系统解剖学．北京：人民卫生出版社，1999.

8　张镜如，乔健天．人体解剖学．北京：人民卫生出版社，2000.

9　吴伟英，彭保，蔡志强，等．介绍一种透析血路管预充装置．现代护理，2001，7（3）：61.

10　王宇洁．血液透析中四肢浅动脉穿刺体会．山西临床医药杂志，2001，10（7）：485.

11 刘畅，邢燕，徐丽萍，等．慢性肾功能衰竭血液透析中常见并发症的防治．航空航天医药，2002，13（2）：98～99.

12 王伟，何学万，郭宗琳，等．3960 例次血液透析急性并发症观察和体会．职业卫生与病伤，2000，13（4）：243～244.

13 钟宇芳，王饶萍，刘米霞．慢性血液透析患者血管通路感染的原因分析及护理对策．护士进修杂志，2001，16（3）：227～228.

14 辛爱利，王亚峰，莫凤兰．血液透析血管通路的保护．护士进修杂志，1997，12（3）：8～9.

15 马麟麟．血液透析疗法与技术有关的并发症及急性并发症的防治．中国医师杂志，2000，2（7）：388～389.

16 彭佑铭，刘伏友，陈星，等．309 例腹膜透析置管经验．湖南医科大学学报，1995，20：89～90.

17 钟运，路石．老年人腹膜透析腹内压增高相关性并发症的临床研究．肾脏病与透析肾移植杂志，1998，4（7）：342～344.

18 钟儒．用腹膜腔 CT 评价持续不卧床腹膜透析的非感染性并发症．国外医学．内科学分册，1998，9（25）：413.

19 李志坚，郑勋华．腹膜透析的并发症及其防治．新医学，2000，31（9）：553～554.

20 赵春玲，魏惠玲．慢性肾功能衰竭腹膜透析并发症的中医护理．甘肃中医，2001，2：49～50.

21 汤善芳．慢性腹膜透析时的器械原因并发症．国外医学．内科学分册，2001，3（28）：126.

22 钟卓衡．腹膜透析 62 例主要急性并发症及处理．汕头大学医学院学报，2002，1（15）：41～42.

23 梁业梅．单联和双联系统腹膜透析并发症的比较．广西医科大学学报，2002，7（19）：63～64.

24 李海坚，唐蓉，吴湛宇．腹膜透析置管经验及并发症的处理．海南医学，2003，2（14）：47～48.

25 于树青，怡慧敏，李海霞．家庭腹膜透析的培训及并发症的简单处理．武警医学院学报，2003，3：223.

第二十章　光照疗法操作并发症

光照疗法（phototherapy）（简称光疗）是一种降低血清未结合胆红素的简单易行的方法。1953 年 Cremer 等首次报道黄疸新生儿暴露在日光或人工光线下，能使未结合胆红素降低。这一发现当时并未引起重视。直到 1968 年 Lucey 对早产儿进行了临床对照试验，证实了它的疗效且无严重副作用，以后开始普遍使用。

第一节　光照疗法的基本知识

一、光疗原理

胆红素能吸收光线，以波长 450～460nm 的光线作用最强，由于蓝光的波长主峰在 425～475nm 之间，故有人认为是人工照射的最好光源。而今 Vecchi 等则认为波长超过 500nm（绿光）时仍十分有效。绿光波长主峰在 510～530nm 之间，故也有人认为绿光有一定作用。胆红素另一吸收峰在 230～300nm 之间，这已属于紫外线波段，易产生副作用，不宜使用。光照对未结合胆红素比对结合胆红素的作用大 2～3 倍。未结合胆红素在光的作用下发生变化，可使未结合胆红素 Z 型（脂溶性）转化为异构 E 型（水溶性），这些异构体属水溶性，可经胆汁排泄到肠腔，或从尿内排出，从而使血清胆红素浓度降低。近来又发现光红素比 E 型更易溶于水，且不再回逆至 Z 型，光疗的作用部位在皮肤的浅层组织，因此光疗后皮肤黄疸的减轻并不表示血液中胆红素的相应下降，必要时需抽查。

二、光疗指征及适应证

若以 Sathe 改良法（毛细血管法比该法略高 17～34μmol/L 即 1～2mg/dl）为准，则具体指征如下：

1. 凡患儿总胆红素在 204～255μmol/L（12～15mg/dl）以上者。
2. 若早期出现黄疸（生后 36 小时内）并进展较快者和低体重儿有黄疸者指征可放宽。
3. 若产前已知胎儿为 Rh 溶血病，出生后黄疸一旦出现即可进行光疗。
4. 在换血前作准备工作时应争取光疗，在换血后仍应继续进行，以减少换血后胆红素的回升。

光疗只适用于未结合胆红素增高者。光疗只是治标，不是治本。但不失为治疗高胆红素血症的一项重要措施。它适用于各种原因引起的新生儿高未结合胆红素血症，如同族免疫性溶血病（母婴 Rh、ABO 血型不合），葡萄糖－6－磷酸脱氢酶（G－6－PD）缺陷，感染，血肿，Crigler－Najjar综合征等等。光疗不能替代换血疗法，但在一定程度上可减少换血次数。

三、光疗的方法

（一）单面光疗法（简称单光）

用20瓦或40瓦蓝色或绿色荧光灯6～8支，呈弧形排列于上方，灯管间距约2.5cm，灯管距患儿正面皮肤35cm左右，患儿裸体睡于中央。天冷可睡于暖箱内照光，但应去掉有机玻璃箱盖，以增加蓝光（绿光）照射强度。天热可于四面通风的暖箱内或木床上进行光疗。患儿周围环境温度应控制在30℃左右，尿布只垫在肛门后至耻骨上方，不宜过厚。

（二）双面光疗（简称双光）

即患儿睡在透明玻璃或无色透明有机玻璃上，在患儿上下方均有蓝色（绿色）荧光灯，下方距离玻璃板可以缩短至20cm左右，因下方距离缩短并不影响操作，亦不影响视线，而光照射到皮肤的强度明显增加，以使玻璃板达到适宜温度为好。若灯管太近，则玻璃板太热，现国内已有产品供应。目前一般均采用双光，因其疗效好。对于下列情况亦可采用单光：

1. 早产儿皮下脂肪少者（因受压皮肤易有破损）。
2. 脊椎后突畸形者。
3. 特别好动者（皮肤易磨损）。

四、光疗照射时间和剂量

光疗总瓦数为200～400W，分连续或间断照射，后者照6～12小时后停止2～4小时再照，也有照8～12小时后停16小时或12小时，不论何法，应视疾病病情而定。若为Rh溶血病或黄疸较重的ABO溶血病则照光时间延长，一般要48～72小时，甚至更长。而一般高胆红素血症，大多数只需24～48小时即可获得满意效果。有的研究认为连续或间断照射疗效相同，后者可减少副作用。

五、影响光疗效果的因素

（一）增加皮肤暴露面积可提高疗效

因为光疗是通过体表接受光的照射而使体表组织间隙中的胆红素得到光分解，从而降低胆红素。所以必须尽可能暴露小儿皮肤，使之与蓝光（绿光）有较大接触面积。因此：①光疗时四肢舒展的姿势效果较卷缩者为高；②小儿洗浴后不要扑粉；③尿布面积要小。单光时要每隔2～4小时翻身一次，使背部皮肤能轮流照射。为增加侧面的照射强度，可在一侧加装蓝光（绿光）灯1～2支。若是用双光则不必翻身。

（二）器材及光源安装

光源有许多种（表19－1）其中以特殊蓝光最常用，有人认为蓝光加绿光疗效最佳。

白光之所以有效，是因为白光含有一定比例的各种色彩的光谱，而其能降低胆红素主要是白光中的蓝光波段起作用，但这段蓝光波峰较低，因此疗效较差。至于蓝光的强度，与其总功率有关。近年发现绿光也有很好的疗效（白光的疗效也有绿光的作用）。可见光穿入皮肤的深度是随着波长增加而增加，所以波长大于500nm的光在人体更为有效。这也是绿光疗效较满意的原因。

表19-1　光疗时所使用的荧光灯的光谱发射特征

灯的类型（nm）	波长范围（nm）	主峰位置
日　光	380～700	550～600
冷白光	380～700	550～600
蓝　光	335～600	425～475
特殊蓝光	420～480	420～480

（三）灯管与小儿的距离与疗效亦有一定关系

经测定在上方为8只20瓦的荧光灯中，玻璃板距上方灯管45cm时，其照射强度为250英尺烛光，距40cm时为320英尺烛光，缩短5cm即增加70英尺烛光。但距离太近可影响护理操作，且小儿易发热及脱水。所以上方灯管与玻璃板之距离以40cm左右为好。但在双光中下方灯管与玻璃板之距离可以缩短20～25cm。

在光源上方或下方装有反光设备（如白漆、银白色铅皮等）可以增加光源的强度，裂隙式荧光灯（特制），反光性较强。在光疗装置四周若围以白布（至少三面）则可使320英尺烛光的亮度提高到425英尺烛光左右。光疗安装呈一弧度，使光源以垂直或接近垂直方式照射到患儿皮肤，因垂直光线距离最短。

（四）灯管寿命与疗效

蓝色荧光灯照射强度的衰减比白色荧光灯快。有人认为使用200小时后需调换新灯管，也有人认为可使用到2000小时。上海国际和平妇幼保健院观察，灯管使用不满454小时的单光，每照射24小时，总胆红素下降70.45μmol/L（4.12mg/dl），再继续使用312小时，每照射24小时，总胆红素只下降59.17μmol/L（3.46mg/dl），光疗疗效降低16%左右。上海第一妇婴保健院蓝光灯管使用300小时后，经复旦大学电光源实验室测定，蓝光能量减少20%，900小时减少35%，2000小时后约减弱45%。20瓦比40瓦衰减得稍快。由于有机玻璃更能透过蓝光，因此在有条件的地方最好以有机玻璃作双光时之床板为妥。单光时暖箱盖不论是否为有机玻璃以开盖疗效较好。

（五）其他

患儿是否便秘亦影响疗效，因光疗后所形成的胆红素E型，经胆道排泄入肠腔后，如不及时排出，又可转变成胆红素Z型，并经肠壁吸收，不利于血清胆红素的下降。

六、光疗的疗效

如上所述，影响光疗效果的因素较多，要求医务人员合理照光，光疗的效果首先取决于波长的范围，要选择合适的光源；其次是光的强度，根据患儿的情况，采用单光或双光。

现经过大量临床实践，光疗的疗效已被肯定，光疗后血清胆红素的降低程度与治疗前浓度的高低有关，治疗前其浓度愈高者，程度愈明显，因此在光疗开始的第一天疗效最佳，双光效果虽好，但不能达到单光的两倍。应当指出，在溶血病进展较快阶段，光疗后的第一天，总胆红素可以继续上升，因光疗不能阻止溶血，切勿误认为无效，若血清总胆红素上升不快，未超过换血指标，仍可继续光疗。如达到换血适应证，必须换血。

（罗伟香）

第二节 光照疗法操作并发症

光照疗法是新生儿高胆红素血症的辅助治疗方法，主要作用是使血清间接胆红素经光氧化分解为直接胆红素，而易于经胆汁和尿液清除。临床上由于操作者的技术水平、光疗本身的化学反应及光疗装置的质量等原因，可产生一些并发症，如：发热、腹泻、皮疹、核黄素缺乏与溶血等等。本节将分别进行叙述。

一、发热

（一）发生原因

1. 荧光灯的热能所致。
2. 光疗装置通风不良。
3. 天气炎热。

（二）临床表现

为最常见的现象之一，体温常达 38～39℃，有时达 39℃以上，出汗、烦躁、哭闹、周身皮肤潮红、尿少，极少引起惊厥。

（三）预防及处理

1. 调整灯管与小儿的距离，经测定在上方为 8 只 20 瓦的荧光灯中，玻璃板距上方灯管 45cm 时，其照射强度为 250 尺烛光，距 40cm 时为 320 尺烛光，缩短 5cm 即增加 70 尺烛光。因此，上方灯管与玻璃板之间距离以 40cm 左右为宜。在双光中下方灯管距离与玻璃板之间距离可以缩短到 20～25cm。

2. 光疗时室温保持在 30℃左右，巡回时注意纠正。每小时记录箱温一次，保持箱温在 30～33℃。

3. 天热时可将光疗装置放在通风处如走廊、门口、窗旁等。

4. 应用 BILIBED 婴儿蓝光床（称新式）。因为新式蓝光床光源为冷光源，患儿体温波动小，大大减少了箱内外温差过大而引起的发热。

5. 光疗时每小时测体温、呼吸一次，患儿体温维持在 36.5～37.5℃，光疗结束后每 4 小时测体温一次，连续观察 2 天。超过 38℃作降温处理，以物理降温为主。当体温超过 39℃时可用温水浴或温水擦浴，水温为 33～35℃，擦浴部位为前额、四肢、腹股沟及腋下，忌用酒精擦浴。各种退热药在新生儿期易产生毒性作用，或药物剂量稍大，引起虚脱，在新生儿期应慎用。

6. 如室温过高时，患儿有发热，可拉开光疗器侧窗，也可在水盒中加冰。有条件还可以开空调降温。

二、腹泻

（一）发生原因

1. 光疗分解产物经肠道排出时刺激肠壁引起。

2. 光疗时可增加肠蠕动 50%，食物通过肠道加快，加上乳糖吸收不良，胆酸盐排泄增多，导致腹泻排稀绿便，大便水分丢失增加 2 倍 ~3 倍，排氯、钠、钾增多。

（二）临床表现

亦为常见，大便稀薄呈绿色，每日约 4 ~5 次，最早于光疗 3 ~4 小时即可出现。

（三）预防及处理

1. 注意补充水分，除保证输液量外，每小时给患儿喂水或母乳 10 ~ 20ml，尽量减少患儿水分丢失。

2. 注意患儿皮肤护理，新生儿皮肤柔嫩，大小便刺激皮肤易引起红臀，因此要及时更换尿布，清洗后再涂上鞣酸软膏保护，预防红臀出现。

3. 记录 24 小时出入量，每日测体重一次。

4. 一般情况下，轻症不予处理，停止光疗后腹泻很快停止；重症可改去乳糖奶方。

三、皮疹

（一）发生原因

原因尚不明，可能与光照射和血小板减少有关。

（二）临床表现

光疗 1 ~24 小时即可出现，表现为斑丘疹、色素沉着或瘀点，分布于面部，躯干及下肢，持续数小时，消失后可再度出现。

（三）预防及处理

1. 调整灯管与小儿的距离，上方灯管与玻璃板之距离以 40cm 左右为宜。在双光中下方灯管距离与玻璃板之距离可以缩短到 20 ~25cm。

2. 光疗前先洗澡，清洁皮肤，减少感染。光疗结束后再次进行全身沐浴或抹身。

3. 停止光疗后皮疹很快消退，不留痕迹，一般不需特殊处理。

4. 因光疗可致血小板减少，应检测血小板。

四、核黄素缺乏与溶血

（一）发生原因

1. 光疗超过 24 小时，可以造成机体内核黄素缺乏。核黄素吸收光线高峰在 450nm，这正是蓝光对胆红素起作用的最大光谱。因此胆红素与核黄素同时分解，造成核黄素缺乏。

2. 由于核黄素水平降低，影响了黄素腺嘌呤二核苷酸（FAD）的合成，导致红细胞谷胱甘肽还原酶（GR）活性降低（GR 是以 FAD 为辅酶的黄素蛋白酶）可使溶血加重。

（二）临床表现

核黄素缺乏主要表现为口角炎：口角部湿润、发白、糜烂，渐发生裂缝、裂隙，表皮剥脱，形成溃疡；唇炎：上下唇缘的全部黏膜可呈鲜艳的绯红色，唇部纵裂增多，有时张大口或哭时即裂缝出血；舌炎；增生性结膜炎：畏光、流泪、烧灼感或痒感；脂溢性皮炎。溶血主要表现为光疗黄疸反跳明显，贫血加重，或出现血红蛋白尿。

（三）预防及处理

1. 光疗同时和光疗后短期补充核黄素可防止继发于红细胞 GR 活性降低所致的溶血。

剂量为光疗时核黄素5mg，每日三次口服，直到光疗结束，改为每日1次，连服3日。

2. 已发生核黄素缺乏时，可肌注核黄素每日5～10mg，同时给予复合维生素B片剂。

3. 出现溶血者，根据病情程度进行处理，程度较轻者，动态观察血红蛋白的变化；贫血较重，有输血指征时应予以输血治疗。

五、青铜症

（一）发生原因

1. 患儿在光疗前就有肝功能障碍。

2. 由于胆汁淤积，照光后阻止了胆管对胆红素光氧化产物的排泄。

（二）临床表现

患儿皮肤呈青铜色，血及尿呈暗灰棕色。

（三）预防及处理

1. 重度黄疸患儿如血胆红素 >427.5μmol/L 往往发生胆汁淤积，在光疗前必须测结合胆红素，如 >68.4μmol/L，可引起青铜症，不能继续光疗。

2. 在光疗过程中，加强巡视，注意患儿全身情况，一旦发现有皮肤青紫者，及时停止光疗，并做好记录。青铜症一般不需作特殊处理，停止光疗后，可以逐渐消退，但时间较长。

六、低钙血症

（一）发生原因

原因尚不明确，可能为光疗导致维生素D减少，影响钙、磷代谢，从而出现低钙血症。

（二）临床表现

一般无临床症状，严重者可以引起呼吸暂停、抽搐、青紫甚至危及生命。

（三）预防及处理

1. 光疗期间注意监测血清钙离子浓度。

2. 出现低钙血症及时停止光疗，一般可以得到恢复。

3. 低钙严重者，口服或静脉给药补充钙剂。

七、贫血

（一）发生原因

1. 母婴血型不合溶血症患儿接受光照后可能继续有贫血现象，是因抗体的继续存在。

2. 光疗时核黄素被氧化，使红细胞内核黄素水平降低，从而使辅酶Ⅱ的产生受抑制，导致G－6－PD及谷胱甘肽还原酶活性减低加重溶血，使G－6－PD缺陷患儿贫血加重。

（二）临床表现

皮肤黏膜苍白，黄疸反跳等。

（三）预防及处理

1. 及时停止光疗。

2. 观察贫血的程度，监测血红蛋白浓度，轻症不需特殊处理；贫血严重者，予以输血。

八、体温过低

（一）发生原因

1. 在寒冷季节，室温过低。

2. 低出生体重儿，由于保暖不够，引起低体温。

3. 由于新生儿中枢神经系统发育尚未健全，体温易受外界环境的影响，特别是裸露，如箱温过低易发生体温过低。

（二）临床表现

反应减弱，吞咽动作不协调，喂奶时易发生呕吐、误吸，呼吸、心率变慢，肢端皮肤凉，易合并各种感染等。

（三）预防及处理

1. 光疗时每小时记录体温、呼吸，同时记录箱温，应保持箱温为 30～33℃，患儿体温维持在 36.5～37.5℃，光疗结束后每 4h 测体温一次，连续观察 2d。

2. 在寒冷的季节，应提高室温以提高箱温。

3. BILIBED 蓝光床为单面照射，配有一层透明性极好的柔软床垫（一种无色厚软的塑料布）和睡袋，可根据环境温度给患儿适当的包裹进行保暖。

4. 应用毯式黄疸光疗仪进行光疗，将光垫紧贴患儿背部或胸部，主机置于温箱外，这样既能使患儿生活在适宜的环境中，又能进行黄疸治疗。

5. 如经上述处理，患儿体温仍过低，应通知医生停止光疗。

6. 已发生体温过低者，最主要是逐渐复温。常用方法是先将患儿放入 26～28℃暖箱中，每小时提高箱温 1℃，直至 30～33℃，通常要求在 12～24h 内将体温恢复至正常。在复温过程中注意补充能量，限制液体入量，纠正酸中毒和微循环障碍以及用抗生素防治感染。

九、呕吐

（一）发生原因

新生儿胃容量较小，食管较松弛，胃呈水平位，幽门括约肌发育较好而贲门括约肌发育较差，肠道蠕动的神经调节功能及分泌胃酸及蛋白酶的功能较差。由于光疗时改变了原来舒适的环境，使患儿特别容易烦躁、哭吵，从而易发生呕吐。

（二）临床表现

患儿呕吐为非喷射状，呕吐物为奶水或乳块等。

（三）预防及处理

1. 把患儿头偏向一侧，清除口、鼻腔内乳汁，注意呕吐情况，防止误吸造成窒息。

2. 对于烦躁不安患儿，予以镇静剂，如苯巴比妥。

3. 照射期间患儿呕吐，应通知医生及时从静脉补液，以防脱水。

十、皮肤破损

（一）发生原因

1. 光疗时患儿全身裸露，指甲超出指端，活动时易划破脸及前胸的皮肤；双足反复与床平面有机玻璃摩擦，可使外踝皮肤擦伤；下肢活动度大，易与尿垫固定胶贴摩擦，擦伤大腿前侧皮肤。

2. 由于光疗时水分摄入增加，患儿大小便也明显增加，新生儿皮肤柔嫩、大小便刺激皮肤易引起红臀。

3. 光疗时改变了原来舒适的环境，使患儿特别容易烦躁不安、哭吵、出汗，导致患儿活动增加，皮肤摩擦次数增多。

4. 特别瘦小的患儿，因光疗时骶尾部长时间压迫或磨擦，易引起皮损。

（二）临床表现

患儿脸部及前胸皮肤划伤、外踝皮肤擦伤、双大腿前侧及骶尾部皮肤擦伤、红臀等。

（三）预防及处理

1. 光疗前剪短指甲，包裹患儿手足，防止抓破皮肤。包裹时不宜太紧，以免影响循环。可选用薄型尼龙小袜子，包扎时将袜子套在手上，用纸胶布固定，再将多余的袜筒翻转。足踝包扎时将小袜子兜住足跟，系于踝关节前侧，暴露足趾，便于观察趾端循环。

2. 及时更换尿垫。清洗后臀部再涂上鞣酸软膏保护，预防红臀出现。尿垫固定时胶贴要尽量向上向中间粘贴，特别不安静的患儿可前后反过来使用，固定胶贴于背部。

3. 光疗前先洗澡，清洁皮肤，减少感染。光疗结束后再次进行全身沐浴或抹身，并检查全身皮肤有无破损及炎症。

4. 对于特别瘦小的患儿，可改用单光照射，或光疗过程中采取俯卧位。

5. 应用 BILIBED 蓝光床，因这种新式蓝光床上配有一层透明性极好的柔软床垫和睡袋，可以摆脱患儿使用旧式蓝光床必须全身裸露、带眼罩在有机玻璃床上接受治疗的方式，从而避免了患儿因恐惧不安、哭闹烦躁造成的皮肤破损。

6. 已发生皮肤破损者，伤处可外涂 2% 碘酊溶液消毒，然后用无菌纱布包扎。出现红臀者，勤换尿布，勤清洗，局部外涂鞣酸软膏，用 TDP 治疗仪理疗。

7. 对于营养不良出现低蛋白血症者，可静脉输注白蛋白或血浆。

十一、眼和外生殖器损伤

（一）发生原因

1. 由于医护人员粗心大意，光疗时未给患儿遮挡眼睛和外生殖器。

2. 光疗时患儿烦躁不安，将遮挡眼睛和外生殖器的用物扯脱。

（二）临床表现

眼损伤主要表现为：球结膜充血、角膜溃疡、视网膜损伤等；生殖器损伤主要表现为：破坏生殖细胞等。

（三）预防及处理

1. 加强医护人员责任感，光疗前仔细检查患儿眼睛及外生殖器遮挡情况。

2. 光疗过程中，严密观察患儿有无哭吵、烦躁不安等情况。

3. 光疗时必须用黑眼镜（或黑纸、黑布）保护新生儿眼睛，并用尿布遮住会阴部。

4. 应用毯式黄疸光疗仪或 BILIBED 蓝光床，此类光未投照到患儿头部，对患儿眼睛无任何刺激，避免了光疗造成的眼睛损伤。

5. 一旦出现损伤，立即停止光疗。

6. 发生眼损伤者，进行对症处理，局部应用滴眼液。

附一　蓝光箱使用操作规程

1. 用物准备

（1）蓝光箱、蓝光照射卡。

（2）根据需要备黑眼镜（或黑布、黑纸）、尿布。

2. 操作步骤

（1）接通电源，打开蓝光管开关，检查蓝光管是否全亮及有否蓝光亮度不够。

（2）待箱内温度升至 30～32°C 时，将患儿放于箱内，尽量让皮肤接触光源。

（3）在使用过程中，如箱温过高或患儿发热，可打开冷却开关及打开周边玻璃门通风散热。

（4）箱温过低时检查蓝光管是否不亮，或是否周围温度过低而箱门打得太开，并作相应的处理。

（5）填好蓝光照射卡。

3. 注意事项

（1）光疗器箱温直接影响患儿体温，故必须保持箱温恒定，但要以患儿体温变化为依据。

（2）蓝色荧光管照射强度比白色荧光管衰减快，20 瓦比 40 瓦衰减更快，使用 2000 小时后，能量减弱 45%，因此每次照射后应做记录，超过 2000 小时应更换灯管，以免影响疗效。也可用蓝光辐照计测功率 $<200\mu W/cm^2$ 时必须更换灯管。

（3）照射期间如患儿进食量不足，呕吐，应通知医生及时从静脉补液，以防脱水。光疗时不显性失水增加，每日液体入量应增加 25%，并应监测尿量。

（4）应详细记录箱温、体温、呼吸、脉搏、进食量、大小便次数。密切观察全身情况，有无呕吐、发绀、皮疹及大便性状。密切观察病情变化，如患儿反应低下，尖叫，抽搐，皮肤黄疸加深或黄疸无明显消退，应通知医生进行处理。

（5）蓝光可引起视觉损伤，故护理人员要戴茶色眼镜，患儿要戴眼罩，以阻断蓝光对眼的照射。

（6）光疗的作用部位在皮肤的浅层组织，光疗可降低皮肤黄疸的可见度，不代表血胆红素相应下降程度，需每 12～24 小时监测血胆红素一次。

（7）开蓝光箱时先开电源，后开蓝光灯；关蓝光箱时先关蓝光灯，再关电源。

附二 蓝光光疗床使用操作规程

1. 用物准备

（1）蓝光光疗床、蓝光照射卡。

（2）蓝光光疗毯、尿布。

2. 操作步骤

（1）将蓝光光疗床放于有床栏的婴儿床上。光疗床的周围必须有足够的空间散热，不得少于 $20cm^2$（或光疗床与婴儿床间的空隙必须放得下一支铅笔或钢笔）。

（2）根据光疗床上的婴儿图案，将蓝光光疗毯对应固定在光疗床上。

（3）为患儿穿好尿布（尿布垫在肛门后至耻骨上方），其他部位裸露，放入蓝光光疗毯。患儿的头部正对光疗床上婴儿图案的头部。患儿的体位最好取仰卧位。由于光疗床有足够的亮度，婴儿取仰卧位即能取得良好的疗效，不必翻身，同时仰卧位也能避免较烦躁的患儿擦伤膝盖。

（4）接通电源，蓝光管亮。接通电源后，可用“START/STOP”按钮控制蓝光管的开关。

（5）按下“START/STOP”按钮 15 秒，使“h”计时器显示的数字变为“0”，计时器自动计算本次光疗的时间。

（6）患儿出蓝光后，必须清洁光疗床，可用湿抹布清洁，也可用酒精进行消毒，不能用含甲醛的消毒剂进行消毒。蓝光光疗毯用 250mg/L 有效氯消毒液浸泡 30 分钟，清洗后放于阳光下晒干。

3. 注意事项

（1）计时器“Total h”显示的数字为光疗床使用的总时数，可用于决定是否该更换蓝光管。一般蓝光管使用 1500 小时后必须更换。

（2）该蓝光光疗床不能在温箱中使用。

（罗伟香　吴惠平）

参考文献

1 金汉珍，黄德眠，官希吉．实用新生儿学．第二版．北京：人民卫生出版社，1997.

2 诸福棠，吴瑞萍，胡亚美．实用儿科学．第四版．北京：人民卫生出版社，1993.

3 张家骧，魏克伦，薛辛东．新生儿急救学．第一版．北京：人民卫生出版社，2001.

4 魏克伦，陈克正．新生儿临床手册．第一版．广东：广东科技出版社，1998.

5 于艳霞，李红．蓝光疗法在新生儿黄疸中的应用及护理．吉林医学，1999，205：314.

6 王瑞英，金姚珍，魏丽．新生儿黄疸光照疗法的护理问题及对策．实用护理杂志，1999，15（9）：31～32.

7 牟园芬．蓝光毯与蓝光箱治疗新生儿黄疸的疗效比较．护士进修杂志，2001，16（11）：814～815.

8 王琳，赵萍，黄绍敏，等．毯式黄疸治疗仪治疗新生儿黄疸的疗效观察．中华儿科杂志，1998，362：117.

9 于亚滨．不同光疗方法治疗新生儿黄疸疗效观察．河北医学，1999，5（10）：46～47.

10 周晓王，许植之，张万霞，等．新生儿高胆红素的病因与防治探讨．新生儿杂志，1997，12（4）：161.

11　赵萍，王琳，黄绍敏．三种黄疸光疗仪的疗效比较．医学新杂志，2000，10（2）：100～104.

12　蒋梅秀．新生儿高胆红素血症蓝光治疗的护理．桂林医学院学报，1997，10（1）：115～116.

13　顾晓慧，陈羲，柴丽，等．早产儿黄疸蓝光治疗护理．实用护理杂志，1996，14（9）：391～392.

14　傅江媛．新式蓝光床用于新生儿高胆红素血症．中华护理杂志，1999，34（7）：434.

15　黄德珉．如何降低早产儿新生儿高胆红素血症的发病率、病死率和致残率．中华儿科杂志，1996，5（4）：166～167.

16　涂自良，蔡桂香，陈宝芳，等．光疗对新生儿黄疸患儿 DNA 损伤性研究．中国优生与遗传杂志，1999，7（4）：41.

17　Kappas A. A method for interdicting the development of severe jaundice in newborns by inhibiting the production of bilirubin. Pediatrics, 2004, 113（1 pt 1）：119～123.

18　Chou SC, Palmer RH, Ezhuthachan S, et al. Management of hyperbilirubi－nemia in newborns：measuring performance by using a benchmarking model. Pediatrics, 2003, 112（6 pt 1）：1264～1273.

19　Maisels MJ, Watchko JF. Treatment of jaundice in low birthweight infants. Arch Dis Child Fetal Neonatal Ed, 2003, 88（6）：F459～463.

20　Watchko JF, Maisels MJ. Jaundice in low birthweight in infants：pathobiology and outcome. Arch Dis Child Fetal Neonatal Ed, 2003, 88（6）：F455～458.

21　Ebbesen F, Agati G, Pratesi R. Phototherapy with turquoise versus blue light. Arch Dis Child Fetal Neonatal Ed, 2003, 88（5）：F410～414.

第二十一章　换血疗法操作并发症

换血是治疗早期新生儿重症高未结合胆红素最迅速而有效的方法，被列为急救措施之一，稍有延误可危及生命或致残。主要用于重症母婴血型不合溶血病，因可迅速换出血中游离未结合胆红素、抗体和致敏红细胞，减轻继续溶血，提供白蛋白，防止核黄疸，同时可纠正贫血，防止心力衰竭。也可用于重症感染合并黄疸者，如新生儿败血症，换血可同时清除致病菌及毒素，据统计，换血后血液的白细胞总数普遍接近正常，细菌培养阳性者换血后全部转为阴性，旧血换出率可达88%，血中毒物已大部分被清除，病情恢复迅速。还可用于新生儿呼吸窘迫综合征、新生儿弥漫性血管内凝血、静脉血栓形成、肺出血、坏死性小肠炎和药物中毒等。国内限于医疗技术、设备条件及血源困难（Rh阴性血），在基层尚难普遍开展。自70年代初开展光疗以来，需要换血的病例已明显减少，尤其是对高危儿进行预防性光疗后，胆红素已很少达到换血标准，但对于严重新生儿溶血病仍需通过换血进行治疗。换血疗法大大减少了患儿死亡率，一次换血后组织内的胆红素可再次进入血浆，加上骨髓或脾脏中致敏红细胞的分解以及换入红细胞的衰老死亡，可使血清胆红素再次升高或超过第一次换血前的浓度。在这种情况下可按换血指征再次换血。

第一节　换血疗法的基本知识

一、新生儿溶血病的换血指征

1. 产前诊断基本明确而新生儿出生时脐带血血红蛋白低于120g/L（12g/dl），伴水肿、肝脾肿大、心力衰竭者。

2. 血清总胆红素超过342μmol/L（20mg/dl），且主要是未结合胆红素者。

3. 凡有早期核黄疸症状者，不论血清总胆红素浓度高低都应考虑换血，因为核黄疸的发生与否，除血清总胆红素量有关外尚有其他因素参与。

4. 早产儿及前一胎病情严重者需适当放宽换血指征。因早产儿有较多促进发生核黄疸的因素。前一胎有死胎，全身水肿、严重贫血等病史者，此胎往往也较严重。生后数天也可作为换血的参考，生后已一周以上，无核黄疸症状者，即使血清总胆红素达327.5μmol/L（25mg/dl），而其中直接胆红素占85.5μmol/L（5md/dl）以上，也可先用其他方法治疗。

5. 生后2周内，红细胞压积（HCT）<75%（毛细血管法），血红蛋白（Hb）>220g/L，红细胞计数（RBC）>7.00×10^{12}/L，且具有临床有关症状者。

二、血液的选择

（一）Rh 血型不合时

Rh 血型不合时，应该采用和母亲相同的 Rh 血型，而 ABO 血型不合时用与新生儿同型或 O 型血。在 Rh（抗 D）溶血病无 Rh 阴性血时，不得已亦可用无抗 D（IgG）的 Rh 阳性血，但用 Rh 阳性血液换血时，由于换入的血液又可被 RhIgG 破坏而影响效果，但 Rh 阳性血至少也能换出相当量的胆红素及抗体，同时它因消耗游离的 Rh 抗体能使溶血过程较快结束。

（二）ABO 血型不合时

ABO 血型不合时，母亲是 O 型，新生儿是 A 型或 B 型，最好采取 AB 型血浆和 O 型红细胞混合后换血，也可选用抗 A 及抗 B 效价不高的 O 型血液。否则有时会使受血者发生溶血性输血反应。

胎儿所有抗 Rh、抗 A 或抗 IgG 都来自母体，故换血用的血液应该与母亲血清无凝集反应。有关换血血液的选择次序见表 21－1。

表 21－1　新生儿溶血病换血血液的选择

新　生　儿	换血的血型选择次序
Rh 溶血病有抗 D 者	1. Rh 阴性、ABO 型同儿
	2. Rh 阴性、O 型血
	3. 无抗 DIgG 的 Rh 阳性、ABO 型同儿
	4. 无抗 DIgG 的 Rh 阳性、O 型血
Rh 溶血病抗 C、E 等者	1. Rh 型同母、ABO 型同儿
	2. Rh 型同母、O 型血
	3. 无抗 C、E 等 IgG 的任何 Rh 型，ABO 型同儿
	4. 无抗 C、E 等 IgG 的任何 Rh 型，O 型血
ABO 溶血病	1. O 型红细胞，AB 型血浆
	2. O 型血
	3. 同型血
不明原因的高胆红素血症	1. 同型血
	2. O 型血

（三）对明显贫血和心力衰竭患儿

对有明显贫血和心衰的患儿，可用血浆减半的浓缩血来纠正贫血和心力衰竭。若时间和条件不许可时，只需在换血时血瓶内插入长针头（采血浆针），进气针头穿过血平面，取血针头可按需要进行调节，要用浓缩血时可直接取下层血细胞。一般换血时，可先取上层血浆后再用下层血细胞，因为血浆中白蛋白先与游离未结合胆红素结合，可换出更多的胆红素，而换血结束时换入较多的血细胞可减少术后贫血的发生。如在换血前一小时静脉注入白蛋白 1g/kg，可使胆红素换出量增加 40%，提高换血效果，但它可使血容量暂时增加，充血性心力衰竭或严重贫血患儿不宜应用。

（四）选用新鲜血

血液应选用新鲜血，先置室内预热，使与体温相接近，库血贮存时间不超过 3 天，若保存较久，游离钾离子增高，可以引起致命的高钾血症。

三、血液的抗凝剂

（一）肝素

肝素抗凝作用强，每 100ml 血，只需加 3～4mg 肝素，大多数新生儿肝素可在 6 小时内分解，但在重症患儿则不能。通常换血后按换血时所用肝素的半量相等的鱼精蛋白中和之，因另外半量肝素已随换血换出或被肝脏代谢，且肝素作用时间短，24 小时内其作用消失，如无鱼精蛋白也可不用。肝素血血糖水平很低，换血时可发生低血糖，每换 100ml 血可通过脐静脉给予 50% 葡萄糖 5～10ml。肝素抗凝血可以避免枸橼酸盐抗凝血所引起的不良影响。故应首先选用。

（二）其他

一般输血常用枸橼酸右旋葡萄糖保养液（ACD 血 100ml 中含枸橼酸钠 2.2g，枸橼酸 0.8g，葡萄糖 2.45g），使用方便，但保养液占血量的 1/5，血液被稀释，换血后贫血不易纠正。换血过程中，枸橼酸及枸橼酸盐可影响电解质及酸碱平衡，引起酸中毒，有人认为血钙水平确有逐渐大幅度地下降，但短时期后，有时不超过 10 分钟又恢复正常。离子钙的降低与 ACD 保养液中枸橼酸盐结合有关。

（罗伟香）

第二节　换血疗法操作并发症

换血疗法是以外来血液置换自身血液的一种方法。它包括全部换血法与部分换血法两种。由于换血疗法是一种侵入性操作，因操作者的技术水平、患儿全身状况及供血质量等原因，常可发生一些并发症，如穿刺失败、血肿、低体温、疾病传播、血栓形成、移植物抗宿主反应、感染、溶血反应、心力衰竭、空气栓塞、电解质紊乱等等，其中穿刺失败、血肿详见第一节注射法中静脉注射操作并发症一节；低体温、疾病传播、血栓形成、移植物抗宿主反应等与输血法操作并发症基本相同，在此不予重复叙述。对于其他并发症本节予以详细叙述。

一、感染

（一）发生原因

1. 换血过程中未严格执行无菌技术操作，或换血操作室空气污浊，不符合有关要求。
2. 穿刺包消毒不彻底或使用了过期的穿刺包。
3. 库存血放置于室温下复温时间过长造成污染。
4. 采用手工抽－推血液换血，反复操作易引起污染。
5. 脐静脉穿刺换血后，脐带未认真处理或纱布污染未及时更换。

（二）临床表现

周围静脉局部表现：穿刺部位红、肿、热、痛等炎症表现；全身表现：寒战、高热、脉速、呼吸急促、头痛、烦躁不安等。脐静脉炎局部皮肤及皮下组织发红、发硬，并发脐炎轻者脐轮与脐周皮肤轻度红肿，可伴少量脓性分泌物；重者脐部及脐周明显红肿发硬，脓性分泌物较多，常有臭味。化验白细胞计数明显增高、核左移，血培养阳性。

（三）预防及处理

1. 换血过程中严格遵守无菌技术操作原则，换血宜在专门设置的换血操作室进行，调节室内温度维持在24℃～26℃，定期行空气消毒。

2. 采用密闭式一次性医用塑料输血管和输液管。

3. 换血过程中，经常巡视，观察患儿情况及输血、输液管道有无松脱等。

4. 库存血可采用血液加温器或温水中复温，如放于室温下，勿超过4小时。

5. 可采用全自动换血疗法、外周动静脉同步换血疗法、血细胞分离机换血疗法等替代手工抽－推血液换血，以减少污染机会。

6. 妥善保护脐静脉穿刺口，换血后脐带包以无菌纱布，倒上消毒过的1∶5000呋喃西林溶液保持湿润。如纱布被污染，立即予以更换。

7. 密切监测患儿体温的变化，体温是监测感染发生的重要指征。

8. 发生脐炎或脐静脉炎者，脐周无扩散者局部用2%碘酒及70%乙醇清洗，每日2～3次，也可用新霉素、杆菌肽等霜剂或油膏。有明显脓液、脐周有扩散或有全身症状者，除局部消毒处理外，可根据涂片结果选用适当抗生素治疗，以后结合临床疗效及药敏试验再决定如何用药。

二、溶血反应

（一）发生原因

1. 供血者和受血者血型不符，造成血管内溶血。

2. 血液贮存过久，血液震荡过剧，血液受到细菌污染，库血复温时，血瓶外加用的水温过高（>37℃）等，均可导致红细胞大量破坏，从而引起溶血。

3. 输血使用普通输液泵，使红细胞受到挤压破坏而导致溶血。

4. Rh因子所致溶血一般在输血后1～2小时发生，也可延迟至6～7天后出现症状。

（二）临床表现

黄疸加深，贫血、血红蛋白尿，同时伴有寒战、高热和呼吸急促和血压下降等症状。严重者，由于大量血红蛋白从血浆中进入肾小管，遇酸性物质变成结晶体，致使肾小管阻塞；又因为血红蛋白的分解产物使肾小管内皮缺血、缺氧而坏死脱落，也可导致肾小管阻塞，患儿出现少尿、无尿等急性肾功能衰竭症状，可迅速死亡。

（三）预防及处理

1. 认真做好血型鉴定和交叉配血试验，采用同型新鲜血，超过3天的库血不能作为置换血。尤其是严重感染及DIC患儿，强调24小时内的新鲜同型血。

2. 加强工作责任心，严格核对患儿和供血者姓名、血袋号和配血报告有无错误。

3. 采血时要轻拿轻放，运送血液时不要剧烈震荡；置换血复温不能超过37℃，以免溶血。严格执行血液保存规则，不可采用变质血液。

4. 输血应用专用输血泵或输液泵。

5. 一旦怀疑有溶血反应发生，立即停止输血，维持静脉通路，及时报告医生。抽取血袋中血液做细菌学检验，以排除细菌污染反应。

6. 其他处理措施见第三章静脉输血法操作并发症中溶血反应预防及处理6～11。

三、心力衰竭

（一）发生原因

1. 换血同时有持续静脉输液，由于输液量过大而引起心脏负担过重。

2. 换血过程中，输血与排血不同步，由于输血速度过快，或排血通道阻塞导致排血速度减慢，使累积入量明显大于出量，导致心力衰竭。

（二）临床表现

患儿出现呼吸困难、气促、紫绀、面色苍白、皮肤发凉、咳嗽、心率>180 次/分，短期肝脏进行性肿大，听诊肺部出现湿性啰音。

（三）预防及处理

1. 换血同时持续输液者，注意调节输液速度，速度不宜过快，液量不宜过多。

2. 换血过程中，严格掌握血流注入及排出速度，注意监测患儿静脉压的变化，经常巡视，避免体位或肢体改变而加快或减慢滴速。一旦换血开始，每隔 10 分钟专人报告一次出量、入量、各自累积量以及血压等，并做好记录，换血主持人则根据报告酌情发出调整指令，专职护士在输液泵上调节输血速度，使出、入量趋于一致，并监测血压保持在正常范围。

3. 发生心力衰竭患儿，立即减慢或停止输血（液），加快排血速度，在病情允许情况下取半卧位。

4. 如发生急性肺水肿给予高浓度的氧气，最好用 50%～70% 酒精湿化后的氧，酒精能减低泡沫表面张力，从而改善肺部气体交换，缓解缺氧症状。

5. 酌情给予强心、利尿剂。

四、空气栓塞

（一）发生原因

1. 由于输血管内空气未排尽，导管连接不严密。

2. 用留置针穿刺时，静脉导管未连接盛有肝素液的注射器，静脉导管开口放置在空气中，患儿哭闹或深呼吸时吸入空气，形成空气栓子。

3. 使用 Diamond 法换血，经脐静脉单通道反复抽－输血液，频繁拨动开关，更换注射器，操作过程中易致空气进入血管。

4. 换血过程中，血液输完后未及时发现，空气进入静脉，形成空气栓子。并随血流进入右心系统和肺动脉。

（二）临床表现

患儿突发呼吸困难、严重紫绀，听诊心脏有杂音。如空气量少，到达毛细血管时发生堵塞，损害较小。如空气量大，则在右心室内将阻塞肺动脉入口，引起严重缺氧而立即死亡。

（三）预防及处理

1. 输血前注意检查输血管各连接是否紧密，不松脱。穿刺前排尽输血管及针头内空气。

2. 留置针的静脉导管端必须连接盛有肝素液的注射器，才能进行静脉穿刺。

3. 采用全自动换血疗法、外周动静脉同步换血疗法、血细胞分离机换血疗法等方法取代 Diamond 法换血。

4. 换血过程中应有专人守护，严密观察输血速度及量，及时更换，输血完成后及时拔针。

5. 已发生空气栓塞者，立即将患儿置于左侧卧位和头低足高位，该体位有利于气体浮向右心室尖部，避免阻塞肺动脉入口，随着心脏的跳动，空气被混成泡沫，分小量进入肺动脉内以免发生阻塞。给予高流量氧气吸入，提高患儿的血氧浓度，纠正缺氧状态；有条件者可通过中心静脉导管抽出空气。

6. 换血过程中，严密观察患儿病情变化，如有异常变化及时对症处理。

五、电解质紊乱

（一）发生原因

1. 换血时使用库存 3 天以上的血液，因红细胞破坏过多引起溶血，导致高钾血症；库血中无氧代谢增加，产生过多乳酸，引起酸中毒；库血血糖水平低，加之换血前患儿需禁食 3 ~4 小时，易引起低血糖。

2. 用枸橼酸钠为抗凝剂的血液换血，枸橼酸钠和血中游离钙结合而使血钙下降。

（二）临床表现

1. 高钾血症：主要是神经肌肉和心脏症状。神经肌肉兴奋性降低，精神萎靡、嗜睡、躯干和四肢肌肉无力，腱反射减弱或消失，严重者呈弛缓性瘫痪。心脏收缩无力，心音减弱，早期血压偏高，晚期血压降低。严重者可发生室速、室扑或室颤，最后心室静止。高钾可致乙酰胆碱释放，引起恶心、呕吐、腹痛。心电图 T 波高尖，底部较窄，呈帐篷样，振幅亦可正常，血清钾浓度 >5. 5mmol/L。

2. 代谢性酸中毒：呼吸深长症状不明显，常有精神萎靡、面灰及口唇、口腔黏膜樱桃红。化验血 pH 偏低，血 HCO_3^- 低。

3. 低血糖症：常缺乏症状，轻度主要表现为反应差，重度表现为惊厥。化验血糖低于 2. 2mmol/L。

4. 低钙血症：症状轻重不同。主要是神经、肌肉的兴奋性增高，表现惊跳、手足搐搦、震颤、惊厥等。新生儿抽搐发生时常伴有不同程度的呼吸改变、心率增快和紫绀或因胃肠平滑肌痉挛引起严重呕吐、便血等胃肠症状。最严重的表现是喉痉挛和呼吸暂停。心电图示 QT 时间延长（足月儿 >0. 19 秒，早产儿 >0. 20 秒）。尿 Sulkowitch 氏试验阴性，血清钙浓度 <2. 25μmol/L。

（三）预防及处理

1. 选用新鲜血进行换血，最好采用 24 小时内新鲜血。尽可能不用库存血，如采用库存血亦不应超过 3 天；如用于早产儿不超过 2 天。

2. 用枸橼酸钠作为抗凝剂的换血过程中，注意观察患儿有无低钙血症的征象，如哭叫不安、抽搐等。每换 100ml 血液后，静推 10% 葡萄糖酸钙 1ml（加 10% 葡萄糖注射液 1ml 稀释）及 25% 高渗糖 1. 5ml，换毕后再注入 1 次。或改用肝素抗凝，每 100ml 血，只需加 3 ~4mg 肝素。

3. 轻症（血清钾 5. 5 ~6. 5mmol/L，ECG 正常）时，停用含钾药物，可用离子交换树脂保留灌肠或用排钾利尿剂促进排钾。当血清钾 >6.5mmol/L 时，需迅速采取以下措施：① 10% 葡萄糖酸钙 0.5～1ml/kg 缓慢静注，可迅速拮抗对心脏的毒性作用，如 ECG 无改善，可在 5 分钟后重复应用。② 20% 葡萄糖 10ml/kg 加胰岛素 0.5U，于 30 分钟内静脉滴注。③ 5% 碳酸氢钠 3～5ml/kg（2～3mmol/kg），缓慢静注，可使钾由 ECF 移入 ICF 而降低血清钾。必要时重复使用。

4. 轻度代谢性酸中毒以补液为主；较重的代谢性酸中毒予以补充碱性药物，把计算用量稀释 1 倍或成等张液静脉内滴注 30～60 分钟以上。由于新生儿代谢性酸中毒主要是高乳酸血症，故不宜使用乳酸钠。

5. 换血前后各采血标本一次，监测血糖变化。因肝素血血糖水平很低，每换 100ml 血可静脉给予 50% 葡萄糖 5～10ml 以防止低血糖的发生。如已发生低血糖症，立即静脉注入 25% 葡萄糖液 2～4ml/kg（小早产儿可用 10% 葡萄糖 2ml/kg），速度为 1ml/min。随后继续滴入 10% 葡萄糖液，速度为 3～5ml/kg·h，葡萄糖液滴入速度为 5～8mg/kg·min，以维持正常血糖水平。

6. 出现低血钙者，减慢换血速度，静脉补充钙剂，可用 10% 葡萄糖酸钙每次 2ml/kg，以 5% 葡萄糖液稀释一倍缓慢静注（1ml/min）。在注钙过程中，注意心率保持在 80 次/分以上。

附 全自动换血疗法操作规程

1. 用物

（1）智能输液泵 2 台 A 和 B、22～24G 蝶翼 Y 型尾端留置针 2 只、三通管 2 个、一次性输血管 1 根、小儿输液器 1 副、排血管 1 根（可用输液器下的输液管代替）、100ml 量筒 1 个、废血瓶 1 个、各号注射器若干、无菌纱布、胶布、夹板、棉垫、绷带、2% 碘酒、70% 乙醇、消毒棉签、消毒干棉球、弯盘。另配制 500ml 肝素生理盐水（含肝素 50mg）一瓶备用。

（2）多功能心电监护仪 1 台、新生儿智能抢救台 1 台或远红外保暖床 1 张、输液架。

（3）液体及急救药物：遵照医嘱准备。

2. 步骤

（1）洗手、戴口罩，备齐用物，将患儿置于智能抢救台或远红处保暖床上，安置心电监护仪监测生命体征和氧饱和度。

（2）将冷藏血预先浸入温水升温至 27～37℃，用 5ml 注射器抽吸 5ml 肝素液接上留置针备用，准备输液架。

（3）准备输血管：检查输血管后取出，将输血管和通气管针头同时插入生理盐水瓶塞至针头根部，排气后关闭调节器，拔出输血管和通气管针头插入血袋。

（4）备胶布，将血袋倒挂在输液架上。

（5）将患儿取仰卧位，手脚分别用夹板棉垫绷带固定，选择静脉，大部分选择脐静脉，亦可选用肘前窝的正中静脉，必要时用大隐静脉切开。常规消毒后以留置针进行静脉穿刺，见回血即停，将针芯退出少许，再轻轻送入血管内，见回血通畅后缓缓拔出全部针芯，针管留置处用胶布固定，推注少量肝素液以防针尖堵塞。

（6）取下5ml注射器，通过一个三通管接上已插入血袋的输血管，输血管通过输液泵（A），将输液泵速度暂设为5ml/h，缓慢输入以保持通畅，此为换入回路。

（7）将输液器中加满100ml肝素生理盐水，通过另一输液泵（B）排气备用。

（8）进行动脉穿刺，多选用桡动脉，成功后回血很快，但因黄疸关系血液并非鲜红而是色泽稍暗，即通过三通管接入排血管，回血由排血管自然滴入量筒，此为换出回路。

（9）动脉回血一通畅，即将换入回路输液泵（A）速度放开为200ml/h。换血开始，计时。

（10）同时输液器管端即接入换出回路的三通，输液泵（B）速度设在30ml/h，这样动脉回血同肝素生理盐水在三通处汇合后一块由排血管引入量筒。

（11）准确记时5分钟，读取量筒内出血量，若出血太快，则应调节排血管上调节器，使不超过4ml/min，相当于240ml/h，再减去汇入的肝素液30ml/h，即为210ml/h，与输血速度基本持平，以后再作精细调节。

（12）当输血和排血进入同步状态后，一切将自动进行，无须手动操作，但需在一旁做好监护、记量和调节。

（13）每隔10分钟读取量筒一次，并读取输液泵A、B上的累积量a、b值，然后按以下公式判断：累积出量（ml）=量筒测量-b；累积入量（ml）=a；换入速度（ml/h）=输液泵A上预设值；换出速度（ml/h）=累积出量÷所用时间。记量的目的是保持出入量平衡，做到心中有数。

（14）如换出速度与换入速度有差距，就要调节输液泵A使之一致；如累积出量>累积入量，换入速度就要调快，反之亦然。

（15）每换入100ml血，需给予10%葡萄糖酸钙1～2ml，由换入回路三通处注入；量筒每10ml接满后倒入废血瓶，再从头开始，最后换到血袋中还剩40～60ml血时，关闭换出回路三通，停止出血，但继续换入直至完毕，避免换血后贫血。

（16）换血后拔出动脉留置针，用消毒干棉球加压止血3～5分钟，查无出血，用胶布固定干棉球。

（17）如使用脐静脉穿刺，换血后脐带包以无菌纱布，倒上消毒过的1：5000呋喃西林溶液保持湿润，以备再用。

（18）整理床单位，清理用物，患儿送至新生儿室重点护理。

3. 注意事项

（1）换血宜在专门设置的换血操作室进行，调节室内温度维持在24～26℃，定期行空气消毒。严格无菌技术操作避免污染和感染。

（2）患儿换血前停喂奶一次，或抽空胃内容物以防呕吐后再吸入。

（3）换血过程中注意保持生命体征、pH值及电解质稳定，以保证换血的顺利进行。

（4）换血前后均在同一动脉抽血做血培养、测电解质、肝功能、血常规等，并记录各项临床参数。

（罗伟香 钟运莲）

参考文献

1 金汉珍，黄德珉，宫希吉．实用新生儿学．第二版．北京：人民卫生出版社，1996.

2 张家骧，魏克伦，薛辛东．新生儿急救学．北京：人民卫生出版社，2000.

3 陈克正，赖剑蒲．同步换血治疗新生儿败血症．中国实用儿科杂志，1997，12（2）：117～118.

4 李佩红．胆红素、血脑屏障与核黄疸．国外医学儿科学分册，1994，21（2）：28.

5 戴艳萍．换血疗法新进展．护士进修杂志，2001，13（2）：106～107.

6 韩玉昆，韩晓华，柳荣．用 Rh 阳性血换血治疗 21 例新生儿 Rh 溶血症的体会．中国实用儿科杂志，1997，12（4）：215.

7 郑念时．换血疗法在儿科的临床应用．新医学，1996，27（1）：5～6.

8 朱小瑜，黄辉文，郑丽萍，等．全自动换血疗法治疗新生儿重症黄疸 9 例．中国小儿血液，2001，6（6）：248～251.

9 叶华，李世群．重症新生儿 Rh 溶血病换血的护理．安徽医学，1996，17（2）：60.

10 吴瑞萍，胡亚美，江载芳．实用儿科学．第六版．北京：人民卫生出版社，1995.

11 杨华姿，肖晓雄，王维琼，等．改良双管同步换血疗法新生儿重度高间接胆红素血症．临床儿科杂志，1999，17（2）：112～113.

12 冯尚克．同步换血治疗新生儿高胆红素血症．右江民族医学院学报，1998，4：597.

13 严越秀，蔡定邦，林华锦，等．改良同步换血疗法在新生儿疾病中的应用研究．中国实用儿科杂志，1998，13（6）：361.

14 谢汝娟．2 例新生儿高胆红素血症换血疗法的护理．护理学杂志，1997，10（4）：323.

15 伦丽芳，张悖芳．新生儿高胆红素血症外周动脉同步换血疗法的护理．南方护理杂志，1997，4（3）：11～12.

16 朱延，李晶，王竹颖，等．新生儿溶血病末梢换血疗法．中国冶金工业医学杂志，1997，14（4）：220～221.

17 杨彤．连续同步换血治疗新生儿重度高未结合胆红素症 16 例分析．右江民族医学院学报，2000，22（3）：424.

18 Funato M，Tamai H，Shimade S. Trends in neonatal exchange transfusions at Yodogawa Chistian Hospital. Acta Paediatr Jpn，1997，39（3）：305～308.

19 Weisz B，Belson A，Milbauer B，et al. Complications of exchange transfusion in term and preterm newborns. Harefuah，1996，130（3）：170～173.

20 Kawada N，Nakamura Y，Yamagishi M，et al. Exchange transfusions in sepsis after the pediatric open heart surgery. Kyobu Geka，2001，54（12）：999～1002.

21 Watchko JF，Claassen D. Kernicterus in premature infants：current prevalence and relationship to NICHD Phototherapy Study exchange criteria. Pediatrics，1994，93（6 Pt 1）：996～999.

22 Hansen TW. Therapeutic approaches to neonatal jaundice：an international survey. Clin Pediatr，1996，35（6）：309～316.

23 Soulie JC，Larsen M，Andreu G，et al. Retrospective study of exchange transfusion for newborn infants with reconstituted blood. Review of 60 exchanges. Transfus Clin Biol，1999，6（3）：166～173.

24 Dolfin T，Pomeranz A，Korzets Z，et al. Acute renal failure in a neonate caused by the transplacental transfer of a nephrotoxic paraprotein：successful resolution by exchange transfusion. Am J Kidney Dis，1999，34（6）：1129～1131.